日常診療にもっと活かそう！

犬と猫の特殊検査マニュアル

CAP編集部 編

緑書房

ご注意

本書中の診断法，治療法，薬用量については，最新の獣医学的知見をもとに，細心の注意をもって記載されています。しかし獣医学の著しい進歩からみて，記載された内容がすべてにおいて完全であると保証するものではありません。実際の症例へ応用する場合は，各検査機関に必ず確認のうえ，各獣医師の責任の下，注意深く診療を行ってください。本書記載の診断法，治療法，薬用量による不測の事故に対して，著者，編集者ならびに出版社は，その責を負いかねます。　　　　　　　　　　　　　　　　　　（株式会社 緑書房）

はじめに

　特殊検査とは，特殊な試薬や機器が必要なことから院内での検査が難しく，検査機関に依頼して検査を行う，いわゆる「外注検査」のことである．外部で検査を行うため，検査結果を得るのに時間と費用がかかり，飼い主にも負担をかけることとなる．このことから「外部に依頼してまで行う検査で何が分かるのか」を獣医師は理解しておかなければならないだろう．

　本書は，CAP 2013年8月号〜2015年4月号で連載した「特殊検査講座　〜外注検査をもっと活用しよう！〜」を再構成するとともに，大幅に新規項目を加えたものである．検査項目の概要および測定原理を理解したうえで，実際の検査結果をどのように解釈し，臨床にどう応用していくかまでの一連の流れを各分野のスペシャリストに解説していただいた．

　また，各章には主な動物用検査機関で受託している検査項目の情報一覧を掲載している．これは各検査機関から提供いただいた情報をまとめているため，必ずしも各検査項目の解説内容に基づいているわけではない．詳細については各検査機関に必ず問い合わせし，確認いただきたい．なお，検査機関は本書の主旨を理解し，情報を提供いただいた企業のみ掲載している．必ずしも国内すべての検査機関を網羅しているわけではない．

　特殊検査は十分に理解していれば，院内の設備投資がかからず，日常の診療業務の水準を大きく引き上げることができる強力なツールとなる．本書が，日常の診療の手助けにつながるものとなれば幸いである．

2017年6月

CAP編集部

執筆者一覧

【五十音順】所属は 2017 年 7 月現在

石岡克己　　Ishioka Katsumi　　　　　　　　　　　　　　　　　　　　Chapter1-1
日本獣医生命科学大学　獣医学部　獣医保健看護学科　臨床部門

伊藤慶太　　Ito Keita　　　　　　　　　　　　　　　　　　　　　　　Chapter7-4
株式会社ケーナインラボ

植松洋介　　Uematsu Yosuke　　　　　　　　　　　　　　Chapter3-13，7-1〜7-3
株式会社ケーナインラボ

金本英之　　Kanemoto Hideyuki　　　　　　　　　　　　　　　　　　　Chapter1-2
DVMsどうぶつ医療センター横浜

栗田吾郎　　Kurita Goro　　　　　　　　　　　　　　　　　Chapter3-1〜3-12，3-14
栗田動物病院

小林正典　　Kobayashi Masanori　　　　　　　　　　　　　　　　　　　Chapter2-5
日本獣医生命科学大学　獣医学部　獣医学科　臨床獣医学部門
治療学分野Ⅱ　獣医臨床繁殖学研究室

鷹栖雅峰　　Takanosu Masamine　　　　　　　　　　　　　　　　　　　Chapter7-2
那須野ヶ原アニマルクリニック

玉本隆司　　Tamamoto Takashi　　　　　　　　　　　　　　　　　　　　Chapter1-5
酪農学園大学　獣医学群獣医学類　伴侶動物医療学分野　伴侶動物内科学Ⅱユニット

西飯直仁　　Nishii Naohito　　　　　　　　　　　　　　　　　　Chapter2-1〜2-3
岐阜大学　応用生物科学部　獣医内科学研究室

堀　泰智　　Hori Yasutomo		Chapter1-3

酪農学園大学　獣医学群獣医学類　伴侶動物医療学分野　伴侶動物内科学Ⅱユニット

福島隆治　　Fukushima Ryuji		Chapter5-3
山田修作　　Yamada Syusaku		

東京農工大学　農学部　共同獣医学科　獣医外科学研究室

松木直章　　Matsuki Naoaki		Chapter5-1, 5-2

動物診断リサーチ株式会社

水野拓也　　Mizuno Takuya		Chapter5-1, 6-1

山口大学　共同獣医学部　獣医学科　臨床病理学分野　獣医分子診断治療学研究室

宮川優一　　Miyagawa Yuichi		Chapter1-4

日本獣医生命科学大学　獣医学部　獣医学科　臨床獣医学部門
治療学分野Ⅰ　獣医内科学研究室第二

宮崎　愛　　Miyazaki Ai		Chapter4-1

日本ヒルズ・コルゲート株式会社

Jody Lulich　　ジョディー・ルーリッチ

ミネソタ大学　獣医学部　ミネソタ尿石センター

森　昭博　　Mori Akihiro		Chapter2-4

日本獣医生命科学大学　獣医学部　獣医保健看護学科　臨床部門

矢吹　映　　Yabuki Akira		Chapter4-2, 4-3

鹿児島大学　共同獣医学部　臨床獣医学講座　臨床病理学分野

目次

はじめに ……………………………………………………………………………………… 3

執筆者一覧 …………………………………………………………………………………… 4

Chapter1　生化学

Chapter1-1　膵リパーゼ免疫活性（PLI），トリプシン様免疫活性（TLI），……………… 12
　　　　　　リパーゼ活性，コバラミン（ビタミンB_{12}），葉酸

Chapter1-2　総胆汁酸（TBA）……………………………………………………………… 19

Chapter1-3　心房性ナトリウム利尿ペプチド（ANP），……………………………………… 24
　　　　　　N 末端プロ B 型ナトリウム利尿ペプチド（NT-proBNP）

Chapter1-4　対称性ジメチルアルギニン（SDMA）………………………………………… 35

Chapter1-5　C 反応性蛋白（CRP），血清アミロイド A（SAA），α1 酸性糖蛋白（α1AG）…… 40

生化学検査一覧 ……………………………………………………………………………… 52

Chapter2　内分泌

Chapter2-1　インスリン，フルクトサミン，糖化アルブミン，糖化ヘモグロビン ……………… 58

Chapter2-2　コルチゾール，副腎皮質刺激ホルモン（ACTH）…………………………… 63

Chapter2-3　サイロキシン（T4），遊離サイロキシン（FT4），…………………………… 68
　　　　　　トリヨードサイロニン（T3），甲状腺刺激ホルモン（TSH），
　　　　　　サイログロブリン自己抗体（TgAA）

Chapter2-4　intact PTH，PTHrP，イオン化カルシウム ………………………………… 77

Chapter2-5　エストラジオール -17β（E_2），プロジェステロン（P_4），………………… 81
　　　　　　テストステロン（T）

内分泌検査一覧 ……………………………………………………………………………… 86

Chapter3　ウイルス

- Chapter3-1　ウイルス性感染症の検査 ……………………………………………… 100
- Chapter3-2　犬ジステンパーウイルス（CDV） ………………………………… 104
- Chapter3-3　犬パルボウイルス（CPV） …………………………………………… 112
- Chapter3-4　犬アデノウイルス1型（CAV-1） …………………………………… 116
- Chapter3-5　犬アデノウイルス2型（CAV-2） …………………………………… 121
- Chapter3-6　犬ヘルペスウイルス（CHV） ………………………………………… 124
- Chapter3-7　犬パラインフルエンザウイルス（CPIV） ………………………… 128
- Chapter3-8　犬コロナウイルス（CCoV），犬呼吸器コロナウイルス（CRCoV） ……………………………………… 131
- Chapter3-9　猫コロナウイルス（FCoV） ………………………………………… 134
- Chapter3-10　猫汎白血球減少症ウイルス（FPLV） ……………………………… 141
- Chapter3-11　猫カリシウイルス（FCV） …………………………………………… 145
- Chapter3-12　猫ヘルペスウイルス1（FHV-1） …………………………………… 149
- Chapter3-13　猫免疫不全ウイルス（FIV） ………………………………………… 152
- Chapter3-14　ワクチン抗体価 ………………………………………………………… 158

ウイルス検査一覧 ……………………………………………………………………… 166

Chapter4　尿

- Chapter4-1　結石分析 …………………………………………………………………… 188
- Chapter4-2　尿蛋白/クレアチニン比（UP/C），尿中アルブミン/クレアチニン比（UA/C） ………………………… 197
- Chapter4-3　細菌培養同定・薬剤感受性試験，尿中コルチゾル/クレアチニン比（UCCR） ……………………………… 202

尿検査一覧 ……………………………………………………………………………… 208

Chapter5　自己免疫，薬物動態

Chapter5-1　直接クームス試験，抗核抗体（ANA），犬リウマチ因子，
　　　　　　抗アセチルコリンレセプター（AChR）抗体，咀嚼筋炎抗体，……………214
　　　　　　犬抗アストロサイト自己抗体

Chapter5-2　ゾニサミド，フェノバルビタール，臭化カリウム…………………………226

Chapter5-3　ジゴキシン………………………………………………………………………229

自己免疫，薬物動態検査一覧………………………………………………………………234

Chapter6　アレルギー

Chapter6-1　アレルゲン特異的IgE検査，リンパ球反応検査，アレルギー強度検査…………240

アレルギー検査一覧…………………………………………………………………………246

Chapter7　腫瘍

Chapter7-1　リンパ球表面マーカー検査……………………………………………………250

Chapter7-2　リンパ球クローナリティー検査………………………………………………256

Chapter7-3　*c-kit* 遺伝子変異検査……………………………………………………………264

Chapter7-4　BRAF 遺伝子変異検査…………………………………………………………269

腫瘍検査一覧…………………………………………………………………………………272

協力検査機関一覧……………………………………………………………………………278

本書に登場する単位の略称表

略称	正称	略称	正称	略称	正称
L	liter（＝1,000 mL）	g	gram	mmol	millimole
dL	deciliter（＝100 mL）	mg	milligram	μmol	micromole
mL	milliliter（＝0.001 L）	μg	microgram（＝ug）	nmol	nanomole
cc	cubic centimetre（＝cm³, 1 cc＝1 mL）	ng	nanogram	pmol	picomole
mm	millimeter	pg	picogram	μU	milli Unit（＝0.001 U）
μm	micrometer	U	Unit	μIU	micro International Unit

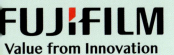

動物医療を支える、確かなチカラ。

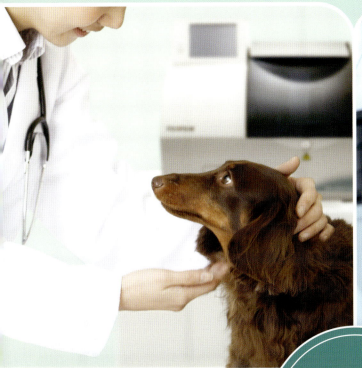
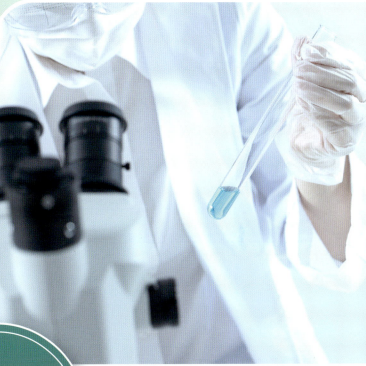

富士フイルムのコア技術
合成技術・設計技術
解析技術
ナノテクノロジー

院内検査システム

信頼のデジタルX線画像診断システムや体外診断機器。動物病院・クリニックにおける検査・診断をサポートします。

デジタルX線検査

CALNEO Smart V

V Station T

PRIMA T2 V

PRIMA V

検体検査

DRI-CHEM NX500V

DRI-CHEM AU10V

富士フイルム メディカル株式会社

検体検査受託サービス

国内有数の実績を誇る動物の検体検査受託サービス。病理組織検査など約300項目の検査に対応しています。

- 健診セット19項目（生化学項目＋電解質）
- 甲状腺項目（T4, TSH）
- 循環器（ANP, cTnI）
- 腎機能項目（シスタチンC）
- 病理検査（病理医選択可能）
- 細菌検査
- 血球計算（フローサイト）
- アレルギー検査

富士フイルム モノリス株式会社

富士フイルムグループは、動物医療に貢献します。

●FUJIFILM DR CALNEO Smart V　販売名：デジタルラジオグラフィ DR-ID 1200V　届出番号：28動薬第468号　●FCR PRIMA T2 V　販売名：富士コンピューテッドラジオグラフィ CR-IR392V型　届出番号：28動薬第706号　●FCR PRIMA V　販売名：富士コンピューテッドラジオグラフィ CR-IR391V型　届出番号：22動薬第3815号　●V Station T / V Station T モバイルクライアント　販売名：富士コンピューテッドラジオグラフィ CR-IR392V型（届出番号：28動薬第706号）の付属品の画像処理ソフトウェア[CR-IR392VCL]　●富士ドライケム NX500V　販売名：富士ドライケム 500iV　承認番号：24動薬第2235号　●富士ドライケム IMMUNO AU10V　販売名：富士ドライケム AU10V　承認番号：23動薬第1450号-2

富士フイルム メディカル株式会社　〒106-0031 東京都港区西麻布2丁目26番30号 富士フイルム西麻布ビル tel. 03-6419-8033（代）　http://fms.fujifilm.co.jp

富士フイルム モノリス株式会社　〒182-0012 東京都調布市深大寺8丁目31番6号 tel. 042-443-7200（代）　http://ffmo.fujifilm.co.jp

広告 INDEX

日本ヒルズ・コルゲート株式会社	186
日本ベクトン・ディッキンソン株式会社	10
富士フイルム メディカル株式会社	9
富士フイルム モノリス株式会社	9
マルピー・ライフテック株式会社	185
株式会社ランス	51
動物アレルギー検査株式会社	248

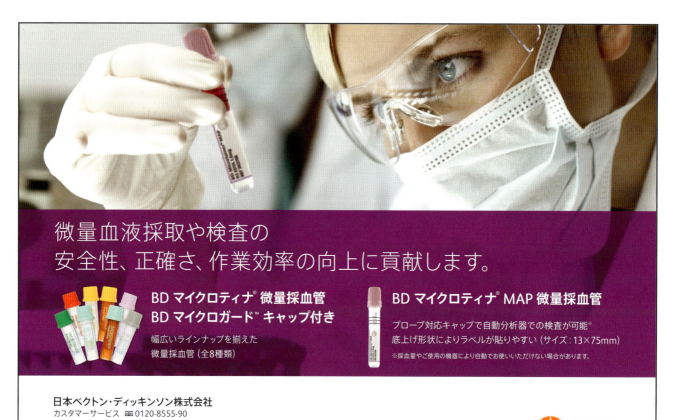

生化学

Chapter 1

Chapter 1-1

膵リパーゼ免疫活性（PLI）
トリプシン様免疫活性（TLI）
リパーゼ活性
コバラミン（ビタミンB_{12}）
葉酸

Introduction

膵炎は，犬や猫で日常的にみられる主要疾患の1つである。それにも関わらず，膵炎が臨床現場で診断される機会はかつては少なかったように思う。これはおそらく，優れた検査マーカーが利用できなかったことに起因する。古典的なアミラーゼやリパーゼの活性は感度や特異度に乏しく，臨床現場の獣医師にとっては膵炎を診断したくてもそのための手段が十分に整備されていないのが実情であった。しかし近年，SteinerらによるPLIの開発を契機として，より特異度の高い膵炎診断のツールが国内外で揃いつつある。

本項では，発展がめざましい膵臓検査の項目に焦点を当て，膵炎や膵外分泌機能不全の診断にどのように活用できるかを解説する。また，腸の病態を反映する数少ない検査項目として，コバラミンと葉酸についても触れる。

膵炎診断の現状

●臨床症状

膵炎は膵外分泌組織の疾患の中で最多といわれながら，診断・治療ともに困難なことで知られている。犬の膵炎は嘔吐と腹痛を主徴とするものが多く，重度の症例では周期的に腹部を収縮させたり，いわゆる「祈りの姿勢」がみられることもある。一方，猫の膵炎は特異的な症状が乏しく，食欲不振や嘔吐，下痢などの症状がみられたり，みられなかったりする。疼痛も犬ほど表面化しにくいが，触診時や超音波プローブを当てたときの反応や，"いつもと違う姿勢をよくとる"といった飼い主からの情報がヒントになることもある。これらの所見はいずれもそれだけで膵炎を診断できるものではなく，あくまで膵炎を疑うための徴候である。診断のためには後述する様々な検査が必要である。

●血液検査

膵炎は炎症性疾患であるが，必ずしも白血球数の上昇や好中球の左方移動がみられるわけではない。海外のある調査では，犬において好中球増多症がみられたのは55％[1]，猫において白血球増多症がみられたのは30％[2]と報告されている。

生化学検査では人医療と同様，血液中のアミラーゼやリパーゼの活性が膵炎の指標とされてきた。しかし，これらの酵素は膵臓以外の臓器でもアイソザイム（同じ作用をもつ酵素）が産生されるため，特異性に欠けることも指摘されている。そこでより特異的な検査法として新たに開発されたのが，膵リパーゼ免疫活性（pancreatic lipase immunoreactivity：PLI）である。PLIは現在，膵炎の血中マーカーとしては最も高いエビデンスレベルを有する診断マーカーである。しかし近年，リパーゼ活性の診断的意義に再び光が当たり始めている。これは適切な試薬を使えば膵リパーゼに対する特異度が高められることが明らかになったためであり，詳細については後述する。

その他の一般的な生化学検査項目で，膵炎に特異的なものはない。ただし，膵臓の浮腫によって肝外胆管閉塞（EHBO）を起こしている症例や三臓器炎の猫では高ビリルビン血症（黄疸）が，重度の壊死性膵炎の症例では脂肪の鹸化がすすみ，消耗性の低カルシウム血症がみられることがある。海外のある調査では，膵炎の猫の72％で高コレステロール血症がみられたと報告されている[3]。

膵リパーゼ免疫活性（PLI），トリプシン様免疫活性（TLI），リパーゼ活性，コバラミン（ビタミンB_{12}），葉酸

●画像検査

一般に単純X線画像から膵炎を診断することは不可能である。X線検査はむしろ，腸閉塞のような他の疾患を除外するために実施される。現在，画像検査の中で膵炎診断の感度と特異度について最も高いエビデンスを有する方法は，超音波検査である。ある報告によれば，熟練者が行った際の超音波検査による膵炎の診断感度は，犬で68％，猫で67％であった[4]。また，超音波検査は麻酔を要せずに実施できることも利点である。

●病理検査および細胞診断

膵臓の病理検査は，膵炎診断のゴールドスタンダードのように考えられてきた。しかし，膵炎の診断目的で試験開腹を行うことは，あまり現実的ではない。膵臓の組織採取には開腹手術が必要であるが，麻酔による膵臓の血液灌流量の低下は膵炎を悪化させる可能性がある。また，症状を示さず治療を必要としない状況でも組織レベルではリンパ球の浸潤がみられることがあり，一個体の膵臓であっても採取する部位によって組織像が異なることも知られている。

ミネソタ大学では，針吸引生検（FNA）による細胞診の有用性について研究が行われている。しかし現状はリンパ球が検出されても治療を要する膵炎と直ちにいえるわけではなく，好中球がみられるような場合を除いて診断に結びつけることは難しい。

膵リパーゼ免疫活性（PLI）

概論

●PLIの開発

現在，膵炎の血中マーカーとして最も優れているとされているのがPLIである。前述のようにアミラーゼやリパーゼの酵素活性は特異度が低いと考えられたことから，テキサスA＆M大学のSteinerらは新しい方法による膵炎の診断方法の確立を試みた[5]。異なる臓器由来のアイソザイムは，同様の酵素活性をもちながらも蛋白質の一次構造（アミノ酸配列）は一部異なっているので，抗体を用いた免疫学的な手法によって特定の（この場合は膵臓由来の）アイソザイムのみを検出することができる。この原理に基づいて，最初に開発されたのがトリプシン様免疫活性（trypsin-like immunoreactivity：TLI）である。TLIは膵臓由来のトリプシンのみを測定する項目として作製されたが，膵炎に対する有用性は後に不十分であることが確かめられた。そこで，次に開発されたのが膵臓由来のリパーゼのみを測定するPLIである。例えば，犬の血液中には逸脱酵素としていくつかの臓器由来のリパーゼが含まれるが，膵リパーゼ以外では胃リパーゼが多い。PLIの抗体は，膵リパーゼと胃リパーゼのアミノ酸の違いを区別して検出する。PLIは感度と特異度に優れた検査であることが確かめられ，膵炎診断のためのツールとして利用されている。

実践

●PLIの感度と特異度

PLIが世に出てから10年以上が経過し，その性能についての評価報告が引き続き行われている。感度については犬で64％[6]，猫で79％[7]という数値が2008年に報告されており，2011年の研究では中等度の犬の膵炎で感度71％[8]というデータもある。PLI開発当初のデータ（犬で82％）[9]に比べるといずれもやや低めという結果になっているが，病理学的に重度なものほど高値を示したことから臨床的な膵炎の検出力はやはり高いものと考えられる。一方，特異度は犬の膵炎では86〜97.5％（2011年）[8,10]，80％（2012年）[11]，猫の重度の膵炎では80％（2009年）[12]とその後もやはり高い数値が報告されている。

各検査機関の基準値

各検査機関の基準値はp.52を参照のこと。

Chapter 1 生化学

トリプシン様免疫活性（TLI）

膵炎におけるTLI

　トリプシン様免疫活性（TLI）は，前述のようにPLIより有用性が劣るため，通常は膵炎の診断にはあまり測定されない。しかし，PLIとの変動の違いを知っておくことは症例の病態を把握するうえで有用かもしれない。実験的な猫の膵炎[13]では，TLIはPLIとほぼ同時に上昇するが，その翌日にピークを示した後に下降し始め，ピークを示した2日後には基準値まで低下した。一方，PLIは2日間にわたって上昇を続けその後，下降を始めたものの，基準値まで復帰するには約1週間を要した。すなわち，TLIは膵炎発生の初期のみ高値を示すことが考えられる。これは実験的なデータであり，臨床的な膵炎が同様の経過を示すかは明らかでないが，PLIとあわせて評価することによって，膵炎の発症時期や経過をある程度推測することが可能かもしれない。

膵外分泌機能不全（EPI）とTLI

　TLIは膵炎診断のツールとしてはPLIに劣るものの，代わりに膵外分泌機能不全（EPI）の診断マーカーとして優れていることが確かめられた。EPIに罹患した犬ではTLIが著しく低下し，正常な犬の測定範囲と明確に分かれるため，特異度は非常に高い。慢性の小腸性下痢を呈する犬では積極的にTLIを測定し，EPIを早めに診断または除外することがすすめられる。ただし筆者は，TLIが基準範囲（低め）にありながら消化酵素製剤に反応し，数カ月後にTLIを再度測定すると基準値未満まで低下していた症例を経験したことがある。おそらくEPI発症の初期に当たったものと思われるが，特異的な臨床症状（脂肪便，食糞など）がみられる場合は一度の測定値だけでEPIを除外せず，後日再検査してみることも必要かもしれない。EPIの症例ではPLIも低下するので，PLIをEPIの診断にも使えないか検討されたことがある。しかし，正常な犬とEPI罹患犬でPLIの測定値にオーバーラップする領域（グレーゾーン）が出てしまうため，EPIの診断マーカーとしてはやはりTLIが優れているようである。同様に，DGGRやv-LIP-Pで測定したリパーゼ活性もEPI罹患犬で低い傾向にはあるものの，確定診断には適さない。ただし，適切なカットオフ値を設ければ将来的には除外に使える可能性はある。

各検査機関の基準値

　各検査機関の基準値はp.52を参照のこと。

リパーゼ活性

概論

●リパーゼ活性についての誤解と現状

　酵素活性は非特異的であり，そのため膵炎の診断には不適であると世界的に信じられてきた。しかしアイソザイムは分子構造が全く同じではないため，生化学的な挙動も完全に同じではない。人医療においても，血中リパーゼ活性の膵炎に対する特異度はやはり問題となっており，特にリポ蛋白リパーゼや肝リパーゼの影響が指摘されてきた。膵リパーゼに対する特異度を高めるため基質や反応助剤の改良が続けられてきたが，中でも近年開発された1,2-o-dilauryl-rac-glycero-glutaric acid-(6'methyl resorufin)-ester（DGGR）などのレゾルフィン基質は高い特異度を示すことが知られている[14]。リパーゼ活性の測定に従来最も広く用いられてきた反応基質は1,2-diglyceride（1,2-DG）であるが，動物種別に1,2-DGとDGGRを基質として測定したリパーゼ活性を比較した報告によれば，人で1.6：1，犬で5.3：1，猫で4.1：1という比になり，人に比べて犬や猫でDGGRでの活性値が明らかに低かった[15]。これは犬や猫は1,2-DGには反応するがDGGRには反応しないリパーゼが血液中に多く含まれ，基質によってアイソザイムごとの反応が異なることを示唆している。

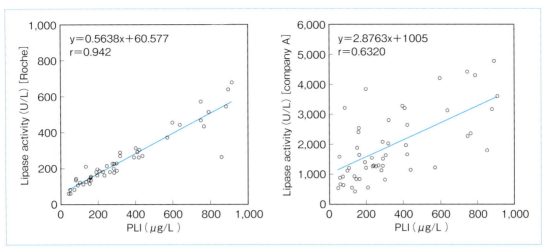

図1 犬におけるDGGR基質によるリパーゼ活性（左）と別の基質を用いたリパーゼ活性（右）のPLI濃度との相関

参考文献16より引用・改変

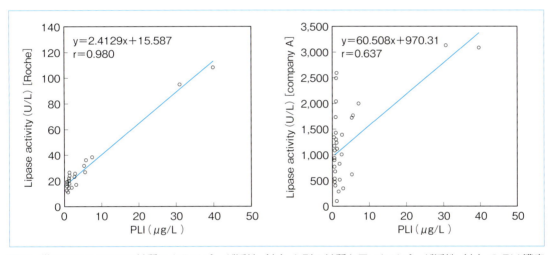

図2 猫におけるDGGR基質によるリパーゼ活性（左）と別の基質を用いたリパーゼ活性（右）のPLI濃度との相関

参考文献16より引用・改変

実践

●DGGRを基質とするリパーゼ活性

DGGRを基質として用いたリパーゼ活性測定値の膵リパーゼに対する特異度について検討するため、筆者らは日本獣医生命科学大学で得られた犬（n=53）および猫（n=35）の血清を用いてDGGR基質によるリパーゼ活性とPLIの測定値を比較した。その結果、犬血清においてDGGR基質によるリパーゼ活性値はPLI濃度と有意な正の相関を示し、相関係数は0.942と高い値を示した（図1）[16]。PLIとの回帰式から計算した場合、犬ではDGGR基質によるリパーゼ活性値173 U/L以下が「膵炎を除外」、286 U/L以上が「膵炎を示唆」にそれぞれ該当する。結論として、DGGRを基質として測定したリパーゼ活性は犬の膵炎の診断指標として有用と思われる。感度や特異度がPLIに勝ることは考えにくいが、費用が安価なため、血糖値や肝酵素と同じようにスクリーニング検査の項目として利用しやすい利点がある。一方、猫血清においては高値検体が2例しか含まれていなかったため、ある程度の相関は推測されたものの有用性について詳しい検討はできなかった（図2）[16]。

なお，院内検査用として普及している富士ドライケム〔富士フイルムメディカル（株）〕のイヌリパーゼスライド（v-LIP-P）も，DGGR基質法との相関を指標に作製されている。富士ドライケムで測定されたリパーゼ活性は，同じくPLI濃度と有意な正の相関を示し，相関係数が犬で0.914であった[17]。後に他大学で行われた検討でも，同スライドが犬の膵炎の指標として有用であることを示す結果が報告されている。ちなみに日本大学の坂井らによる研究では，v-LIP-Pの値は腎疾患があってもBUNが80 mg/dLくらいまでは影響を受けないようである。DGGR基質によるリパーゼ活性はv-LIP-Pの値とよく相関するので，腎疾患の影響についても同様である可能性が高い。

近年，様々な疾患を有する138例の猫を対象にv-LIP-Pによるリパーゼ活性とPLIを比較した報告[18]がある。相関は犬ほど高くなかったものの，特異度と陰性的中率が高く，猫において膵炎の除外に有用である可能性が示されている。

●アミラーゼとエラスターゼ1

アミラーゼ活性については，同様の試みは成功していない。筆者らの研究によれば異なる基質を用いて比較試験を行っても測定値間の相関は保たれ，膵臓アミラーゼに特異的な可能性のある検査試薬は見出されていない[19]。その他の膵臓由来の酵素として，エラスターゼ1がある。ある研究では感度は66％（重症例に絞れば78％）とされており，腎臓クリアランスの影響を受けない利点が指摘されている[20]。慢性腎疾患の犬では，膵炎のモニター項目の1つとしてエラスターゼ1が有用かもしれない。

炎症マーカー

急性相蛋白は，日本の獣医療（そもそもは日本の医療）において炎症マーカーとして長く利用されてきた。犬はC反応性蛋白（CRP），猫は血清アミロイドA（SAA）やα1酸性糖蛋白（α1AG）が炎症や腫瘍による組織破壊の指標として利用可能である。膵炎の診断において，これらは特異的な検査項目にはなりえないが，膵炎の重篤度または予後評価の指標として有用とされる。

急性相蛋白の詳細はp.40を参照のこと。

●膵炎と炎症マーカー

ある研究によれば，PLIが上昇している犬の約6割でCRPが上昇している[21]。6割というと感度が低いようにも思えるが，より重篤な膵炎で上昇するため治療が必要なレベルの膵炎ではCRPも上がっているという考え方がおおむね可能である。また，犬ではPLIだけが上昇している場合よりも，PLIとともにCRPも上昇している個体群の方が，その後の生存期間が短いことを示すデータがある[22]。CRPが上昇していない，または治療に反応してすぐに下がるようなケースは比較的予後が良いと思われる。猫の炎症マーカーについての研究はあまり多くないが，SAAやα1AGが炎症や腫瘍で上昇することは確かめられている。ただし，実際はCRPが低くても黄疸や播種性血管内凝固症候群（DIC）を示す重篤な症例は存在する。特定の検査項目にとらわれず，動物の全身状態を総合的に評価することが大切なのはいうまでもない。

各検査機関の基準値

各検査機関の基準値はp.52を参照のこと。

コバラミン（ビタミンB_{12}），葉酸

膵外分泌機能不全（EPI）とコバラミン

コバラミン（ビタミンB_{12}）は水溶性ビタミンの一種であり，総合栄養食に十分量含まれているため，通常不足することはない。コバラミンの吸収には，内因子と呼ばれる成分が重要である。内因子は犬や猫では主に膵臓で産生され，腸内に分泌される（人の内因子は胃で産生される）。食物中のコバラミンは腸内で内因子と結合してコバラミン-内因子複合体となり，回腸にあるコバラミン受容体に結合した後吸収される。EPI罹患犬では，消化酵素だけでなく内因子も分泌不全を呈するため，食事中にコバラミンがあっても複合体を形成できず，腸から吸収できなくなってしまう。そのため，EPI

の症例では（すなわち，TLI が低いときは）必ずコバラミンを測定し，低下していれば皮下注射による補給が必要である。

腸内細菌とコバラミン，葉酸

コバラミンと葉酸はともに水溶性ビタミンであり，腸内細菌の増殖を反映する項目として利用されてきた。腸内細菌（主に *Bacteroides* spp.）はコバラミンを利用するため，腸からの吸収を減少させる。また，小腸遠位部や大腸の細菌は葉酸を産生し，腸からの吸収を増大させる。すなわち，細菌の増殖によって血中のコバラミンは減少し，葉酸は増加する。これらの変化は，いわゆる小腸内細菌過剰増殖（small intestinal bacterial overgrowth：SIBO）の診断に有用とされてきた。しかし，検査項目としては感度が低く，報告されている犬のSIBO に対する感度はコバラミンで25～55％，葉酸で50～66％である[23]。また，犬では腸内の細菌数と臨床症状が相関しないため，SIBO の概念は臨床的に有用でないとする意見もある[24]。

一方，抗菌剤で改善する下痢は確かに存在し，これらは近年，抗菌薬反応性下痢（antibiotic-responsive diarrhea：ARD）と呼ばれる。現状では，コバラミンや葉酸の値に関係なくタイロシンやメトロニダゾールなどの抗菌剤を試し，その結果をもって ARD を診断するのが現実的である。コバラミンは前述の EPI 以外に，小腸の炎症によっても吸収が妨げられ低値を示す。13週齢未満の子犬でコバラミン値は低くなる[25]が，若齢のジャイアント・シュナウザーではコバラミン-内因子複合体レセプターの欠損による遺伝性のコバラミン欠乏症が報告されている[26]。葉酸値は食事中に含まれる葉酸の量によって変動し，妊娠中の雌犬では低下する。また，溶血検体はアーチファクトとして高値を示す（赤血球中の葉酸が逸脱する）ため，注意が必要である。

各検査機関の基準値

各検査機関の基準値は p.52 を参照のこと。

検査結果の解釈

●臨床検査のピットフォール

PLI や DGGR 基質によるリパーゼ活性は，膵炎の診断に威力を発揮する。しかし，得られた値をもとにどのような治療を行うかは，慎重な判断が必要である。PLI やリパーゼ活性が基準値より高いから膵炎がある，膵炎があるから膵炎の治療が必要，という単純なものでは決してない。近年，獣医療の進歩とともに測定できる検査項目は年々増加しており，臨床現場では，ともすればはじめに検査値ありきの議論に陥りがちである。しかし，検査はあくまで手段である。適切な検査項目を意識的に選択し，また適切に解釈することが重要である。PLI の臨床的意義は膵臓の病理所見に基づいてはいるが，海外ではランダムに剖検された犬や猫の64％に膵臓の炎症所見がみられたとの報告[27]もある。組織レベルの膵炎は，膵炎特有の臨床症状を示さないような軽度のものであれば，他疾患の二次的影響などで比較的簡単に起こりうるものなのかもしれない。PLI や DGGR 基質によるリパーゼ活性はこれらを鋭敏に検出し，基準値を超えた上昇と捉えてしまっている可能性がある。このようなものを無症候性膵炎と呼ぶが，実際に治療が必要である臨床的な膵炎は，組織レベルでの膵炎とは区別して考えるべきであろう。

一般的に，全く症状のみられない動物（健康診断におけるスクリーニングなど）や明らかに膵炎以外の疾患（慢性腎疾患の末期，リンパ腫など）が問題となっている症例で PLI やリパーゼ活性の上昇が認められた場合，軽度であれば膵炎を意識した治療はあまり必要ないと思う。もし投与中の薬剤があれば，可能な場合は休薬するか他の薬と交換し，値の変化をモニターすると良い。主体としての疾患が他に見当たらず明らかな臨床症状を示す場合は，もちろん膵炎と診断して治療を行う。

●測定項目の選択

PLI と DGGR 基質によるリパーゼ活性をどのように使い分けるかについて，明確なガイドラインはない。検査である点を考慮すれば迅速性に大きな差はなく，目的や価格が選択におけるポイントになると思われる。現時点では，原因疾患の鑑別のために他の生化学項目とともに外注測定する場合はリパーゼ活性が使いやすく，膵炎に焦点を当てた確定診断には PLI が適しているといえるかもしれない。また，膵炎診断という指標からは，犬

Chapter 1　生化学

ではCRP，猫ではSAAやα1AGなどの炎症マーカーを同時に測定することが推奨される。炎症マーカーは日本で研究がすすんだ経緯があるため，海外の専門医による講演では話題に上る機会が少ないかもしれない。しかし，日本では外注および院内検査の両方において炎症マーカーの測定は身近なものとなっており，我々獣医師がこれらを手軽に利用できることは大きなアドバンテージとみるべきであろう。

（石岡克己）

参考文献

1) Hess RS, Saunders HM, Van Winkle TJ, Shofer FS, Washabau RJ. Clinical, clinicopathologic, radiographic, and ultrasonographic abnormalities in dogs with fatal acute pancreatitis: 70 cases (1986-1995). *Journal of the American Veterinary Medical Association*. 1998, 213(5): 665-670.
2) Hill RC, Van Winkle TJ. Acute necrotizing pancreatitis and acute suppurative pancreatitis in the cat. A retrospective study of 40 cases (1976-1989). *Journal of Veterinary Internal Medicine*. 1993, 7(1): 25-33.
3) P. Jane Armstrong, Sarah Crain. Feline Acute Pancreatitis: Current Concepts in Diagnosis & Therapy. *Today's Veterinary Practice*. 2015, 5(1): 22-32.
4) Xenoulis PG. Diagnosis of pancreatitis in dogs and cats. *The Journal of small animal practice*. 2015, 56(1): 13-26.
5) Steiner JM, Williams DA. Development and validation of a radioimmunoassay for the measurement of canine pancreatic lipase immunoreactivity in serum of dogs. *American Journal of Veterinary Research*. 2003, 64(10): 1237-1241.
6) Steiner JM, Newman S, Xenoulis P, Woosley K, Suchodolski J, Williams D, Barton L. Sensitivity of serum markers for pancreatitis in dogs with macroscopic evidence of pancreatitis. *Veterinary Therapeutics*. 2008, 9(4): 263-273.
7) Evaluation of feline pancreas-specific lipase (Spec fPL) for the diagnosis of feline pancreatitis. [ACVIM Abstract 165]. *Journal of Veterinary Internal Medicine*. 2009, 23(3): 733-734.
8) Trivedi S, Marks SL, Kass PH, Luff JA, Keller SM, Johnson EG, Murphy B. Sensitivity and specificity of canine pancreas-specific lipase (cPL) and other markers for pancreatitis in 70 dogs with and without histopathologic evidence of pancreatitis. *Journal of Veterinary Internal Medicine*. 2011, 25(6): 1241-1247.
9) Steiner JM, Broussard J, Mansfield CS, Gumminger SR, Williams DA. Serum canine pancreatic lipase immunoreactivity (cPLI) concentrations in dogs with spontaneous pancreatitis [ACVIM Abstract 10]. *J Vet Intern Med*. 2001, 15: 274.
10) Neilson-Carley SC, Robertson JE, Newman SJ, Kutchmarick D, Relford R, Woosley K, Steiner JM. Specificity of a canine pancreas-specific lipase assay for diagnosing pancreatitis in dogs without clinical or histologic evidence of the disease. *American Journal of Veterinary Research*. 2011, 72(3): 302-307.
11) Mansfield CS, Anderson GA, O'Hara AJ. Association between canine pancreatic-specific lipase and histologic exocrine pancreatic inflammation in dogs: assessing specificity. *Journal of Veterinary Diagnostic Investigation*. 2012, 24(2): 312-318.
12) Forman MA, Marks SL, De Cock HE, Hergesell EJ, Wisner ER, Baker TW, Kass PH, Steiner JM, Williams DA. Evaluation of serum feline pancreatic lipase immunoreactivity and helical computed tomography versus conventional testing for the diagnosis of feline pancreatitis. *Journal of Veterinary Internal Medicine*. 2004, 18(6): 807-815.
13) Armstrong PJ, Williams DA. Pancreatitis in cats. *Topics in Companion Animal Medicine*. 2012, 27(3): 140-147.
14) 山口真里，野村博，渡部伸一郎．腹部救急医学会の勧告と新しい基質レゾノレフィンによるリパーゼ測定法．第13回生物試料分析科学会大会．2003 May，熊本．
15) Glovsky J. All lipase reagents are not equal. Veterinary Laboratory Association. 2005 Nov 7.
16) 石岡克己，早川典之，中村健太郎，寺島薫．DGGR基質法およびドライケミストリー法で測定したイヌ血中リパーゼ活性の膵特異性の検討．第150回日本獣医学会．2010 Sep，帯広．
17) Ishioka K, Hayakawa N, Nakamura K, Terashima K. Patient-side assay of lipase activity correlating with pancreatic lipase immunoreactivity in the dog. *The Journal of Veterinary Medical Science*. 2011, 73(11): 1481-1483.
18) Oishi M, Ohno K, Sato T, Tamamoto T, Kanemoto H, Fukushima K, Tsujimoto H. Measurement of feline lipase activity using a dry-chemistry assay with a triolein substrate and comparison with pancreas-specific lipase (Spec fPL(TM)). *The Journal of Veterinary Medical Science*. 2015, 77(11): 1495-1497.
19) 石岡克己，早川典之，板橋由起子，清沢好男，寺川和秀，藤原清隆．生化学測定値の共有化に関する検討─ドライケミストリを含めて─．第30回動物臨床医学会年次大会．2009 Nov，大阪．
20) Mansfield CS, Watson PD, Jones BR. Specificity and sensitivity of serum canine pancreatic elastase-1 concentration in the diagnosis of pancreatitis. *Journal of Veterinary Diagnostic Investigation*. 2011, 23(4): 691-697.
21) 坂井学．膵炎の診断法法　AMIL，LIPはもう古い!?─PLIと画像診断の有用性の紹介─．*CLINIC NOTE*. 2010, 54：16-28.
22) Sato T, Ohno K, Tamamoto T, Oishi M, Kanemoto H, Fukushima K, Goto-Koshino Y, Takahashi M, Tsujimoto H. Assesment of severity and changes in C-reactive protein concentration and various biomarkers in dogs with pancreatitis. *The Journal of Veterinary Science*. 2017, 79(1): 35-40.
23) German AJ, Day MJ, Ruaux CG, Steiner JM, Williams DA, Hall EJ. Comparison of direct and indirect tests for small intestinal bacterial overgrowth and antibiotic-responsive diarrhea in dogs. *Journal of Veterinary Internal Medicine*. 2003, 17(1): 33-43.
24) Johnston KL. Small intestinal bacterial overgrowth. *The Veterinary clinics of North America Small animal practice*. 1999, 29(2): 523-550.
25) Washabau RJ, Day MJ. *In*: SECTION III Diagnostic Approach to Gastrointestinal, Pancreatic, and Hepatobiliary Problems. CANINE & FELINE GASTROENTEROLOGY, Elsevier. p.186.
26) Fyfe JC, Giger U, Hall CA, Jezyk PF, Klumpp SA, Levine JS, Patterson DF. Inherited selective intestinal cobalamin malabsorption and cobalamin deficiency in dogs. *Pediatric Research*. 1991, 29(1): 24-31.
27) Newman S, Steiner J, Woosley K, Barton L, Ruaux C, Williams D. Localization of pancreatic inflammation and necrosis in dogs. *Journal of Veterinary Internal Medicine*. 2004, 18(4): 488-493.

Chapter 1-2　総胆汁酸（TBA）

Introduction

　総胆汁酸（TBA）の測定は，肝機能の評価に優れた方法として，犬と猫において広く利用されている。TBA測定は，肝胆道系疾患の検出として感度と特異性が高いが，どの疾患であるのかを鑑別するための検査ではない。また，TBAは肝機能評価の手段として最も良い方法であると信じられているが，実際には肝臓自体の機能低下だけではなく，様々な機序でTBAは上昇する。このため「TBA上昇＝肝機能低下」ではないし，TBAが基準値を超えて高値であるからその症例が重篤であるとか，高ければ高いほど予後が悪いというわけでもない。これらの誤解はTBAの上昇のメカニズムを理解していないために起こるものであると考えられる。
　本項では，TBAの異常値が出るメカニズムを解説し，さらに臨床的に遭遇する様々な状況でTBA高値を認めた際の検査値の解釈について述べる。

概論

●胆汁酸とは

　胆汁酸はコレステロールから肝臓で生合成され，胆汁の成分として重要な両親媒性物質*である。胆汁酸と一口にいっても，実際は犬と猫の胆汁中には様々な種類の胆汁酸が含まれており，それらを総称して胆汁酸と呼ぶ。胆汁酸の分類法は様々であり，一次胆汁酸や二次胆汁酸，抱合型胆汁酸と非抱合型胆汁酸などの分類がある。

　前述のように，胆汁酸はコレステロールから生合成され，これを一次胆汁酸と呼び，胆道系を介して腸へ分泌される。腸管内では腸内細菌により変換を受け，二次胆汁酸となる。二次胆汁酸は回腸末端において再吸収され，門脈血流を介して肝臓に再び到達する（図1）。実際には，一次胆汁酸が腸管を通過するとすべて二次胆汁酸となるわけではなく，この腸肝循環内および血中に漏れ出てくる血中胆汁酸には，一次胆汁酸も二次胆汁酸もそれぞれ一定の割合で存在している。一次胆汁酸と二次胆汁酸は，いずれも肝臓において抱合反応を受けて，抱合型胆汁酸となる。健康な生体内では胆汁酸のほとんどが抱合型として存在している。抱合の様式には動物種差があり，犬はタウリンおよびグリシン抱合，猫はタウリン抱合が主たる抱合方法である。

　前述のとおり胆汁酸は両親媒性であり，胆汁の脂質消化を補助する機能において中心的な役割を担う成分である。また，胆汁酸は単なる消化機能だけではなく，生理活性をもつシグナル伝達物質として，胆汁酸レセプターを介して様々な作用を全身の諸臓器・細胞に与えることが近年明らかとなっている。

●測定法

　TBAは，前述のような生体内での胆汁酸の動態，特に腸肝循環する性質を利用して，通常は全身循環においてほとんど存在しない血中TBA濃度を測定し，高濃度で認められた場合は腸肝循環の破綻や肝機能の異常を検出することができる。測定法としては，酵素法，ラジオイムノアッセイなどの方法が応用されているが，いずれの方法においても測定は安定して行うことができる。一般的な生化学検査に使用できる血清のクオリティであれば問題なく測定可能であるため，通常の検査において測定方法を意識することは少ない。また，近年は酵素法を応用した院内検査も開発がすすんでいる。

実践

●検査の実施

　一般にTBA測定は，食前・食後（食後2時間，少量の摂食で良い）の2点で採血を行い測定されるが，実際のところ，2点の測定値のパターンによって結果を解釈することができるわけではない。食物を摂取することで胆嚢収縮や胆汁分泌が刺激され，これによりTBAが上昇することを期待してこのような測定を行うことになっ

＊　両親媒性物質とは，疎水基と親水基をもつ物質をいう。胆汁酸は胆汁の主成分で，消化管内に分泌され脂質をコーティング（ミセル化）する作用をもつ。このとき，胆汁酸は親水基を外の生体側に，疎水基を内側の脂質側に向けて存在することでミセル化が可能となる

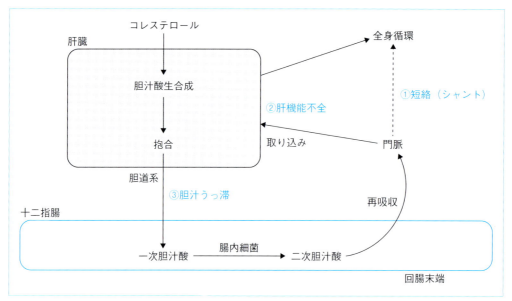

図1 腸管循環

ているが，意義としては異なる2点で評価することで，より測定の感度を上げることができるという以上のものはあまりないようである[1,2]。実際に，食後より食前の測定でTBAが高値を示す症例もあるが，これはおそらく空腹時における胆嚢の生理的な律動性収縮によるものではないかと考えられている。つまりTBAを測定し，経時的な変化をみることで特定の疾患を示唆するというわけではない。

●検査の有用性と異常値が出るメカニズム

上記のような腸肝循環を理解することで，血中TBAの異常値（高値）が出るメカニズムを知ることができる。特に，異常値が出る機序としては，①門脈と体循環の短絡（シャント，門脈体循環短絡），②胆汁うっ滞，③肝機能不全がある（図1）。

門脈と体循環の短絡（シャント，門脈体循環短絡）

門脈と体循環系が接続されていることにより，本来肝臓に回収され再び胆汁とともに分泌されるべき胆汁酸がそのまま血中に漏れ出ることで，血中TBA濃度は高度に上昇する。このような短絡の病態として，先天性門脈体循環シャント（cPSS），後天性門脈体循環シャント，微小血管異形成/原発性門脈低形成（MVD/PHPV）などが挙げられる。前者2つは，ともに重度の血流異常が起こり，マクロレベルでの短絡が確認される状況である。さらに，先天性・後天性いずれの場合も肝機能低下を同時に起こしており，短絡と肝不全の両方が血中TBA濃度上昇に寄与するため，血中TBA濃度の上昇も著しく100μmol/L以上になることも多い[3-5]。MVD/PHPVは，正確な病態は不明であるが肝内のミクロレベルでの門脈血流と全身血流の短絡によって，血中TBA濃度が上昇すると考えられている[6-8]。

胆汁うっ滞

胆汁うっ滞によっても血中TBA濃度の上昇が起こる。これは，肝後性の黄疸における血中ビリルビン濃度の上昇と類似した機序によると考えられ，肝外胆管系への胆汁酸の排出障害によって全身血流に胆汁成分が溢れ出てくるようなメカニズムである。重度な胆汁うっ滞の場合には黄疸が起こり（肝後性黄疸），このような状況が明らかであれば血中TBA濃度は高確率で上昇するため測定の意義は乏しい。

肝機能不全

肝機能不全によっても血中TBA濃度は上昇する。実際は，門脈と体循環の短絡や胆汁うっ滞の機序による血中TBA濃度の上昇が同時に起こっていることも多い。

上記3つは，いずれも肝疾患において重要な病態であり，TBA測定はこれらを鋭敏に検出することのできる有用な検査である。

●検査結果の解釈

TBA測定は古くから報告のある肝胆道系疾患の二次パネルとして有用な検査であり，肝胆道系疾患の症例を

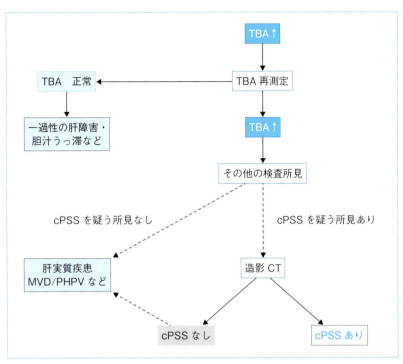

図2　無症状または健康診断などでTBAが高値を示す動物に対するアプローチ

検出するという意味で優れた感度と特異性をもつ。一方で，本検査は特定の肝胆道系疾患を診断するための検査ではなく，また基本的に検査結果が疾患の重症度を直接反映するわけではない。さらに，日内・日間の変動も大きく再現性が乏しい症例も存在する。TBAは肝胆道系疾患における絶対的な検査ではなく，他の所見と組み合わせて結果を解釈するものであり，他の検査と同様に，検査前の症例の情報・状況によって結果の解釈が異なるものである点に注意が必要である。

具体的な検査前の状況におけるTBAの検査結果の解釈と，そのアプローチ方法について以下に示す。

無症状または健康診断などでTBAが高値の場合

図2は無症状で他に有意な検査所見があるわけではなく，健康診断などでTBAを測定して高値であった場合のアプローチである。この場合は，慌てて次の検査にすすむ前に，もう一度日を改めてTBAを測定することを推奨する。前述のように，TBAは日間変動の大きい検査でもあるため，再測定を行うべきである。TBA高値が一次的なものであることが確認できた場合には，一過性の肝障害や胆汁うっ滞があったと解釈され，重篤な疾患の存在は否定的である。TBAの高値が持続的に確認された場合には，先天性の肝胆道系疾患や潜在的なび漫性肝疾患である可能性を考え，他の検査結果とあわせて解釈を行い，次の検査にすすむべきである。

慢性肝疾患の疑いがある症例でTBAが高値を示す場合

非特異的な症状や持続的な肝酵素の高値など，慢性肝疾患を疑う症例でTBAの高値が認められた場合（図3），やはり前述と同様の理由でTBAの再測定を行う意義はあると考えられる。しかし，TBAの高値が認められなかった場合にも慢性肝疾患は完全に否定できるわけではない。持続的なTBAの高値がみられた場合，また，TBAに異常が認められなくとも慢性肝疾患を示唆するその他の検査所見があり，かつ他の疾患が除外された場合は，肝生検をはじめとする追加検査をすすめていくべきである。

先天性門脈体循環シャント（cPSS）を疑う症状，病歴のある症例でTBAが高値を示す場合

cPSSを疑う所見があり，かつTBA高値が認められた場合（図4）は，cPSSが実際に存在する可能性は高い[3-5]。TBA以外の検査所見の程度にもよるが，基本的には造影CTをはじめとした確定診断にすすむべきである。その他の検査所見が弱い場合は，TBAの再測定を行うことも有益であると思われる。犬のcPSSの症例は，典型的にはTBAは100 μmol/Lを超えることが多

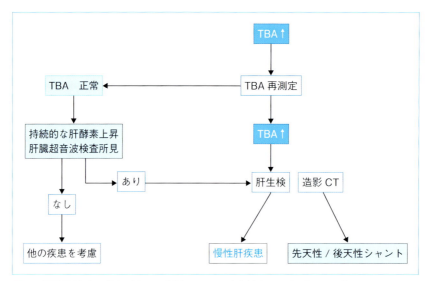

図3　慢性肝疾患の疑いがある症例でTBAが高値を示す場合のアプローチ

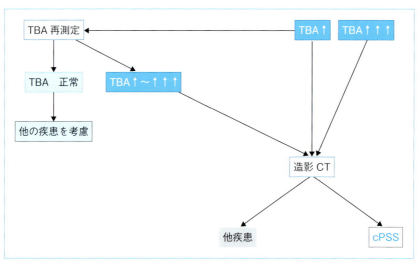

図4　先天性門脈体循環シャント（cPSS）を疑う症状，病歴のある症例でTBAが高値を示す場合のアプローチ

い。例えば，TBAが30〜50 μmol/Lであった場合は，cPSSの可能性はそこまで高くない。このような場合には他の疾患を考慮すべきである。一方，猫のcPSSの症例は，TBAの値が100 μmol/Lを超えるような高値はあまり認められない。

各検査機関の基準値

各検査機関の基準値はp.53を参照のこと。

まとめ

TBA測定は，一般的なスクリーニング検査の次のステップとして重要な検査の1つである。しかし，犬と猫の肝胆道系疾患における様々な検査の1つにすぎないことも事実であり，また検査結果の解釈には十分な注意が必要である。高値が出るメカニズムを理解し，状況に応じた検査結果の解釈を行うことで，貴重な情報を得ることができる。

（金本英之）

参考文献

1) Center SA, ManWarren T, Slater MR, Wilentz E. Evaluation of twelve-hour preprandial and two-hour postprandial serum bile acids concentrations for diagnosis of hepatobiliary disease in dogs. *J Am Vet Med Assoc*. 1991 Jul 15, 199(2): 217-226.

2) Center SA, Erb HN, Joseph SA. Measurement of serum bile acids concentrations for diagnosis of hepatobiliary disease in cats. *J Am Vet Med Assoc*. 1995 Oct 15, 207(8): 1048-1054.

3) van Straten G, Spee B, Rothuizen J, van Straten M, Favier RP. Diagnostic value of the rectal ammonia tolerance test, fasting plasma ammonia and fasting plasma bile acids for canine portosystemic shunting. *Vet J*. 2015 Jun, 204(3): 282-286.

4) Ruland K, Fischer A, Hartmann K. Sensitivity and specificity of fasting ammonia and serum bile acids in the diagnosis of portosystemic shunts in dogs and cats. *Vet Clin Pathol*. 2010 Mar, 39(1): 57-64.

5) Fukushima K, Kanemoto H, Ohno K, Takahashi M, Fujiwara R, Nishimura R, Tsujimoto H. Computed tomographic morphology and clinical features of extrahepatic portosystemic shunts in 172 dogs in Japan. *Vet J*. 2014 Mar, 199(3): 376-381.

6) O'Leary CA, Parslow A, Malik R, Hunt GB, Hurford RI, Tisdall PL, Duffy DL. The inheritance of extra-hepatic portosystemic shunts and elevated bile acid concentrations in Maltese dogs. *J Small Anim Pract*. 2014 Jan, 55(1): 14-21.

7) Christiansen JS, Hottinger HA, Allen L, Phillips L, Aronson LR. Hepatic microvascular dysplasia in dogs: a retrospective study of 24 cases (1987-1995). *J Am Anim Hosp Assoc*. 2000 Sep-Oct, 36(5): 385-389.

8) Allen L, Stobie D, Mauldin GN, Baer KE. Clinicopathologic features of dogs with hepatic microvascular dysplasia with and without portosystemic shunts: 42 cases (1991-1996). *J Am Vet Med Assoc*. 1999 Jan 15, 214(2): 218-220.

Chapter 1-3 心房性ナトリウム利尿ペプチド（ANP）N末端プロB型ナトリウム利尿ペプチド（NT-proBNP）

Introduction

　心臓バイオマーカーは，心臓で産生され血中に分泌・放出されるホルモンやペプチドを利用した心不全評価法の1つである。現在，心房性ナトリウム利尿ペプチド（ANP），N末端プロB型ナトリウム利尿ペプチド（NT-proBNP），心筋トロポニンの3種類の心臓バイオマーカーを利用できるが，心臓バイオマーカーを利用する際に生じる疑問は「心臓バイオマーカーで僧帽弁閉鎖不全症をはじめとした特定の心疾患が診断できるのか？」，「心臓バイオマーカーを使って心不全を診断することに意味があるのか？」，「検査結果をどう活用すれば良いのか？」，「どのマーカーが最も良いのか？」など様々ではないだろうか。これらの心臓バイオマーカーの産生部位や分泌メカニズムは病態によって異なっているため，検査結果から特定の心疾患を診断できる便利な検査とはいえない。しかし，心臓バイオマーカーは，心筋細胞にかかる機械的刺激や心筋障害を反映して変動するため，心エコー検査や胸部X線検査よりも高率に心臓の異常を検出することが可能である。どの疾患でどのように，どの心臓バイオマーカーが変動するのかという特性を知っていれば，病態を把握し，うっ血性心不全を診断するための強力な情報源となる。
　本項では心臓バイオマーカーの中でもナトリウム利尿ペプチドに焦点を当て，生理学的反応と特性，ANPとNT-proBNPの選択，結果の解釈まで，最近の知見をもとに解説する。

心房性ナトリウム利尿ペプチド（ANP）

概論

● ANP，NT-proANPの産生・分泌・代謝

　ANPは28個のアミノ酸からなるペプチドホルモンであり，ナトリウム利尿ならびに血管拡張作用をもつことが知られている[1]。ANPの主な産生・分泌部位は心房であると考えられており，心房筋の分泌顆粒にプレホルモンとして恒常的に貯蔵されている[1-4]。このプレホルモンは心房筋に伸展刺激が加わることでプロセシング[*1]を受けて，生理活性をもつANPと生理活性をもたないN-terminal proANP（NT-proANP）に切断されて，即座（数分以内）に血中に放出される[1,5]。
　ANPが細胞膜上の受容体（natriuretic peptide receptor：NPR）に結合すると，グアニルシクラーゼを介してcGMPが産生され，様々な生理作用を発現する（図1）。NPRにはA，B，Cの3つのサブタイプがあり，心臓，血管平滑筋，腎臓に多く分布している[1]。特にANPはNPR-Aに対する親和性が高く，この受容体に結合することでcGMPの産生を介して血管拡張作用やナトリウム利尿作用などの生物学的作用をもたらす。

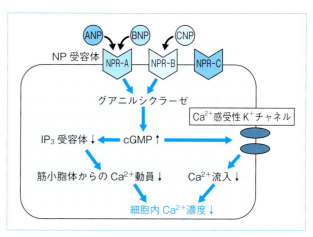

図1　ナトリウム利尿ペプチド（ANP，BNP）の作用機序

[*1] 前駆体が，切断・修飾などを受けて機能をもつホルモンになる過程のことをいう

ANPはこれらの受容体に結合するほかに血中や組織中のneutral endopeptidase（NEP）によって分解・代謝され，血中から消失する[1]。

人と同様に，イヌANPの血中半減期は1～4分と比較的早く，動物種差はあまりない[6,7]。NT-proANPの血中半減期はANPより遅く[1]，人における血中NT-proANP濃度の半減期は40～50分程度である[1]。NT-proANPの血中での安定性はANPよりも高いため臨床的利用に適していると推察され，海外では研究報告が発表されているが，国内では現在利用できない。猫におけるANPならびにNT-proANPの血中半減期は明らかにされていない。

● 血行動態とANPの関係

ANPの特徴は，心房筋の伸展刺激に対して鋭敏に反応し，血中へ放出されることである。人の臨床試験では，血圧に変化がない程度の容量負荷（急速輸液）でも血中ANP濃度は有意に上昇するが，血中B型ナトリウム利尿ペプチド（BNP）濃度は変化しないことが確認されている[8,9]。また，左心房圧のみ上昇している僧帽弁狭窄症患者の血中ANP濃度はBNPに比べ，顕著に上昇していることが明らかとなっている[10]。獣医学領域において，筆者らは犬の容量負荷モデルの血中ANP濃度が肺動脈楔入圧と一致して増減し，強い相関関係がみられることを明らかにしている[11]。正常な猫においても，血中ANP濃度が急性容量負荷による平均左心房圧の上昇と一致して顕著に上昇し，平均左心房圧と強く相関していた[12]。これらのことから，犬と猫においても血中ANP濃度は容量負荷による左心房圧の変化に反応し，血中濃度が調節されていると考えられる。

血中ANP濃度は瞬間的な左心房圧の変化を反映し，分単位で調節されている。豚のペーシング誘発急性心不全モデルでは，血中ANP濃度は急性心不全発症の直後に上昇し始め，血行動態が改善すれば数時間後には血中濃度が正常域まで低下することが報告されている[13]。犬においても，血中ANP濃度が急性容量負荷による肺動脈楔入圧の上昇と一致して顕著に上昇し，容量負荷軽減後は肺動脈楔入圧の低下に一致して顕著に低下している[11]。これらのことは，ANPが特定の心疾患を診断する検査ではなく，血行動態の異常（うっ血徴候）を鋭敏に反映する心臓バイオマーカーであることを示唆している。このため，ANPは心房のうっ血（拡大）を評価するマーカーであると考えられる（うっ血性心不全→心房筋の伸展→ANP分泌）。表1にANPが変化しやすい心

表1　ANPで早期診断が可能な疾患ならびに重度になるまで上昇しにくい疾患

早期診断が可能な疾患	重度（うっ血性心不全）になるまで上昇しにくい疾患
僧帽弁閉鎖不全症 短絡性疾患	心筋症 心筋障害（心筋炎，心筋虚血など） 右心不全（三尖弁疾患，肺動脈弁疾患） 動脈弁狭窄症 肺高血圧症 刺激伝導系疾患

疾患と変化しにくい心疾患を示す。

● ANPの測定法と動物種差

ANPはアミノ酸配列に動物種差が少ないため[14]，犬・猫のANPは人用の検査試薬を用いて十分に測定できる[11,12]。ANPは化学発光酵素免疫測定法（CLEIA法）で測定されている。

● ANPアッセイの信頼性

ANPの最低感度は5.0 pg/mLであり，最高感度は2,000 pg/mLである。犬の血液サンプル（検体）におけるintra-assayならびにinter-assay CV値[*2]（変動係数：coefficients of variance）はそれぞれ5.1％，1.7％であり[11]，猫の血液サンプルにおけるinter-assay CV値は10％未満である[12]。これらはいずれもアッセイ系の信頼性（測定誤差）を評価するうえでは許容範囲の結果である。また，添加回収試験や希釈試験においても，良好な結果が得られていることから，筆者は犬と猫のANP測定に対する信頼性や再現性は高く，臨床応用が可能であると考えている。また，犬のNT-proANPについては体重や年齢の影響はないことが示されている[15]。

＊2　intra-assay CV値：同一サンプルを複数に分け，同時に測定したときの結果のばらつき

inter-assay CV値：同一サンプルを複数に分け，別々に測定したときの結果のばらつき

CV値：標準偏差÷平均値であり，CV値が大きければ測定誤差が大きいことを意味する

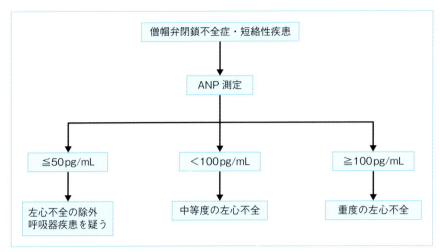

図2　ANPを用いた僧帽弁閉鎖不全症ならびに短絡性疾患の重症度評価

実践

● 採血時の注意点

各検査機関で専用の採血管（EDTA-2Na$^+$アプロチニン添加）を配布しているので，事前に取り寄せておく必要がある。血液サンプルは冷却遠心（1,500×g，4℃，10分）した後に，上清液をプラスチックチューブに分注し，冷凍保存する。特にANPは血漿中のペプチターゼによって分解されるため，一般動物病院において常温で遠心分離する場合には，凍結までの作業を迅速（1時間以内）に行う必要がある。サンプルを長期間保存する場合には，−70℃以下での冷凍保存が必要であるが，数日間の保存であれば家庭用の冷凍庫でも十分である。

● 疾患ごとの臨床的意義

僧帽弁閉鎖不全症

僧帽弁閉鎖不全症は犬の後天性心疾患の中で最も罹患率の高い心疾患であり，心エコー検査をはじめ様々な指標を用いて重症度を評価する研究が試みられてきた。この中で，ANPは僧帽弁閉鎖不全症に罹患した犬の重症度と一致して血中濃度が上昇しており，左心房サイズ（LA/Ao比）と有意に相関することが報告されている[16-18]。これらの結果は，ANPが心不全の病態の中でも左心房への負荷を強く反映する心臓バイオマーカーであることを示唆しており，血中ANP濃度の測定は僧帽弁閉鎖不全症に罹患した犬のうっ血徴候（左心房拡大）を知る手がかりとなる。

加えて，receiver operating characteristic（ROC）解析を用いた臨床研究では，ANPの測定値からうっ血性左心不全を診断するための基準値が明らかとなっている。重度な心不全（ISACHCクラスⅢ）を診断するための血中ANP濃度のカットオフ値を100 pg/mLとしたときの感度・特異度はそれぞれ81.0%，81.1%〔ROC曲線下面積（AUC）：0.87〕であり，ANP＞100 pg/mL以上であれば重度な心不全（肺水腫）に至る可能性の高いことが推察される[17]。一方，心不全には至っていない心疾患をもつ犬（ISACHCクラスⅠ〜Ⅱ）の血中ANP濃度は大半が100 pg/mL未満であり，僧帽弁閉鎖不全症に罹患している症例でも血中ANP濃度が50 pg/mL未満の場合はうっ血徴候がきわめて少なく，重症度は軽度であると診断することが可能である（図2）。

心筋疾患

うっ血性心不全を発症している心筋疾患（心筋症や心筋障害など）においても血中ANP濃度は上昇するため，ANP測定は心筋症の評価にも応用可能である。過去の報告では，ANPならびにNT-proANPの血中濃度はうっ血性心不全を発症している心筋症の猫で有意に上昇しており，LA/Ao比と正の相関を示していた[12,19,20]。筆者はうっ血性心不全を発症している心筋症の犬でも血中ANP濃度が著増している症例を経験しており，ANPは心筋症に起因したうっ血性心不全の指標として有用であることがうかがえる。しかし，潜在的心筋症（筋ジストロフィー）のゴールデン・レトリーバーにおける血中ANP濃度は，正常な犬と有意差のないことが示されている[21]。ANPは心房筋の伸展によって分泌されるため，心筋障害に罹患していても左心房圧が上昇していなければANPは分泌されない可能性がある。ANPは犬

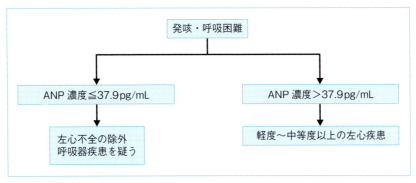

図3 ANPを用いた左心不全と呼吸器疾患の鑑別
基準値は院内データをもとに解析している

の心筋症を早期診断するための心臓バイオマーカーとしては不向きであると考えられる。

右心不全

人の臨床試験において，左心不全患者と右心不全患者では血中ANP濃度が異なっており，右心不全よりも左心不全の方が血中ANP濃度は高値であることが示されている[22]。

筆者は左心不全の犬とは異なり，フィラリア症や三尖弁閉鎖不全症などの右心不全の犬では，臨床徴候が発現していても血中ANP濃度が50 pg/mL前後であるケースを多く経験している。さらに，右心不全を発症している犬の29.6％（27頭中8頭）は血中ANP濃度が51〜100 pg/mLであったが，18.5％（27頭中5頭）は血中ANP濃度が50 pg/mL以下であった[23]。これらのことから，右心系疾患の症例では血中ANP濃度が50 pg/mL前後でも右心不全を除外できないと考えている。

● 検査結果の解釈

基準範囲

犬の血中ANP濃度の基準範囲は30 pg/mL未満である[16,17]。猫の血中ANP濃度の基準範囲も，犬と同様に30 pg/mL未満である[12]。

注意すべき疾患

心筋疾患と同様に，刺激伝導系疾患ではうっ血性心不全に伴い左心房圧が上昇するまで血中ANP濃度は上昇しない可能性があるため，血中ANP濃度が低くても鑑別診断の参考にするべきではない。筆者らは，血中ANP濃度が基準値（13.5 pg/mL）であるにも関わらず，失神を主訴とする第2度房室ブロックの犬に遭遇した経験がある。

犬において軽度〜中等度の肺高血圧症モデル（収縮期肺動脈圧≒40 mmHg）の血中ANP濃度は，ほぼ基準範囲で上昇しておらず（22.6±8.6 pg/mL），重度な肺高血圧症（収縮期肺動脈圧≧60 mmHg）に進行すると上昇することが明らかとなっている（47.5±24.1 pg/mL）[24]。これはANPの主な産生部位が肺動脈ではなく心房であること，右心系は血液の許容能が大きいため病態が進行するまでは心房筋の伸展が起こりにくいことが要因であると考えられ，前述した右心不全の症例におけるANPの血中濃度と類似している。したがって，ANPは肺高血圧症の早期診断には不向きであると考えている。

鑑別診断

呼吸器徴候のみられる症例において，うっ血性心不全と呼吸器疾患の鑑別は治療方針を左右する重要なポイントである。一般的な鑑別診断には血液検査，胸部X線検査，心エコー検査が利用されるが，実際には鑑別診断に苦慮するケースが少なくない。呼吸困難を呈する呼吸器疾患の犬に比べ，うっ血性心不全の犬では血中NT-proANP濃度が顕著に上昇している[25]。また，筆者らの経験では発咳を主訴とする犬において，呼吸器疾患の犬の血中ANP濃度は基準範囲であるのに対し，ISACHCクラスⅡの僧帽弁閉鎖不全症の犬では血中ANP濃度が有意に上昇していることが多い。これらのことから，筆者は鑑別に苦慮する呼吸器徴候がみられる犬においては血中ANP濃度を測定し，基準範囲であればうっ血性心不全を除外し，呼吸器疾患を疑う鑑別法の1つとして積極的に取り入れている（図3）。

● スクリーニング検査

心エコー検査や胸部X線検査は人手と時間を要するため気軽に実施することは困難であるが，ANPは採血するだけで心房負荷を反映した情報が得られるため，救

急症例でなければスクリーニング検査として利用することが可能である。血中 ANP 濃度が高値であった場合，心疾患を特定するための心エコー検査や胸部 X 線検査にすすむ根拠となる。血中濃度が低値だった場合には，うっ血性左心不全を除外する有力な情報となる（図2）。しかし，前述のように刺激伝導系疾患や心筋障害，右心不全などでは，重度なうっ血徴候を発現するまで血中 ANP 濃度が反映されにくいことに注意が必要である（表1）。

管理

筆者らは，心疾患（主に僧帽弁閉鎖不全症）が診断されている症例に対しては，病態の進行をモニターするために半年から1年ごとに ANP の再評価を行っている。特に，一般動物病院で病態のモニタリングとしてこれらの検査を用いることで，検査にかかる人手と手間を節約することが可能であり，検査結果が顕著な高値（≧100 pg/mL）の場合には精査をすすめる判断材料になる。臨床徴候のみられない心疾患をもつ犬や，状態が安定している慢性心不全の犬や猫においては，身体検査とあわせて ANP を測定することでうっ血性心不全のモニタリングとして利用することが可能である。

各検査機関の基準値

各検査機関の基準値は p.54 を参照のこと。

N 末端プロ B 型ナトリウム利尿ペプチド（NT-proBNP）

概論

●BNP，NT-proBNP の産生・分泌・代謝

BNP は 32 個のアミノ酸からなるペプチドホルモンであり，ANP と同様にナトリウム利尿ならびに血管拡張作用をもつことが知られている[1]。BNP は細胞内で産生されたプレホルモンがプロセシングを受けて，生理活性をもつ BNP と生理活性をもたない N 末端プロ B 型ナトリウム利尿ペプチド（NT-proBNP）が血中に放出される[1,4,5]。

BNP は心房と心室の両方で産生されているが，心不全時には心室での BNP 産生が著増している。正常な犬と猫の BNP mRNA は心室筋よりも心房筋で多く発現しているが[5,26,27]，心不全モデル動物では心室筋における BNP mRNA 発現が著増している[5,27-29]。また，免疫組織化学染色において，心室筋の BNP 発現量は正常な猫よりも肥大型心筋症の猫の方が増加していることが確認されている[30]。これらの結果は，心不全の動物における BNP の主な産生・分泌部位が心室筋であることを示唆している。

ANP と同様に，BNP は NPR-A に競合的に結合し作用を発現するが，NPR-A に対する親和性は ANP よりも低いため，多くの動物種では BNP の血中半減期は ANP よりも遅いと考えられる[1]（図1）。BNP の血中半減期は動物種によって異なっているが（人：22 分，ヒツジ：3 分，ラット：7 分），犬の血中半減期は 1〜2 分と ANP とほとんど変わらない[7]。NT-proBNP の血中半減期は BNP より遅く[1]，血中での安定性は BNP よりも高いため臨床的利用に適していると推察される。猫における BNP ならびに NT-proBNP の血中半減期は明らかにされていない。

●血行動態と BNP の関係

BNP と ANP との大きな相違点の1つとして，BNP 産生は心室筋の伸展刺激によって開始されるため，急性心不全モデル動物の血中 BNP 濃度が上昇するまで数時間を要することがある[3,31,32]。正常な犬を用いた研究では，急性容量負荷によって血中 NT-proBNP 濃度は有意に上昇するが，ANP に比べると変化が小さく，肺動脈楔入圧との相関関係はみられなかった[11]。同様に，豚のペーシング誘発急性心不全モデルでは，血中 BNP 濃度は ANP と異なり急性心不全の直後には上昇せず，約 24 時間をかけて上昇した[13]。これらのことは，血中 BNP ならびに NT-proBNP 濃度の測定が瞬間的な血行動態の変化ではなく，持続的な血行動態の異常を知る手がかりになることを示唆している。

さらに，筆者らは心室負荷の指標として BNP の有用性を報告している。犬の無徴候性の大動脈狭窄モデルにおいて，血中 ANP 濃度は基準範囲内を推移するが，血

表2 NT-proBNPで早期診断が可能な疾患ならびに重度になるまで上昇しにくい疾患

早期診断が可能な疾患	重度（うっ血性心不全）になるまで上昇しにくい疾患
心筋症 心筋障害（心筋炎，心筋虚血など） 動脈弁狭窄症	右心不全（三尖弁疾患，肺動脈弁疾患） 肺高血圧症 刺激伝導系疾患

中NT-proBNP濃度は心室壁の肥厚（代償反応）と相関関係を示し経時的に上昇することを明らかにしている[33]。人医療では左心室圧の上昇していない心不全患者（僧帽弁狭窄症）の血中BNP濃度に比べ，左心室圧の上昇している心不全患者（拡張型心筋症）の血中BNP濃度は顕著に上昇していることが示されている[10]。これらの結果から，BNPならびにNT-proBNPは単に心不全を診断するマーカーではなく，心室負荷を反映する心臓バイオマーカーであると考えられる（心不全・心筋障害→心室筋の伸展→NT-proBNP分泌）。表2にNT-proBNPが変化しやすい心疾患と変化しにくい心疾患を示す。

● NT-proBNPの測定法と動物種差

現在，犬と猫のNT-proBNPはアイデックス ラボラトリーズ（株）を利用して測定することが可能であり，犬の血中NT-proBNP濃度は酵素免疫測定法（ELISA法）で測定されている。BNPならびにNT-proBNPの塩基配列は動物種差が大きく[5]，人用の検査試薬では犬や猫のBNPならびにNT-proBNPを測定することができない。

● NT-proBNPアッセイの信頼性

犬NT-proBNPの測定範囲は250〜10,000 pmol/L，猫NT-proBNPの測定範囲は24〜1,500 pmol/Lである。犬の血液サンプルにおけるintra-assayならびにinter-assay CV値はそれぞれ4.2％，6.6％である[11]。これらはいずれもアッセイ系の測定誤差を評価するうえでは許容範囲の結果である。猫のNT-proBNPアッセイの信頼性に関する報告はない。

正常な犬を対象にした調査では，NT-proBNPの四分位範囲（IQR：25〜75％）は403〜980 pmol/Lと広く[34]，183頭の正常な小型犬を対象にした研究では，7％が基準値より高い結果（＞2,617 pmol/L）となることが示されている[35]。個体間のNT-proBNP測定値に大きなばらつきが生じる要因は明らかになっていない。

ANPと同様に，NT-proBNPも体重や年齢の影響はない[15, 35]。しかし，ラブラドール・レトリーバーやニューファンドランドは血中NT-proBNP濃度がダックスフンドの3倍も高いことが示されており[34]，犬種間によって基準範囲が異なる可能性が推察される。猫における品種間の相違は明らかになっていない。

実践

● 採血時の注意点

検査機関で専用の採血管を配布しているので，事前に取り寄せて血漿を分離する。血液サンプルは直ちに冷却遠心（1,500×g，4℃，10分）し，上清をプラスチックチューブに分注し冷凍保存する。NT-proBNPは，採血後に常温で放置すると採血管内で分解される可能性があり，経時的に測定値は低下することが示されているため[36]，各採血管を用いて遠心分離した後にも，血漿は素早く（1時間以内に）冷凍保存する必要がある[36]。これら血液サンプルを長期間保存する場合には－70℃以下での冷凍保存が必要であるが，数日間の保存であれば家庭用の冷凍庫でも十分である。

● 疾患ごとの臨床的意義

僧帽弁閉鎖不全症

現在までに様々な視点で僧帽弁閉鎖不全症の犬におけるNT-proBNPの臨床的意義が解析されている。血中NT-proBNP濃度は僧帽弁閉鎖不全症の重症度と一致して上昇しており，重症度評価法としての有用性が確認されている[15, 37, 38]。また，血中NT-proBNP濃度の測定は，僧帽弁閉鎖不全症による心不全の診断に有用であり[15, 37, 38]，559頭の僧帽弁閉鎖不全症の犬を対象にした臨床研究では，NT-proBNP＞1,207 pmol/Lはうっ血性心不全を発症していない犬とうっ血性心不全の犬を鑑別する診断基準値として有効であることが示されている[39]。筆者らの院内データでは，左心不全（ISACHCク

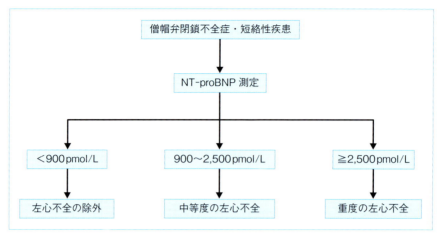

図4　NT-proBNPを用いた僧帽弁閉鎖不全症ならびに短絡性疾患の重症度評価

ラスⅢ）を診断するためのNT-proBNPのカットオフ値は2,512 pmol/Lであり，診断精度は感度90.5％，特異度87.9％（AUC：0.93）であった。これらのことから，僧帽弁閉鎖不全症において血中NT-proBNP濃度が高値（1,207 pmol/L以上）であれば臨床徴候を発症する可能性が高く，2,500 pmol/L以上の症例ではうっ血性心不全を発症する可能性が高いと考えられる（図4）。

一方，1,134頭の左心疾患犬を対象にした臨床研究では，NT-proBNP＞874 pmol/Lは，呼吸器徴候を伴う心疾患（ISACHCクラスⅡ以上）の診断に有効であり，VHS（椎骨心臓サイズ）よりも高感度に左心疾患を検出できることが明らかとなった[40]。このことから，僧帽弁閉鎖不全症に罹患している症例でも，血中NT-proBNP濃度が約900 pmol/L未満の場合はうっ血徴候がきわめて少なく重症度が低いことが推察される（図4）。

心筋疾患

ANPとは異なり，NT-proBNPは心筋症の犬や猫においても診断に有用なことが示されている。血中NT-proBNP濃度は，正常な犬よりも心不全を発症している拡張型心筋症犬で有意に上昇している[41]。同様に，猫においても肥大型心筋症例は血中NT-proBNP濃度が正常な猫より有意に高値を示し，重症度と一致して上昇している[19,20,42]。また，閉塞性肥大型心筋症の猫では，非閉塞性肥大型心筋症の猫よりも血中NT-proBNP濃度が高いことが示されている[43]。さらに，うっ血性心不全を発症していない犬や猫の診断にも有用性が示されている。無徴候性の拡張型心筋症の犬において，血中NT-proBNP濃度は非心疾患犬よりも血中濃度が高く，≧900 pmol/Lの症例は生存期間（284日）が短く，＜900 pmol/Lの症例の生存期間（1,743日）は有意に長い

ことが示されている[44]。これらのことから，NT-proBNPは心筋症に伴ううっ血性心不全の診断に加え，早期診断や重症度評価にも有用であると考えられる。

筆者らの基礎研究では，心筋虚血を起こすと顕著な心拡大や臨床徴候を発症していなくても血中NT-proBNP濃度が一過性に上昇することを明らかにしている[45]。これは心筋の破壊・障害（心筋虚血，心筋炎，特に心筋症）に際してBNPの産生が増加することを示唆している。一方，すでに心筋組織が修復（線維化）している領域ではBNPは産生されないので，心機能の低下や左室拡張末期圧の上昇が起こらない限り血中NT-proBNP濃度は基準範囲を推移することに注意が必要である[45]。

右心系疾患

人の小児を対象にした臨床研究では，左心不全と右心不全の患者における血中BNP濃度は異なっていることから[22]，犬においてもNT-proBNPを用いた右心不全の診断基準値は左心不全と異なる可能性がある。筆者らによる右心不全の犬におけるNT-proBNPの臨床的意義の研究では，軽度～中等度の右心不全の犬（三尖弁閉鎖不全症やフィラリア症，肺高血圧症を含む）の血中NT-proBNP濃度は1,643 pmol/L（最小値～最高値：107～8,411）であったが，正常犬と比べて有意差はみられなかった。これはNT-proBNPの測定値に大きなばらつきがみられることが原因である。一方，うっ血性右心不全（腹水や皮下浮腫）を発症している症例の血中NT-proBNP濃度は6,554 pmol/L（1,583～21,300）であり，他の群と比較して有意に上昇していた[23]。さらに，3,000 pmol/L以上をカットオフ値としたときのうっ血性右心不全の診断精度は，感度・特異度88.5％，90.3％（AUC：0.93）であった。このことから，胸水や腹水な

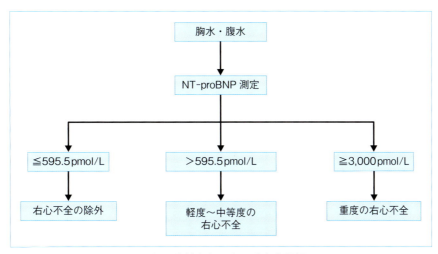

図5　NT-proBNPを用いたうっ血性右心不全の重症度評価

どのうっ血性右心不全徴候を主訴に来院した犬において，血中NT-proBNP濃度の測定は右心不全のスクリーニング検査ならびに重症度評価として有用であることを示唆している（図5）。

さらに，人の心不全患者において，圧負荷疾患の血中BNP濃度は，容量負荷疾患よりも高値であることから[22]，犬においても肺動脈弁狭窄症は，前述の右心不全症例と測定値の解釈が異なっている可能性がある。肺動脈弁狭窄症の犬を対象にした研究では，血中NT-proBNP濃度は心不全徴候が発現している症例（興奮時のチアノーゼや呼吸促迫）で顕著に上昇しており，うっ血性右心不全を発症していなくても血中NT-proBNP濃度が3,000 pmol/L前後の症例が多くみられた。また，NT-proBNPは肺動脈弁圧較差と有意な相関を示すことから，肺動脈弁狭窄症の犬における狭窄の重症度評価としての有用性が期待される[46]。

● 検査結果の解釈

基準範囲

犬の血中NT-proBNP濃度の基準範囲は300〜600 pmol/Lまで様々であり[34,37,40,47]，アイデックス ラボラトリーズ（株）では，非心疾患犬における血中濃度の基準値を900 pmol/L未満と設定している。

猫の血中NT-proBNP濃度の基準値は25 pmol/L未満であり[42,43]，アイデックス ラボラトリーズ（株）では，＜100 pmol/Lであれば心筋症の可能性は低いとしている。

注意すべき疾患

ANPと同様に，刺激伝導系疾患，肺高血圧症ではうっ血性心不全を発症するまでNT-proBNP濃度に顕著な変化がみられないことがある（表2）。Baumwartらは，不整脈源性右室心筋症のボクサーと正常なボクサーにおいて血中BNP濃度を比較し，両群に有意差がないことを示している[48]。刺激伝導系疾患では持続的に心室拡張末期圧が上昇し，心不全徴候が発現するまで血中NT-proBNP濃度は上昇しない可能性がある。

また，軽度〜中等度の肺高血圧症モデル犬（収縮期肺動脈圧 ≒ 40 mmHg）の血中NT-proBNP濃度は，ほぼ基準範囲で上昇しておらず（293±367 pmol/L），重度な肺高血圧症（収縮期肺動脈圧≧60 mmHg）に進行すると上昇することが明らかとなっている（1,049±1,021 pmol/L）[24]。これはBNPの主な産生部位が肺動脈ではなく心室であること，右心系は血液の許容能が大きいので病態が進行するまでは心室筋の伸展が起こりにくいことが要因であると考えられる。したがって，NT-proBNPは肺高血圧症の早期診断には不向きであると考えている。

鑑別診断

発咳や呼吸困難のみられる症例において，うっ血性心不全と呼吸器疾患との鑑別はNT-proBNPの最も有効な臨床応用の1つである。呼吸困難を呈する犬において，うっ血性心不全の犬の血中NT-proBNP濃度は上昇しているのに対し，呼吸器疾患犬の血中NT-proBNP濃度は正常な犬とほぼ同等の測定値であることから[25,47,49]，これらの疾患の鑑別に有用であると考えている。797 pmol/Lをカットオフ値としたときのうっ血性心不全と呼吸器疾患の鑑別精度は高く，発咳や呼吸困難を呈する犬において，血中NT-proBNP濃度が＜797 pmol/Lで

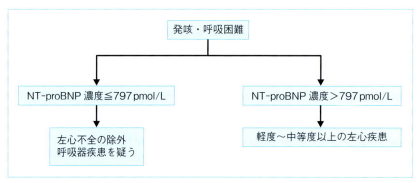

図6　NT-proBNPを用いた左心不全と呼吸器疾患の鑑別
基準値は院内データをもとに解析している

あれば，心不全を除外し呼吸器疾患を疑う必要があることを示唆している（図6）。

● スクリーニング検査

前述したように，NT-proBNPの利点は臨床徴候を伴っていなくても心筋障害によって血中濃度が上昇することであり，犬や猫の心筋症の好発品種ではスクリーニング検査として利用することを推奨している。犬の拡張型心筋症において，血中NT-proBNP濃度は臨床徴候が発現する以前から上昇しており，拡張型心筋症の早期診断に有用であることが報告されている[21,41,50]。また，血中NT-proBNP濃度が高値であったドーベルマンは，1年半以内に拡張型心筋症に進展する可能性の高いことが明らかとなっている[41]。NT-proBNPは，一般的なホルター心電図や心エコー検査などの循環器検査に比べて拡張型心筋症の診断精度が高いことから[44]，これらの検査と組み合わせることで潜在的な拡張型心筋症の診断に有効であると期待される。

同様に，潜在的な肥大型心筋症猫（113頭，186 pmol/L，IQR：79～478）の血中NT-proBNP濃度は正常な猫（114頭，24 pmol/L，IQR：24～32）よりも高値であり，NT-proBNPは左室自由壁壁厚や左心房径と有意に相関していた。さらに，血中NT-proBNP濃度が99 pmol/L以上の猫は潜在的な肥大型心筋症の疑いが高いと推察される[43]。したがって，心筋症では臨床徴候が発現していなくても血中NT-proBNP濃度が上昇していることがあり，心筋症の好発品種ではスクリーニング検査として利用する価値がある。

血中NT-proBNP濃度が高値であった場合には，弁膜症や心筋症を特定するための心エコー検査や胸部X線検査にすすむ根拠となる。これらの検査によって異常が見つからない場合には，経過観察を行い2～3カ月後に再検査を行う。血中濃度が低値だった場合には，うっ血性左心不全ならびに心筋症を除外する有力な情報となる。

管理

筆者らは，心疾患（主に僧帽弁閉鎖不全症）が診断されている症例においては，病態の進行をモニターするために半年から1年ごとにNT-proBNPの再評価を行っている（実際にはANPかNT-proBNPのどちらか）。心臓バイオマーカーは胸部X線検査や心エコー検査に比べて短時間で安価に血行動態の評価が行えるため，身体検査とあわせて検査を行い，検査結果に顕著な上昇がみられる場合には，精査をすすめる判断材料になる。血中NT-proBNP濃度が1,500 pmol/L以上の僧帽弁閉鎖不全症の犬は，うっ血性心不全を発症するリスクが5.76倍も高く[51]，NT-proBNPが100 pmol/L上昇すると心不全死のリスクが7％増加することが示されている[52]。臨床徴候のみられない心疾患をもつ犬や，状態の安定している慢性心不全の犬や猫においては，身体検査とあわせてNT-proBNPを測定することで，うっ血性心不全のモニタリングとして利用することが可能である。

各検査機関の基準値

各検査機関の基準値はp.54を参照のこと。

（堀　泰智）

参考文献

1) Ruskoaho H. Cardiac hormones as diagnostic tools in heart failure. *Endocr Rev*. 2003, 24: 341-356.
2) Maeda K, Tsutamoto T, Wada A, et al. Insufficient secretion of atrial natriuretic peptide at acute phase of myocardial infarction. *J Appl Physiol*. 2000, 89: 458-464.
3) Moe GW, Grima EA, Wong NL, et al. Plasma and cardiac tissue atrial and brain natriuretic peptides in experimental heart failure. *J Am Coll Cardiol*. 1996, 27: 720-727.
4) Seilhamer JJ, Arfsten A, Miller JA, et al. Human and canine gene homologs of porcine brain natriuretic peptide. *Biochem Biophys Res Commun*. 1989, 165: 650-658.
5) Asano K, Murakami M, Endo D, et al. Complementary DNA cloning, tissue distribution, and synthesis of canine brain natriuretic peptide. *Am J Vet Res*. 1999, 60: 860-864.
6) Takemura N, Koyama H, Sako T, et al. Pharmacokinetics of human alpha-atrial natriuretic peptide (alpha-hANP) in cow and dog. *Nippon Juigaku Zasshi*. 1990, 52: 165-166.
7) Thomas CJ, Woods RL. Haemodynamic action of B-type natriuretic peptide substantially outlasts its plasma half-life in conscious dogs. *Clin Exp Pharmacol Physiol*. 2003, 30: 369-375.
8) Lang CC, Choy AM, Turner K, et al. The effect of intravenous saline loading on plasma levels of brain natriuretic peptide in man. *J Hypertens*. 1993, 11: 737-741.
9) Wambach G, Koch L. BNP plasma levels during acute volume expansion and chronic sodium loading in normal men. *Clin Exp Hypertens*. 1995, 17: 619-629.
10) Yoshimura M, Yasue H, Okumura K, et al. Different secretion patterns of atrial natriuretic peptide and brain natriuretic peptide in patients with congestive heart failure. *Circulation*. 1993, 87: 464-469.
11) Hori Y, Sano N, Kanai K, et al. Acute cardiac volume load-related changes in plasma atrial natriuretic peptide and N-terminal pro-B-type natriuretic peptide concentrations in healthy dogs. *Vet J*. 2010, 185: 317-321.
12) Hori Y, Yamano S, Iwanaga K, et al. Evaluation of plasma C-terminal atrial natriuretic Peptide in healthy cats and cats with heart disease. *J Vet Intern Med*. 2008, 22: 135-139.
13) Qi W, Kjekshus J, Hall C. Differential responses of plasma atrial and brain natriuretic peptides to acute alteration in atrial pressure in pigs. *Scand J Clin Lab Invest*. 2000, 60: 55-63.
14) Biondo AW, Liu ZL, Wiedmeyer CE, et al. Genomic sequence and cardiac expression of atrial natriuretic peptide in cats. *Am J Vet Res*. 2002, 63: 236-240.
15) Boswood A, Dukes-McEwan J, Loureiro J, et al. The diagnostic accuracy of different natriuretic peptides in the investigation of canine cardiac disease. *J Small Anim Pract*. 2008, 49: 26-32.
16) Ebisawa T, Ohta Y, Funayama M, et al. Plasma atrial natriuretic peptide is an early diagnosis and disease severity marker of myxomatous mitral valve disease in dogs. *Res Vet Sci*. 2013, 94: 717-721.
17) Hori Y, Yamano S, Kanai K, et al. Clinical implications of measurement of plasma atrial natriuretic peptide concentration in dogs with spontaneous heart disease. *J Am Vet Med Assoc*. 2011, 239: 1077-1083.
18) Asano K, Masuda K, Okumura M, et al. Plasma atrial and brain natriuretic peptide levels in dogs with congestive heart failure. *J Vet Med Sci*. 1999, 61: 523-529.
19) Zimmering TM, Meneses F, Nolte IJ, et al. Measurement of N-terminal proatrial natriuretic peptide in plasma of cats with and without cardiomyopathy. *Am J Vet Res*. 2009, 70: 216-222.
20) Zimmering TM, Hungerbühler S, Meneses F, et al. Evaluation of the association between plasma concentration of N-terminal proatrial natriuretic peptide and outcome in cats with cardiomyopathy. *J Am Vet Med Assoc*. 2010, 237: 665-672.
21) Chetboul V, Tessier-Vetzel D, Escriou C, et al. Diagnostic potential of natriuretic peptides in the occult phase of golden retriever muscular dystrophy cardiomyopathy. *J Vet Intern Med*. 2004, 18: 845-850.
22) Holmgren D, Westerlind A, Lundberg PA, et al. Increased plasma levels of natriuretic peptide type B and A in children with congenital heart defects with left compared with right ventricular volume overload or pressure overload. *Clin Physiol Funct Imaging*. 2005, 25: 263-269.
23) Kannno N, Hori Y, Chikazawa S, Kanai K, Hoshi F, and Itoh N. Plasma atrial natriuretic peptide and N-terminal pro B-type natriuretic peptide concentrations in dogs with right-sided congestive heart failure. *J Vet Med Sci*. 2016, 78: 535-542.
24) Hori Y, Uchide T, Saitoh R, et al. Diagnostic utility of NT-proBNP and ANP in a canine model of chronic embolic pulmonary hypertension. *Vet J*. 2012, 194: 215-221.
25) Prosek R, Sisson DD, Oyama MA, et al. Distinguishing cardiac and noncardiac dyspnea in 48 dogs using plasma atrial natriuretic factor, B-type natriuretic factor, endothelin, and cardiac troponin-I. *J Vet Intern Med*. 2007, 21: 238-242.
26) Liu ZL, Wiedmeyer CE, Sisson DD, et al. Cloning and characterization of feline brain natriuretic peptide. *Gene*. 2002, 292: 183-190.
27) Lisy O, Redfield MM, Schirger JA, et al. Atrial BNP endocrine function during chronic unloading of the normal canine heart. *Am J Physiol Regul Integr Comp Physiol*. 2005, 288: R158-162.
28) Luchner A, Muders F, Dietl O, et al. Differential expression of cardiac ANP and BNP in a rabbit model of progressive left ventricular dysfunction. *Cardiovasc Res*. 2001, 51: 601-607.
29) Luchner A, Stevens TL, Borgeson DD, et al. Differential atrial and ventricular expression of myocardial BNP during evolution of heart failure. *Am J Physiol*. 1998, 274: H1684-1689.
30) Biondo AW, Ehrhart EJ, Sisson DD, et al. Immunohistochemistry of atrial and brain natriuretic peptides in control cats and cats with hypertrophic cardiomyopathy. *Vet Pathol*. 2003, 40: 501-506.
31) Maczewski M, Mackiewicz U. Plasma brain natriuretic peptide correlates with infarct size but not with subsequent remodeling in the rat heart. *Cardiovasc Pathol*. 2007, 16: 79-84.
32) Magga J, Vuolteenaho O, Tokola H, et al. Involvement of transcriptional and posttranscriptional mechanisms in cardiac overload-induced increase of B-type natriuretic peptide gene expression. *Circ Res*. 1997, 81: 694-702.
33) Hori Y, Tsubaki M, Katou A, et al. Evaluation of NT-pro BNP and CT-ANP as markers of concentric hypertrophy in dogs with a model of compensated aortic stenosis. *J Vet Intern Med*. 2008, 22: 1118-1123.
34) Sjöstrand K, Wess G, Ljungvall I, et al. Breed differences in

natriuretic peptides in healthy dogs. *J Vet Intern Med*. 2014, 28: 451-457.
35) Misbach C, Chetboul V, Concordet D, et al. Basal plasma concentrations of N-terminal pro-B-type natriuretic peptide in clinically healthy adult small size dogs: effect of body weight, age, gender and breed, and reference intervals. *Res Vet Sci*. 2013, 95: 879-885.
36) Collins SA, Patteson MW, Connolly DJ, et al. Effects of sample handling on serum N-terminal proB-type natriuretic peptide concentration in normal dogs and dogs with heart disease. *J Vet Cardiol*. 2010, 12: 41-48.
37) Oyama MA, Fox PR, Rush JE, et al. Clinical utility of serum N-terminal pro-B-type natriuretic peptide concentration for identifying cardiac disease in dogs and assessing disease severity. *J Am Vet Med Assoc*. 2008, 232: 1496-1503.
38) Takemura N, Toda N, Miyagawa Y, et al. Evaluation of plasma N-terminal pro-brain natriuretic peptide (NT-proBNP) concentrations in dogs with mitral valve insufficiency. *J Vet Med Sci*. 2009, 71: 925-929.
39) Wolf J, Gerlach N, Weber K, et al. The diagnostic relevance of NT-proBNP and proANP 31-67 measurements in staging of myxomatous mitral valve disease in dogs. *Vet Clin Pathol*. 2013, 42: 196-206.
40) Ettinger SJ, Farace G, Forney SD, et al. Evaluation of plasma N-terminal pro-B-type natriuretic peptide concentrations in dogs with and without cardiac disease. *J Am Vet Med Assoc*. 2012, 240: 171-180.
41) Wess G, Butz V, Mahling M, Hartmann K. Evaluation of N-terminal pro-B-type natriuretic peptide as a diagnostic marker of various stages of cardiomyopathy in Doberman Pinschers. *Am J Vet Res*. 2011, 72: 642-649.
42) Wess G, Daisenberger P, Mahling M, Hirschberger J, Hartmann K. Utility of measuring plasma N-terminal pro-brain natriuretic peptide in detecting hypertrophic cardiomyopathy and differentiating grades of severity in cats. *Vet Clin Pathol*. 2011, 40: 237-244.
43) Fox PR, Rush JE, Reynolds CA, et al. Multicenter evaluation of plasma N-terminal probrain natriuretic peptide (NT-pro BNP) as a biochemical screening test for asymptomatic (occult) cardiomyopathy in cats. *J Vet Intern Med*. 2011, 25: 1010-1016.
44) Singletary GE, Morris NA, Lynne O'Sullivan M, et al. Prospective evaluation of NT-proBNP assay to detect occult dilated cardiomyopathy and predict survival in Doberman Pinschers. *J Vet Intern Med*. 2012, 26: 1330-1336.
45) Hori Y, Ohshima N, Chikazawa S, Myocardial injury-related changes in plasma NT-proBNP and ANP concentrations in a canine model of ischemic myocardial injury. *Vet J*. 2012, 191: 46-51.
46) Kobayashi K, Hori Y, Chimura S. Plasma N-terminal pro B-type natriuretic Peptide concentrations in dogs with pulmonic stenosis. *J Vet Med Sci*. 2014, 76: 827-831.
47) Fine DM, Declue AE, Reinero CR. Evaluation of circulating amino terminal-pro-B-type natriuretic peptide concentration in dogs with respiratory distress attributable to congestive heart failure or primary pulmonary disease. *J Am Vet Med Assoc*. 2008, 232: 1674-1679.
48) Baumwart RD, Meurs KM. Assessment of plasma brain natriuretic peptide concentration in Boxers with arrhythmogenic right ventricular cardiomyopathy. *Am J Vet Res*. 2005, 66: 2086-2089.
49) Oyama MA, Rush JE, Rozanski EA, et al. Assessment of serum N-terminal pro-B-type natriuretic peptide concentration for differentiation of congestive heart failure from primary respiratory tract disease as the cause of respiratory signs in dogs. *J Am Vet Med Assoc*. 2009, 235: 1319-1325.
50) Schober KE, Hart TM, Stern JA, et al. Effects of treatment on respiratory rate, serum natriuretic peptide concentration, and Doppler echocardiographic indices of left ventricular filling pressure in dogs with congestive heart failure secondary to degenerative mitral valve disease and dilated cardiomyopathy. *J Am Vet Med Assoc*. 2011, 239: 468-479.
51) Reynolds CA, Brown DC, Rush JE, et al. Prediction of first onset of congestive heart failure in dogs with degenerative mitral valve disease: the PREDICT cohort study. *J Vet Cardiol*. 2012, 14: 193-202.
52) Moonarmart W, Boswood A, Luis Fuentes V, et al. N-terminal pro B-type natriuretic peptide and left ventricular diameter independently predict mortality in dogs with mitral valve disease. *J Small Anim Pract*. 2010, 51: 84-96.

Chapter 1-4 対称性ジメチルアルギニン（SDMA）

— Introduction —

慢性腎臓病（CKD）を診断する方法は，腎機能〔つまり，糸球体濾過量（GFR）〕の低下，または腎組織への障害（腎構造異常，腎性蛋白尿）を証明することである。GFRの低下は，機能するネフロン数の少なくとも半数以上が失われた段階で明らかになってくる。しかし，現段階では臨床現場で一般的に用いられているGFRの指標である尿素窒素（BUN）やクレアチニン（Cre）の数値は，GFRが正常よりも1/4まで低下しないと基準範囲を超えない，と考えられている。また，これらの指標はGFR以外の要因にも影響されるため，その血清濃度はGFRを正確に反映しない場合も多い。最も正確にGFRを評価する方法は，尿クリアランス法または血漿クリアランス法を用いることだが，これらの方法を臨床現場で実施するには手順が煩雑で，時間もかかる。そのため，GFRをより正確に反映する指標が求められている。

本項は，近年GFRの指標として注目を集めている対称性ジメチルアルギニン（symmetric dimethylarginine：SDMA）の特性とその使用に関して解説する。

概論

●対称性ジメチルアルギニン（SDMA）とは

SDMAは，アルギニンがメチル化されることでつくられる代謝産物の1つである。この反応は，蛋白アルギニンメチルトランスフェラーゼ（PRMT）によって行われ，次にグアノジン基の窒素原子にメチル基が1つ導入されたモノメチルアルギニン（MMA）になる。蛋白分解によってこのアルギニンがさらに分解され，非対称性ジメチルアルギニン（ADMA）とSDMAになる（図1）。これらの産生比率は明確には分かっていない。ADMAは生理活性をもち，一酸化窒素の合成を阻害する。そのため，ADMAは血管内皮障害と関連し，脳卒中，心筋梗塞といった脳心血管系疾患の発生のリスクになると考えられている。実際に，人では血清ADMA濃度の上昇は心血管性疾患の発生と強く関連し，予後予測の指標として評価されている[1]。

SDMAはADMAの異性体だが，生理作用をもたないとされる。ADMAは多くが酵素分解を受け，腎臓からの排泄は≤20％だが，SDMAの大部分は腎臓での糸球体濾過によって排泄される。そのため，血清SDMA濃度はGFRと相関する。実際に，人ではGFRとの相関が2000年代初頭から多くの報告によって証明されている[1,2]。最近では，SDMAもADMAには及ばないが心血管性疾患の発生と関連することが報告され，その血清濃度の変化はGFRと独立して心血管性疾患の状態と関連する可能性がある[3]。人では，SDMAが新しいGFRの指標となるか，それとも心血管性疾患の指標なのかどうかは議論が分かれているようである[4]。GFRとの相関性がCreやシスタチンCよりも高く，より有用な指標だとする論文と，特に差がなかったとする論文もある[5]。

●犬や猫のSDMA

犬や猫でも血清SDMA濃度はGFRとの良好に相関する。猫では2つの研究によって血清SDMA濃度と血漿クリアランス法で測定したGFR値との相関性を報告し[6,7]，犬でも同様の報告がなされている[8,9]。加えて，犬や猫では長期的に評価した症例の多くで，血清Cre濃度が参考範囲を超える前から血清SDMA濃度はカットオフ値（犬と猫ともに14 μg/dL）を超えていたことを明らかにした。この血清SDMA濃度の上昇は，犬で血清Creの上昇の平均9.5ヵ月，猫で平均17ヵ月前から認められていた。さらに，SDMAはCreと異なり筋肉量に影響されないことも報告されている[10,11]。Creは筋肉で産生されるため，血清Cre濃度は筋肉量に影響されてしまうことが指標としての最大の弱点である。筋肉量は個体間，品種間，性別間，栄養状態で異なり，特に猫では加齢に伴って減少するために，同一の基準範囲を用いている現状では血清Cre濃度を使って正確にGFRを評価することは難しい。しかし，血清SDMA濃度は筋肉量に影響されないため，Creの弱点を完全に補うことができる。

以上の点から，小動物獣医療では，血清SDMA濃度はCreの代替となる有用な指標として認められるようになった。これがCKDの診断を早め，そしてステージ

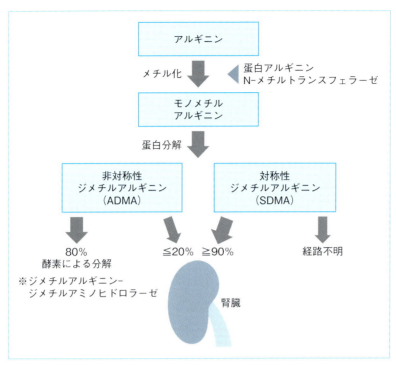

図1 SDMAの産生，排泄の模式図

評価の精度を高めることによってより良好にCKDの管理が行えるようになると期待されている。

● 血清SDMA濃度の測定値に影響する要因

血清SDMA濃度は，液体クロマトグラフィによって測定される。溶血，乳び，ビリルビンは検査値に影響しないことが報告されている[12]。20℃と4℃の温度条件で7または14日間保存したところ，SDMA濃度はほとんど変化しなかった。3回の凍結融解（−80℃）では，SDMAは±10％以内の変動のみで，保存温度，期間，凍結融解の影響は受けにくい[12]。

実践

● 外来の症例に対するGFRの評価

GFRマーカーすべてに共通することではあるが，スクリーニング検査としてSDMAを測定する場合，GFRそのものの変動を考慮する必要がある。GFRとより密接に関連するマーカーであればあるほど，GFRの変化に影響される（表1）。マーカーとGFRの相関性やGFR低下を検出する感度を評価した研究は，GFRを変動させる要因をできる限り除外した状況で行われてい

表1 GFRに影響する腎外性要因

GFRを上昇させる要因	GFRを低下させる要因
食後	低ナトリウム食（猫）
高蛋白食	低蛋白食
薬剤	薬剤
甲状腺ホルモン	利尿薬
ステロイド剤	RAS抑制薬
アミノ酸製剤	脱水
輸液療法	
溢水（水分過剰状態）	

る。これらのことを考慮しておかなければ，そのマーカーはどんなに良い指標だとされても，その価値を失うことになる。GFRは，体内の恒常性を保つはたらきをもち，変動しやすい。この変動は大きな腎予備能に担保されているが，かなり進行したCKD症例の腎予備能は失われていることが多く，GFRの変動は少ない。しかし，早期の段階にあるCKD症例は，GFRも腎予備能もある程度保たれている状態である。つまり，GFRは変動しやすい状況にある。

GFRを変動させる要因は，水和状態，食事内容，食事の摂取，輸液療法の実施，薬剤の投与，併発疾患，日

表2 GFR低下を検出するSDMAの精度

筆者らが実施したGFR低下を検出するSDMAの精度の結果である。CreとSDMAには差がみられなかった
参考文献13より引用・改変

種	マーカー	GFRとの相関性	至適カットオフ値	感度(%)	特異度(%)
犬	SDMA	r=−0.760	15.2 μg/dL	76.5	86.7
	Cre	r=−0.790	1.0 mg/dL	82.4	86.7
猫	SDMA	r=−0.664	13.5 μg/dL	79.2	81.8
	Cre	r=−0.768	1.4 mg/dL	83.3	81.8

内変動，活動状態といった様々な状況で変動する。常に一定の状況でGFRマーカーを測定しなければ，GFRマーカーは正しく腎機能の状況を反映しない。外来の症例に対するSDMAの単回測定は，GFRが変動することによってSDMA濃度も大きく変動する可能性がある。

もう1つ注意しておきたい点は，血清SDMA濃度のGFRとの相関性は，血清Cre濃度のGFRとの相関性と差が示されていないことである。古くからGFRマーカーの有用性は，主にGFRとの相関性，GFR低下を検出する感度および特異度で評価されてきたが，従来の評価法ではSDMAとCreはGFRマーカーとしての有用性に差がないことを示している。ある猫の研究報告では，GFR低下を検出する感度は，SDMAでは100%だったが，Creでは17%だったと報告している[7]。この研究は，今までの報告と異なりCreの感度があまりに低いが，Creのカットオフ値が2.1 mg/dLと高めに設定されており，SDMAとCreの有用性を比較するには，あまりに偏った値を選択していると考えられる。筆者らが犬と猫で行った研究では，GFRとの相関性，そしてGFR低下を検出する感度および特異度はSDMAとCreで有意差を示さなかった(表2)[13]。

つまり，外来症例でのその時点のGFRを評価しようとした場合，SDMAとCreの信頼性は同じということになる。SDMAをCreの代替マーカーとして強く推進している獣医師，検査技師はこの点を甘くみすぎている。しかし，SDMAがCreよりも優れる点は，体重および筋肉量に影響されないということである。筋肉量に影響されることはCreの最大の弱点であり，特に高齢動物では筋肉量の減少がCreのGFRマーカーとしての有用性を低くしている。そのため，高齢で筋肉量が減少している症例，あるいは削痩した症例では，CreよりもSDMAをマーカーとして測定する方がGFRをより正確に評価することを可能にする。

●CKDの発症や進行の予測指標としてのSDMA

SDMAをCKDの早期指標としているのは，猫ではCre値が異常を示す平均17カ月前，犬では9.5カ月前からSDMAが14 μg/dLを超えてくるという結果に基づいている[7,9]。しかし，これらの結果は従来の統計学的手法を用いて得られた結果ではない。GFRとの相関性はCreと同じである以上，より早期のGFR低下の段階でSDMAが上昇してくるとは考えられない。CKDの早期の段階からSDMAがCreよりも上昇したとする結果は，対象となったCKD症例が高齢で筋肉量が減少していたのか，あるいはGFRとは異なるCKDを発症または進行させる別の要因によってSDMAが上昇したのかのいずれかであると考えられる。人では議論されている点ではあるが，SDMAは心血管性疾患と関連しているようである。腎臓内での病変の発現（腎線維化に伴う循環障害，あるいはネフロンの細胞傷害）によってSDMAが上昇しているのかもしれない。そうであれば，SDMAはGFRマーカーではなく，蛋白尿に類似する腎障害の指標として利用できる可能性がある。血清SDMA濃度が上昇した症例で，どのくらいの確率または正確性をもって，その後の高窒素血症の発生を予測するかは不明のままである。上述したように，GFRの変動によってSDMA濃度も変動するために，単回の測定による結果のみでGFRや予後を評価することはできない。

●CKDの診断法としてのSDMAの立ち位置

新しくセンセーショナルな登場をしたSDMAに対して，獣医師や飼い主，そして獣医療の業界全体からの期待値はかなり高い。SDMAが今まで隠されてきたCKDを見つけ，より早期からCKDの治療を推進できるようになると期待されている。しかし，そのように考えるのはお待ちいただきたい。いかに優れたマーカーだったとしても，現状ではSDMAはGFRの指標である。CKDの診断は，GFRによってのみ行われるわけではない。そして，誤解をおそれずにいえば，GFRの指標がCKDの治療方針を決定するわけではない。国際獣医腎臓病研究グループ（IRIS）が提唱しているCKDステージング（表3）とそれにあわせた治療指針は「Cre値が○○だったらこの治療をしなさい」と決めつけているわけではない。我々獣医師は糸球体疾患によって生じる蛋白尿を除けば，CKDの進行によって生じる様々な「合併症」に対して治療を行っている。リン・カルシウム代謝異常

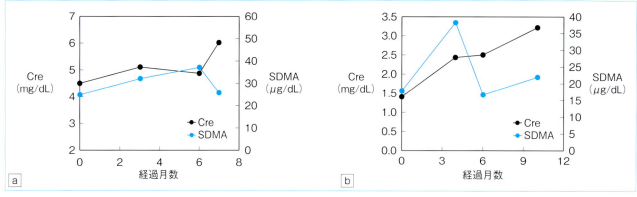

図2　慢性腎臓病と診断された犬（a）と猫（b）のCreとSDMAの変動

表3　IRISが提唱するCKDステージングとSDMAによる補正の推奨

ステージ	血清Cre値 犬	血清Cre値 猫	SDMA
CKD診断前	<1.4	<1.6	持続的に>14 μg/dLの場合には，ステージ1として考慮
1	<1.4	<1.6	—
2	1.4〜2.0	1.6〜2.8	≧25 μg/dLの場合には，ステージ3として考慮
3	2.1〜5.0	2.9〜5.0	≧45 μg/dLの場合には，ステージ4として考慮
4	>5.0	>5.0	—

もステージ2から生じていることが多いという研究結果から，IRISではリン制限食はステージ2からの開始を推奨している。実際には，ステージ2のすべての症例でリン・カルシウム代謝異常が発現しているわけではない。リン・カルシウム代謝異常が発現していなければ，ステージ2だろうとリン制限食を開始する必要はないといえる。同じく，SDMAが高いことだけでCKDの治療方針を決定しないということである。

SDMAはスクリーニング検査の一環として使用することが望ましい。SDMAの上昇（>14 μg/dL）がみられた場合は，それだけでCKDと診断するのではなく，尿検査，画像検査，血圧測定，血液ガスを含めた複数の側面からCKDの証拠を明らかにすべきである。その他のすべての結果に問題がなければ，SDMAの上昇はCKDを示している可能性は低くなる。一部の症例では，経過の中でSDMAの変動が大きいことがある（図2）。

IRISでは，CKDのステージングの代替（表3）として利用することが推奨されている。筋肉量が減少，または削痩した症例ではSDMA値は真のステージを表していると考えられる。しかし，血清Cre値が高く，SDMAがそのCre値によって示されたステージと不釣り合いに低い場合（例：Cre 4.0でステージ3，SDMAが<25 μg/dL）には，ステージを低く見積もるべきなのかは明らかにされていない。SDMAが高値のときだけ信頼できるとするには，都合が良すぎるのではないだろうか。

各検査機関の基準値

各検査機関の基準値はp.55を参照のこと。

まとめ

血清SDMA濃度は，筋肉量に影響されないGFRマーカーであることが現状で最良の利点である。また，SDMAは将来的なCKDの発症または進行を予測する可能性があることは期待できる。他疾患の影響などによる血清値の変動に関するデータは不足しているが，Creの代替として，今後もさらに利用されるようになるだろう。

（宮川優一）

参考文献

1) Schwedhelm, E., Böger, R. H. The role of asymmetric and symmetric dimethylarginines in renal disease. *Nat Rev Nephrol*. 2011, 7: 275-285.
2) Schlesinger S, Sonntag SR, Lieb W, Maas R. Asymmetric and Symmetric Dimethylarginine as Risk Markers for Total Mortality and Cardiovascular Outcomes: A Systematic Review and Meta-Analysis of Prospective Studies. *PLoS One*. 2016, 11(11): e0165811.
3) Au Yeung SL, Lin SL, Lam HS, Schooling CM. Effect of l-arginine, asymmetric dimethylarginine, and symmetric dimethylarginine on ischemic heart disease risk: A Mendelian randomization study. *Am Heart J*. 2016, 182: 54-61.
4) Dimitroulas T, Hodson J, Sandoo A, Smith JP, Douglas KM, Kitas GD. Symmetric Dimethylarginine Is Not Associated with Cumulative Inflammatory Load or Classical Cardiovascular Risk Factors in Rheumatoid Arthritis: A 6-Year Follow-Up Study. *Mediators Inflamm*. 2015, 796562.
5) El-Khoury JM, Bunch DR, Hu B, Payto D, Reineks EZ, Wang S. Comparison of symmetric dimethylarginine with creatinine, cystatin C and their eGFR equations as markers of kidney function. *Clin Biochem*. 2016, 49(15): 1140-1143.
6) Braff J., Obare E., Yerramilli M., Elliott J., and Yerramilli M. Relationship between serum symmetric dimethylarginine concentration and glomerular filtration rate in cats. *J. Vet. Intern. Med*. 2014, 28(6): 1699-1701.
7) Hall JA, Yerramilli M, Obare E, Yerramilli M, Jewell DE. Comparison of serum concentrations of symmetric dimethylarginine and creatinine as kidney function biomarkers in cats with chronic kidney disease. *J Vet Intern Med*. 2014, 28(6): 1676-1683.
8) Hall JA, Yerramilli M, Obare E, Yerramilli M, Almes K, Jewell DE. Serum Concentrations of Symmetric Dimethylarginine and Creatinine in Dogs with Naturally Occurring Chronic Kidney Disease. *J Vet Intern Med*. 2016, 30(3): 794-802.
9) Nabity M. B., Lees G. E., Boggess M. M., Yerramilli M., Obare E., Yerramilli M., Rakitin A., Aguiar J., Relford R. Symmetric Dimethylarginine Assay Validation, Stability, and Evaluation as a Marker for the Early Detection of Chronic Kidney Disease in Dogs. *J. Vet. Intern. Med*. 2015, 29(4): 1036-1044.
10) Hall J. A., Yerramilli M., Obare E., Yerramilli M., Yu S., Jewell D. E. Comparison of serum concentrations of symmetric dimethylarginine and creatinine as kidney function biomarkers in healthy geriatric cats fed reduced protein foods enriched with fish oil, L-carnitine, and medium-chain triglycerides. *Vet J*. 2014, 202(3): 588-596.
11) Hall JA, Yerramilli M, Obare E, Yerramilli M, Melendez LD, Jewell DE. Relationship between lean body mass and serum renal biomarkers in healthy dogs. *J Vet Intern Med*. 2015, 29(3): 808-814.
12) Nabity MB, Lees GE, Boggess MM, Yerramilli M, Obare E, Yerramilli M, Rakitin A, Aguiar J, Relford R. Symmetric Dimethylarginine Assay Validation, Stability, and Evaluation as a Marker for the Early Detection of Chronic Kidney Disease in Dogs. *J Vet Intern Med*. 2015, 29(4): 1036-1044.
13) 目澤咲綾，宮川優一，竹村直行. 犬および猫での血清対称性ジメチルアルギニン濃度の有用性の評価. 第159回日本獣医学会学術集会　抄録集. p.462.

Chapter 1-5 C反応性蛋白（CRP）血清アミロイドA（SAA）α1酸性糖蛋白（α1AG）

— Introduction —

炎症とは，生体が何らかの有害な刺激を受けた際に引き起こされる生体防御機構の一環として，生体に出現する症候である。病原体の感染や外傷などの外的要因のほか，免疫システムの異常や腫瘍のような内的要因によっても引き起こされる。炎症は犬および猫の臨床において遭遇する機会の多い病態であり，その有無や程度を正確に把握することは臨床上重要である。そのために用いられるのが炎症マーカーであり，広義には古典的な炎症徴候（発熱，発赤，腫脹，疼痛）の検出や白血球数の測定なども炎症マーカーと呼ぶことができるが，現在主に用いられているのは，急性相蛋白の血中濃度の測定である。

本項では急性相蛋白と炎症マーカーの基礎生物学的な知識と臨床応用について，最新の知見を交えつつ解説する。

急性相蛋白

生体に感染や組織障害などの有害な刺激が加わった際に，比較的短時間で血中濃度が変動する一群の蛋白質を急性相蛋白（acute phase protein）と呼ぶ。急性相蛋白には刺激によってその濃度が上昇するもの（正の急性相蛋白）と減少するもの（負の急性相蛋白）があり，炎症マーカーとして用いられるのは主に正の急性相蛋白である。急性相蛋白の多くは，炎症性サイトカインの刺激を受けて主に肝臓で産生され，血中へと放出される（図1）。急性相蛋白は炎症反応を直接的に反映し，運動や興奮などの影響を受けづらいこと，またその変動が速やかであることから，炎症マーカーとして有用であると考えられている。

表1に犬や猫で報告のある主な急性相蛋白を示す。また，図2にそれぞれの急性相蛋白の変動の模式図を示す[1]。図は人の例であるが，おおまかには犬や猫も同様であると考えられる。正の急性相蛋白の中でも特にC反応性蛋白（CRP）と血清アミロイドA（SAA）は反応が速く，また濃度の変動率が大きい。他の急性相蛋白の変動は2～5倍程度であるのに対して，CRPやSAAは時に1,000倍以上にまで上昇する。そのため，CRPやSAAは特に炎症マーカーとしての臨床的有用性が高いと考えられている。一方で，負の急性相蛋白であるアルブミンやトランスフェリンは炎症刺激によってその血中濃度が減少するが，その変動幅は小さい。炎症の強さや種類にもよるが，通常1～2週間以内に，変動した急性相蛋白の濃度はもとに戻る。

急性相蛋白の産生メカニズムは人と犬や猫で共通しており，その変動パターンは類似している。しかし，一部に違いがあることも報告されている。表2に各動物種における急性相蛋白の変動パターンをまとめた[2]。人と犬を比べた場合には，報告のある限りその変動パターンはほぼ同一である。しかし，猫においてはいくつかの相違点が認められる。最も大きな違いは，人や犬では著しい上昇をみせるCRPが，猫では炎症時にほとんど変動しない点である。これについてはCRPの項にて詳細を述べる。それ以外にも細かな反応性に違いが認められるが，全体的に猫については情報が少ない。

古典的な炎症の指標である白血球数（好中球数）とCRPやSAAの値は，必ずしも相関しないことが報告されている。その変動をみても，急性相蛋白の方が鋭敏である。また，発熱は重要な炎症の指標であるが，獣医療においては興奮などによって容易に体温が上昇するため，それだけを指標にすることは難しい。したがって，急性相蛋白の測定が炎症マーカーとして用いられるわけであるが，決して体温や白血球数の測定が無意味というわけではない。院内で容易に測定できる項目に加えて炎症マーカーを測定することで，より正確に状況を判断できるようになる。

C反応性蛋白（CRP），血清アミロイドA（SAA），α1酸性糖蛋白（α1AG）

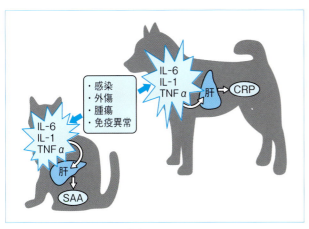

図1　急性相蛋白の産生機序

感染や外傷といった外的要因，腫瘍や免疫異常のような内的要因によって炎症反応が誘発され，主にマクロファージから炎症性サイトカインが産生される．炎症性サイトカインによって主に肝臓で急性相蛋白が産生され，血中へと分泌される

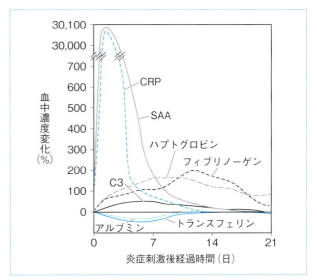

図2　急性相蛋白の変動の模式図

人における急性相蛋白の変動パターンを示す．炎症刺激を受けた後CRPやSAAが速やかに，かつ著しく増加する．炎症刺激の種類にもよるが，刺激が持続しなければ変動した急性相蛋白の血中濃度は1〜2週間以内にもとに戻る

参考文献1より引用・改変

表1　犬や猫で報告のある主な急性相蛋白

正の急性相蛋白	C反応性蛋白（CRP） 血清アミロイドA（SAA） α1酸性糖蛋白（α1AG） ハプトグロビン セルロプラスミン α1アンチトリプシン（α1プロテアーゼインヒビター） フィブリノーゲン
負の急性相蛋白	アルブミン トランスフェリン トランスサイレチン

表2　人，犬，猫における急性相蛋白の反応性の違い

参考文献2より引用・改変

急性相蛋白	人	犬	猫
CRP	↑↑↑	↑↑↑	→
SAA	↑↑↑	↑↑↑	↑↑↑
α1AG	↑↑	↑↑	↑↑
ハプトグロビン	↑↑	↑↑	↑〜↑↑
フィブリノーゲン	↑↑	↑↑	?
アルブミン	↓	↓	↓?

?：不明　　↑：〜2倍に上昇
↓：減少　　↑↑：2〜10倍に上昇
→：変動せず　↑↑↑：10倍以上に上昇

C反応性蛋白（CRP）

概論

　CRPは人の肺炎患者の血清から発見され，肺炎球菌のC多糖体と沈降反応を示す蛋白として報告されたため，この名前が付けられている．その後，肺炎球菌以外の感染症や非感染症患者の血清中にも存在することが明らかとなり，非特異的な炎症マーカーとして理解されるようになった．

　人のCRPは分子量約11万で，5つのサブユニットからなる環状構造（5量体構造）を有する．電気泳動による血清蛋白分画では，βグロブリン分画に属する．犬のCRPも同様に5量体構造を有することが報告されており[7]，類似した生理学的特性をもつと考えられているが，人と犬のCRPのアミノ酸配列を比較した場合の相同性は60％程度と低い．そのため，その抗原性に大きな違いがあり，抗ヒトCRP血清は犬のCRPとは交差反応性を示さないことが報告されている[7]．また，猫の

CRPのアミノ酸配列は正確には報告されていないが，予測配列を犬のCRPと比較した場合の相同性は70％未満と低く，犬と猫においても抗原性は大きく異なる可能性が高い。

● **産生機序**

CRPは主に肝臓において産生されるが，一部膵臓や局所のリンパ球においても産生されると報告されている。炎症性の刺激によってインターロイキン（IL）-6，IL-1，腫瘍壊死増殖因子（TNFα）などのサイトカインが主としてマクロファージから産生され，これが血中を通じて肝細胞に作用する。その際，最も重要であると考えられているのがIL-6であり，肝細胞膜上のIL-6受容体を介して核内転写因子の活性化が起こり，CRPの産生が促進される。その発見の経緯からも明らかであるように，細菌感染に対しては鋭敏に反応するが，ウイルス感染に対しては必ずしも反応しないことが人において示唆されている[2]。

● **作用**

CRPの生理学的な役割に関しては未だ不明な部分が多いが，過去の研究から生体防御において重要な役割を担っているものと考えられる。CRPは細菌や真菌の細胞膜表面の多糖類，リン脂質などと結合し，その結合体は補体経路の活性化を引き起こす。その結果として好中球やマクロファージが遊走され，病原体の貪食や破壊が促進される。また，CRPは貪食細胞上の免疫グロブリンFc受容体とも結合し，それによって貪食や殺菌作用がさらに促進すると考えられる。

● **各動物種における測定**

CRPが発見されてから80年以上が経過し，人では最も汎用される炎症マーカーとなっている。人における研究では，CRPは炎症性の刺激を受けてから24～48時間以内にその血中濃度が10倍以上に上昇するとされている[1]。その半減期は5～7時間程度とされており，炎症反応が消失すればその血中濃度も速やかに低下する。一方，炎症が持続する間は高値を保つなど激しい日内変動が認められる。その変動は犬でも同様で，例えば外科手術などの侵襲に対して24～48時間後にCRPの血中濃度はピークに達し，1週間後にはほぼ基準範囲内に戻る。また，数多くの炎症性疾患や一部の腫瘍性疾患の犬においてはCRPの血中濃度の上昇が報告されており[4]，犬においてCRPが炎症マーカーとして有用であることは疑

いを入れない。一方，猫のCRPは炎症時も血中濃度がほとんど変動しないことが報告されており[8]，炎症マーカーとして不向きであると考えられている。図3に猫の実験的炎症モデルにおける，各種急性相蛋白の血中濃度の変動パターンを示す[8]。この研究では猫に細菌の外毒素であるリポポリサッカライド（LPS）を投与し，その前後におけるCRP，SAA，α1AG，ハプトグロビンの血中濃度を経時的に測定している。SAAとα1AG，ハプトグロビンは人や犬と同様に刺激後48時間までにピークに達し，5～11日間で基準範囲内に戻っているのに対して，CRPはほぼ横ばいのまま変動していないことが分かる。これは猫に特有の現象ではなく，牛やマウスにおいてもCRPの血中濃度は急性期に上昇しないことが報告されている[2]。詳しい機序は分からないが，CRPの反応性には種特異性があると考えられている。

● **測定法**

医学領域におけるCRPの測定は，初期には肺炎球菌のC多糖類との沈降反応を検出する方法で行われていたが，その後，抗CRP抗体を用いた抗原抗体反応による光学的測定が普及し，現在に至る。抗原（CRP）と抗体（抗CRP抗体）が結合し，抗原－抗体複合体が形成されると，その凝集によって光の透過性に変化が生じる。それを装置によって測定し，数値化することで濃度を定量化できる。抗原抗体凝集物の吸光度（透過光）を検出する「免疫比濁法」と，散乱光を検出する「免疫比ろう法」の2種類が現在用いられている（図4）。さらに，抗体にラテックス粒子を結合することで感度を上げたラテックス凝集法も利用されている。

犬におけるCRP濃度の測定に関しては，1998年に免疫比ろう法による専用の測定機器および試薬〔Laser CRP-2，（株）アローズ〕が販売されたのをきっかけに国内で普及がすすんでいる。この機器は小型で卓上に設置でき，またその測定時間も約2分と短いため，ベッドサイド（院内）の検査機器として有用である。その後，検査機関にて外注検査が可能となり，また2012年にはドライケミストリーを用いた測定試薬も開発・販売され，さらに広く普及した。一方，海外では酵素免疫測定法（ELISA法）による測定が主流である。ELISA法も抗原抗体反応を利用した測定法であり，酵素で標識した抗体を用いる。抗体を抗原に結合させ酵素反応により基質を発色させると，抗原と結合した抗体量に応じて発色の度合いが変化する。その発色の程度を測定し，数値化する方法である。非常に感度に優れる一方で測定に特殊

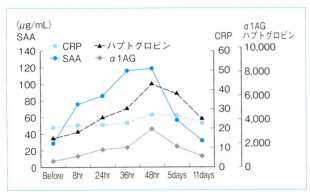

図3 実験的に炎症反応を誘発した猫における急性相蛋白の濃度変化

実験的に炎症を誘発した猫において、血中の各種急性相蛋白の濃度を経時的に測定している。SAA、α1AG、ハプトグロビンが刺激後24〜48時間で上昇しているのに対して、CRPはほとんど変動していないことが分かる

参考文献8より引用・改変

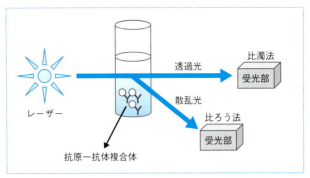

図4 抗原抗体反応を利用した光学的測定の原理

抗原を含む血漿（血清）と抗体を混合することで、抗原-抗体複合体が形成される。そこにレーザー光を照射し、透過光の減衰を測定するのが免疫比濁法であり、散乱光を測定するのが免疫比ろう法である

な機器が必要であり、かつ測定に時間を要するなど、ベッドサイドの検査としては不適である。

実践

●CRPをいつ測定するか

「CRPはいつ測定するのが良いでしょうか？」という質問に対して、筆者は「診察をしていて、血液検査をしようと思ったときに測定します」と答えている。ただし、CRPの測定も血液検査の一環であるので、これは少し紛らわしい言い方かもしれない。もう少し詳しくいうと、何らかの症状を呈して来院した症例に対して、問診や一般身体検査から病変の存在やその部位を特定できず、全身のスクリーニングのために全血球計算（CBC）や生化学検査を実施しようと思ったときに、あわせてCRPの測定も行うのが良い、ということである。

CRPは非特異的なマーカーであるため、何らかの病気の診断のために測定するものではない。例えば甲状腺ホルモンの測定は、甲状腺の機能異常が「疑われるから」行われるものであり、その検査結果が確定診断へとつながる。一方でCRPの測定は、異常があるのかないのか、または異常があるとしてもどのような異常かが分からないので、それを「疑うために」測定されるものである。異常値であれば、他の検査結果とあわせてその原因がどこにあるのかを探索していくことになる。ただし、検査結果が基準範囲内だったとしても、激しい炎症反応を伴う疾患ではないことが分かるだけであり、その他の疾患の存在を否定するものではない。そのため、必ず他の検査項目と併用し、総合的に判断する必要がある。

CRPはスクリーニング検査に有用な項目ではあるが、健康診断の項目として測定すべきかどうかについては、意見の分かれるところである。基本的にはCRPの測定は徴候がある場合に行われ、無徴候の症例において健康診断の項目として測定することは必ずしも必要ではない。しかし、過去に炎症性疾患や腫瘍の既往歴がある症例には、再発や転移を早期に発見する手がかりとなるかもしれない。また、健康診断として全身のスクリーニングを行った際に何かしらの異常が見つかった場合には、その異常に伴う炎症反応が起こっているかどうかを知る目的でCRPを測定することは有意義であるだろう。繰り返しになるが、他の検査項目と総合的に判断することが最も重要なことである。

●CRPの測定が有効である疾患

CRPの測定が有効である疾患として、免疫介在性炎症性疾患が挙げられる。特発性多発性関節炎や縫合糸関連性肉芽腫など、従来の検査では診断が難しく、不明熱に分類されていたような疾患の診断アプローチとして、CRPの測定は有用である。また、急性膵炎や子宮蓄膿症などでは、診断自体は症状や画像検査、特異的マーカー検査によってなされるが、その補助および治療反応性のモニターとして、CRPの測定は有用である。一部の腫瘍性疾患においてもCRP濃度が上昇することが知

られており，予後との関連が注目されている。

●採血に関する注意点

血液サンプルの採取に関しては，一般的な生化学項目の測定と同様で良い．CRPは比較的安定な物質であるが，可能な限り速やかに遠心・分離し，冷蔵しておく．採取から検査まで時間がかかる場合（1日以上）は，冷凍しておくことも可能である．院内測定に関しては血漿と血清による違いはないが，検査機関に依頼する場合は保存性の観点から血清をおすすめする．CRPを測定する症例では強い炎症反応によってフィブリン濃度が上昇している場合があり，血漿を冷凍するとフィブリンが析出し，検査結果に影響を与えることがある．

●検査結果の解釈

CRPの検査結果に関しては，その生理学的な性質と測定法から考えて，偽陽性はほとんど存在しないと考えられる．そのため，検査結果が明らかな上昇を示す場合には，何らかの疾患が存在しているものとして対処する必要がある．血液検査や画像検査による全身のスクリーニング検査に加えて，関節穿刺検査やCT検査なども必要になるかもしれない．基準範囲内だった場合には，症状やその他の検査所見を踏まえて判断することが重要である．例えば，脳炎や膀胱炎は炎症性の疾患であるが，一般的にはほとんどの場合にCRP濃度は上昇しない．ただし，脳炎なら発作，膀胱炎なら血尿や頻尿といった病変部位に特徴的な症状を示していることが多く，そちらの方が手がかりとなるだろう．基準範囲を少し逸脱する程度の軽度の上昇については判断が難しいが，全身のスクリーニング検査が必要なのは同様である．そのうえで何も特定できなければ，経過観察ないし対症療法を選択する．炎症反応の初期には数値の上昇が認められないこともあるため，数日間は症状などを慎重にモニターする必要がある．

肝臓におけるCRPの産生はステロイドの影響を受けるとされており，ステロイド投与時には注意が必要といわれている．しかし，実際にはステロイド投与によってCRP濃度が低下するのと平行して症状が改善する症例が多く，ステロイド投与による偽陰性を実感する場面は多くない．

管理

CRPは半減期が短く日々大きく変動するため，重症例の入院管理中には可能な限り毎日測定すると良い．値の変動をみることで，改善傾向にあるのかあるいは治療が奏功していないのかを推測することができる．通院の場合は，治療初期は1週間ごとに再検査を実施し，その後薬を漸減していくのにあわせて検査の間隔を延ばしていくことが多い．特に免疫介在性炎症性疾患の場合は完治に至らず再発する例が多いため，定期検診とその際のCRPの測定は重要である．

外科手術後のモニターとしても，CRPの測定は有用である．例えば，子宮蓄膿症ではCRP濃度が上昇することが知られているが，外科手術後のCRP濃度をモニターすることで治療の成否を評価できる．ただし，この際の注意点としては，手術自体の侵襲によってCRP濃度が上昇するということである．したがって，手術後2〜3日間はCRP濃度から症例の術後状態を判断することは難しい．これを逆に利用すると，術後合併症の早期発見に有用となる．外科手術そのものによるCRP濃度の上昇は通常術後5日ほどで基準範囲内に低下するため，その頃になってもCRP濃度が高値を示している場合には何らかのトラブルが発生していることを示唆する．

CRPの測定は，診断アプローチにおいてスクリーニング検査として用いられるが，CRP濃度が高値であり，かつ何らかの疾患が確定診断された場合には，モニタリング項目としても有用である．さらに，CRP濃度の変化は長期的予後の指標にもなる．例えば特発性多発性関節炎においては，診断時にCRP濃度が非常に高い値を示すことが知られている．治療開始後，比較的早期にCRP濃度が基準範囲内に戻った場合には寛解し治療を休止できるが，治療反応性に乏しい場合には継続した投薬が必要となる．つまり，初期のCRP濃度の変動から長期的な治療の必要性を予測することができる．治療期間や費用の予測はインフォームド・コンセントにおいて重要であり，その点でもCRPの測定が役に立つ．

各検査機関の基準値

各検査機関の基準値はp.55を参照のこと．

血清アミロイドA（SAA）

概論

　血清アミロイドA（SAA）は，関節リウマチのような慢性の炎症性疾患に付随して発症する続発性アミロイドーシス（AAアミロイドーシス）において組織に沈着するアミロイド線維の，血中前駆物質として発見された。SAA濃度の高値はAAアミロイドーシス発症の危険因子ではあるが，SAA濃度が高値であっても必ずしもAAアミロイドーシスを発症するわけではないことから，現在ではCRPと同様の全身的な炎症反応の指標として理解されている。

　ヒトSAAは分子量約12,000の糖を含まない蛋白で，高比重リポ蛋白（HDL）中の構成アポ蛋白として存在している。人のSAAには4種類のアイソタイプ（SAA1〜4）が存在し，このうちのSAA1とSAA2が急性相蛋白としての性質を示す。犬や猫をはじめとする多くの動物種で報告されているSAAのアミノ酸配列は人のSAA1に相当するものであり，高い保存性を示す。人のSAA2やSAA4に相当するアイソタイプは，犬や猫では同定されていない。

● 産生機序

　SAAは主に肝臓で産生されるが，局所のマクロファージや腫瘍組織においても産生されることが報告されている。CRPと同様に，炎症性の刺激によってIL-6，IL-1，TNFαなどのサイトカインが血中を通じて肝細胞に作用し，SAAの産生が促進される。人におけるウイルス感染では，CRPは上昇しづらいとされているが，SAAは上昇する例が多く，CRPとの相違点となっている。また，CRPはステロイド剤投与の影響を受けるが，SAAは受けないとされている。副腎皮質ステロイドが肝細胞やマクロファージによるSAAの産生を促進するとの報告もあり[14]，ステロイド剤投与時のCRPとSAAの挙動の違いが注目されている。

● 作用

　SAAの生理的な作用に関してすべては明らかになっていないが，近年少しずつ研究がすすんでいる。最も注目されている作用は，生体防御に関するものである。マクロファージ表面のいくつかの受容体にSAAが結合することが報告されており[15-17]，その結果としてマクロファージの転写因子が活性化され，各種のサイトカイン類の発現が亢進する。また，SAAには好中球やマクロファージを遊走する作用があることも報告されている[18]。炎症反応の結果として産生されるSAAであるが，それ自体が炎症反応を増強する役割を担っているようである。

● 各動物種における測定

　SAAは人や犬，猫をはじめ，馬や牛などの家畜も含めた幅広い動物種における主要な急性相蛋白である。人ではSAAは最も変動率の大きい急性相蛋白とされており，炎症性の刺激を受けてから24〜48時間以内にその血中濃度が1,000倍以上に上昇するとされている。その半減期は明らかではないが，炎症反応の消失とともにSAAの血中濃度は速やかに低下する。人ではCRPが主な炎症マーカーとして測定されているが，その挙動の違いからSAAの測定が注目され始めている。犬でもSAAについて検討した報告はあり[19]，炎症マーカーとして有用であると考えられているが，CRPが普及しているためにSAAに関しては研究の域を出ない。炎症マーカーとしてSAAの測定が有用であり，実際に利用されているのは猫と馬である。

● 測定法

　現在，SAAの測定に利用されているのは，ラテックス凝集免疫比濁法である。これは，抗SAA抗体にラテックス粒子を結合させ，免疫比濁法の検出感度を高めたものである。使用されている抗SAA抗体は人のSAAに対するものであるが，前述したようにSAAのアミノ酸配列は比較的保存性が高いため，猫や馬のSAAとも交差反応を示すことが報告されている[5]。したがって，人用の測定系がそのまま猫や馬に利用されている。しかし，この測定系は犬や牛のSAAとは交差反応性を示さず，現状では測定することができない。多動物種に交差反応性を示すELISA法を利用したキットも市販されているが，ベッドサイドの検査としては不適である。

実践

　猫ではCRPが急性期にほとんど変動しないため，それに代わる炎症マーカーとしてSAAの研究がすすめられた。CRPとSAAの挙動は，人では約80％は一致するとされている。したがって，正確には全く同一ではないものの，検査に対する考え方としては犬におけるCRPの測定と猫におけるSAAの測定は同等のものと考えて良い。猫は一般的に犬よりも症状が分かりづらく病気を隠しがちであるため，初期スクリーニング検査としてのSAAの有用性は高いと考えられる。

●SAAの測定が有効である疾患

　SAAの高値が認められる代表的な疾患としては，急性膵炎のほかに猫伝染性腹膜炎（FIP）が挙げられる。FIPには滲出型（ウェットタイプ）と非滲出型（ドライタイプ）があり，それぞれ症状や発症年齢に違いが認められる。筆者の経験上，ウェットタイプではSAA濃度が顕著に上昇するのに対して，ドライタイプではSAA濃度は上昇しづらいようである。ドライタイプはそもそも診断自体が難しく，今後さらに検討する必要があるだろう。

　炎症性疾患以外でも腫瘍性疾患や一部の内分泌疾患（糖尿病や甲状腺機能亢進症）においてもSAA濃度の上昇が認められる場合がある。糖尿病や甲状腺機能亢進症でSAA濃度が上昇する機序は未だ不明であるが，猫において比較的発生頻度の高い疾患であるため，炎症という言葉にとらわれず総合的に判断する必要がある。

●採血に関する注意点

　血液サンプルに関しては基本的に血漿と血清による違いはないが，検査機関に依頼する場合は保存性の観点から血清をおすすめする。SAAを測定する症例では，強い炎症反応によってフィブリン濃度が上昇している場合があり，血漿を冷凍するとフィブリンが析出し，検査結果に影響を与えることがある。

●検査結果の解釈

　検査結果の解釈に関しては，犬のCRP測定と同様に考えて良い。ただし，測定系の問題か，あるいはSAAそのものの性質かは分からないが，CRPと比較した場合に疾患を検出する力はやや弱いように感じている。特に基準範囲付近の低濃度域での検出に関して，感度が低い。これは，人の測定系を流用していることに起因するのかもしれない。いずれにしても，そのような事情からSAA濃度が基準範囲内でも何かしらの疾患が隠れている場合が少なくない。また先に述べたように，一部の非炎症性疾患でもSAA濃度が高値を示すことがあるため，SAAをスクリーニング検査として測定する場合には総合的に判断することがより重要となる。その一方で，モニタリングツールとしては非常に有用である。猫の症状は犬よりもあいまいで分かりにくいことが多く，また食欲なども環境の変化に容易に影響されるため，SAAの値の変動をみることで治療反応性を客観的に評価できる。

管理

　入院治療中は可能であれば毎日，通院治療の際は来院ごとにSAAを測定し，モニターしていくことで，治療の成否を判断しやすくなる。また，各種疾患に罹患した猫においてSAA濃度が高値であった群は基準範囲内であった群よりも生存期間が短いことが報告されており（図5）[10]，予後予測の観点からもSAA濃度が速やかに低下することは重要であるだろう。予後を客観的に評価できることは，インフォームド・コンセントにおいても役立つはずである。

各検査機関の基準値

　各検査機関の基準値はp.55を参照のこと。

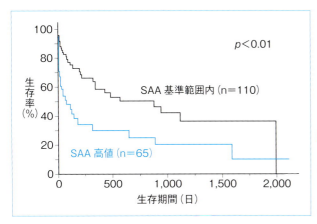

図5 各種疾患に罹患した猫における診断時のSAA濃度と予後との関連

様々な疾患に罹患した猫を集め，診断時のSAA濃度によって2群に分けた．SAA濃度が基準範囲内であった群と比較して，SAA濃度が高値を示していた群では生存期間が有意に短縮していた
参考文献10より引用・改変

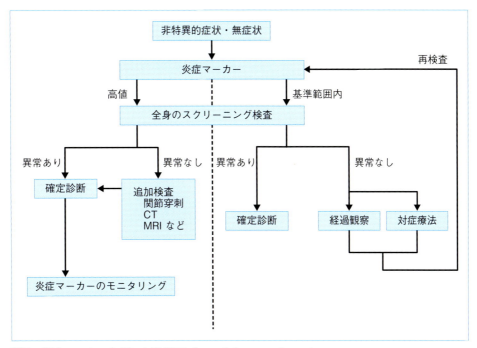

図6 炎症マーカーを用いた診断アプローチのフローチャート

症状が非特異的で病変部位を特定できない場合，炎症マーカーを測定することで診断アプローチを効率化することができる．ただし，炎症マーカーのみで診断することはできず，他の検査項目と組み合わせて総合的に判断する必要がある．診断後は，治療反応や再発のモニタリングに炎症マーカーの測定が利用できる

　ここまで犬におけるCRP測定と猫におけるSAA測定について解説したが，そのまとめを図6に示す．特異的な症状がある場合はそちらからアプローチするのが良いが，症状があいまいな場合や無症状の場合には，炎症マーカーを測定することで検査のアプローチを効率化できる．ただし，あくまでも1つの指標として，他の検査所見とあわせて考えていただきたい．

α1 酸性糖蛋白（α1AG）

概論

α1酸性糖蛋白（α1AG）は古くはオロソムコイドとも呼ばれており，血清ムコ蛋白の主成分である。血漿中の蛋白の多くは糖蛋白として存在しているが，α1AGは特に糖含有量が多い。分子量は約4万と小さいが，正常であれば尿中にはほとんど排泄されない。α1AGは古くから知られている急性相蛋白の1つであり，多くの動物種で炎症性刺激によってその血中濃度が上昇するが，その変動はCRPやSAAと比較して遅く，また変動率も2〜10倍程度と小さい。

α1AGは犬や猫の炎症マーカーとしての臨床応用が検討されているが，CRPやSAAと比較した場合にメリットが少なく，炎症マーカーとしてはほとんど利用されていないのが現状である。図7に犬と猫における外科手術後の炎症マーカーの変動を示した[5,11]。α1AGは犬，猫ともにCRPおよびSAAと比較して変動率が小さく，また猫においては基準範囲内に戻るまでの時間も長い。

α1AGについては，炎症マーカーとしてではなく腫瘍マーカーとしての有用性が注目されている。腫瘍罹患犬において血中濃度が上昇していることが報告されており[12]，今後の研究が望まれる。

各検査機関の基準値

各検査機関の基準値はp.55を参照のこと。

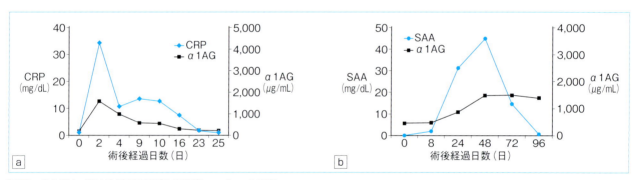

図7　犬と猫における外科手術後の炎症マーカーの変動
a：胃瘻造術を実施した犬におけるCRPおよびα1AG濃度の経時変化。胃瘻造術を実施した犬におけるCRPとα1AG濃度の変化を示す。第16病日に胃瘻造チューブを抜去している。CRPとα1AGの変動パターンは一致しているが，CRPが最大50倍程度まで増加したのに対して，α1AGは8倍程度に留まっている
参考文献11より引用・改変

b：避妊手術を実施した猫におけるSAAおよびα1AG濃度の経時変化。避妊手術を実施した猫3頭におけるSAAとα1AG濃度の経時変化を示す。グラフは3頭の平均値となっている。術後8時間の時点でSAAがわずかに上昇し始めているのに対して，α1AGは変化していない。SAA，α1AGともに48時間後にピークに到達したが，術後96時間でSAAが基準範囲内に戻ったのに対して，α1AGは高値のままである。またその変動率も，SAAは最大2,000倍以上に上昇したのに対して，α1AGは3倍程度に留まっている
参考文献5より引用・改変

その他の急性相蛋白

本項では急性相蛋白のうち，代表的な3つについて解説してきた。残りのものについては獣医学領域では研究がすすんでおらず，実用化には至っていないものが多い。次にその概要のみ示す。

●ハプトグロビン

古くから知られている代表的な急性相蛋白の1つである。研究レベルでは犬の炎症マーカーとして検討されているが，実用化はされていない。

● セルロプラスミン

　研究レベルでは犬の炎症マーカーとして検討されており，炎症時に上昇することが分かっているが，その変動率は2倍程度と小さい。

● α1 アンチトリプシン

　α1 プロテアーゼインヒビターとも呼ばれ，血液中の主要なプロテアーゼインヒビターである。炎症マーカーとしての研究はほとんど行われていないが，蛋白漏出性腸症においてアルブミンと同時に腸管腔へ漏出し，また分解されづらいため，糞便中の蛋白漏出のマーカーとして検討されている。

● フィブリノーゲン

　急性相蛋白の1つではあるが，血液凝固検査の一環として測定されることが多い。炎症マーカーとして用いられることはまれである。

● アルブミン

　血液中の主要な蛋白であり，全身のスクリーニング検査の一環として測定されることも多い。肝臓で合成され，急性期にはその産生が減少するために負の急性相蛋白に分類される。急性期の変動率は小さく，一方で体液喪失や滲出液の貯留，蛋白漏出性疾患による影響を受けやすい。したがって，炎症の指標として用いられることはまれである。

● トランスフェリン

　血液中で鉄イオンと結合し，その輸送を担っている。炎症の指標として用いられることはほとんどないが，栄養状態の指標として注目され，研究が行われている。

● トランスサイレチン

　以前はプレアルブミンと呼ばれていた，負の急性相蛋白の1つである。甲状腺ホルモンであるサイロキシンと結合する性質があり，甲状腺疾患との関連が注目されている。

まとめ

　炎症マーカーについての話をすると，炎症マーカーは万能の検査であるかのように誤解されることがあるが，決してそうではない。炎症マーカーはあくまでも1つの指標である。古典的に，そしてつい最近まで，獣医学領域では炎症の指標として発熱の有無や白血球数，好中球数の変動のみが用いられてきた。炎症マーカーは，それらの古典的な指標と比べて変動がより速やかで，かつ客観的であるとして研究されてきたものである。それに加えていくつかの付加価値も明らかになりつつあるが，基本的には炎症があるかどうか，病的状態にあるかどうかを知るためのものと理解していただきたい。その検査だけで身体の状況がすべて明らかになるわけではなく，あくまでも手がかりの1つと認識しておく必要がある。しかし，炎症の有無や程度を知ることで，診断アプローチが変わってくることは多い。何を優先的に検査し，鑑別していくかの手がかりとして，炎症マーカーの測定は1つの鍵となる。

　炎症マーカーの測定において，上昇しているかどうかがまず重要であるが，それがどの程度の上昇なのかもまた重要な情報である。しかし，急性相蛋白の産生は個体差が大きく，一般的に個体間での比較はあまり意味がない。上昇の程度に関しては感覚的な部分が重要になってくるため，数多くの症例で測定して知識を蓄積していくことが必要になる。一方で，個体内での変動については数値の変動として捉えやすく，かつ重要な情報となる。

　近年，全く新しい急性相蛋白が報告され，注目を集めている。HMGB1（high mobility group box 1）は様々な細胞に発現し，転写因子の機能発現に重要な核内DNA結合蛋白であるが，活性化された樹状細胞やマクロファージ，壊死細胞から細胞外へ放出されることが分かっている。その性質から炎症反応や組織障害を反映すると考えられ，新たな炎症マーカーとしての有用性が示唆されている[13]。HMGB1は動物種間で高度に保存されていることも特徴で，人と犬や猫のアミノ酸配列を比較した場合，99%以上の相同性を示す。したがって，人の計測系が犬や猫にそのまま応用できると考えられる。獣医学領域における報告はまだ多くないが，犬においてCRPとは異なる挙動を示すことが報告されている[13]。挙動の異なるマーカーを組み合わせて測定することで疾患の検出やモニタリングの精度が高まると考えられ，今後のさらなる研究が期待される。

　炎症マーカーが有用な検査となるかどうかは，測定する側の理解が重要である。ぜひ積極的に炎症マーカーを測定し，臨床に役立てていただきたい。

（玉本隆司）

Chapter 1　生化学

参考文献

1) Gabay, et al. Acute-Phase Proteins and Other Systemic Responses to Inflammation. *N Engl J Med*. 1999 Feb 11, 340(6): 448-454.
2) Petersen, et al. Application of Acute Phase Protein Measurements in Veterinary Clinical Chemistry. *Vet Res*. 2004 Mar-Apr, 35(2): 163-187.
3) Eckersall, et al. Acute Phase Proteins: Biomarkers of Infection and Inflammation in Veterinary Medicine. *Vet J*. 2010 Jul, 185(1): 23-27.
4) Nakamura, et al. C-Reactive Protein Concentration in Dogs with various Diseases. *J Vet Med*. 2008 Feb, 70(2): 127-131.
5) Tamamoto, et al. Verification of Measurement of the Feline Serum Amyloid A (SAA) Concentration by Human SAA Turbidimetric Immunoassay and its Clinical Application. *J Vet Med*. 2008 Nov, 70(11): 1247-1252.
6) Tamamoto, et, al. Time-Course Monitoring of Serum Amyloid A in a Cat with Pancreatitis. *Vet Clin Pathol*. 2009 Mar, 38(1): 83-86.
7) Caspi, et al. Isolation and Characterization of C-Reactive Protein from the Dog. *Immunology*. 1984 Oct, 53(2): 307-313.
8) Kajikawa, et al. Changes in Concentrations of Serum Amyloid A Protein, Alpha 1-Acid Glycoprotein, Haptoglobin, and C-Reactive Protein in Feline Sera due to Induced Inflammation and Surgery. *Vet Immunol Immunopathol*. 1999 Mar 29, 68(1): 91-98.
9) Ohno, et al. C-Reactive Protein Concentration in Canine Idiopathic Polyarthritis. *J Vet Med*. 2006 Dec, 68(12): 1275-1279.
10) Tamamoto, et al. Serum Amyloid A as a Prognostic Marker in Cats with various Diseases. *J Vet Diagn Invest*. 2013 May, 25(3): 428-432.
11) Hayashi, et al. A Comparison of the Concentrations of C-Reactive Protein and alpha1-Acid Glycoprotein in the Serum of Young and Adult Dogs with Acute Inflammation. *Vet Res Commun*. 2001 Feb, 25(2): 117-126.
12) Yuki, et al. Investigation of Serum Concentrations and Immunohisto-chemical Localization of alpha1-Acid Glycoprotein in Tumor Dogs. *Vet Res Commun*. 2011 Jan, 35(1): 1-11.
13) Ishida, et al. Plasma High-Mobility Group Box 1 (HMGB1) in Dogs with various Diseases: Comparison with C-Reactive Protein. *J Vet Med Sci*. 2011 Sep, 73(9): 1127-1132.
14) Yamada T, Wada A, Itoh K, Igari J. Serum amyloid A secretion from monocytic leukaemia cell line THP-1 and cultured human peripheral monocytes. *Scand J Immunol*. 2000 Jul, 52(1): 7-12.
15) Baranova IN, Bocharov AV, Vishnyakova TG, Kurlander R, Chen Z, Fu D, Arias IM, Csako G, Patterson AP, Eggerman TL. CD36 is a novel serum amyloid A (SAA) receptor mediating SAA binding and SAA-induced signaling in human and rodent cells. *J Biol Chem*. 2010 Mar 12, 285(11): 8492-8506.
16) Cheng N, He R, Tian J, Ye PP, Ye RD. Cutting edge: TLR2 is a functional receptor for acute-phase serum amyloid A. *J Immunol*. 2008 Jul 1, 181(1): 22-26.
17) Tamamoto T, Ohno K, Goto-Koshino Y, Tsujimoto H. Feline serum amyloid A protein as an endogenous Toll-like receptor 4 agonist. *Vet Immunol Immunopathol*. 2013 Sep 15, 155(3): 190-196.
18) Su SB, Gong W, Gao JL, Shen W, Murphy PM, Oppenheim JJ, Wang JM. A seven-transmembrane, G protein-coupled receptor, FPRL1, mediates the chemotactic activity of serum amyloid A for human phagocytic cells. *J Exp Med*. 1999 Jan 18, 189(2): 395-402.
19) Christensen MB, Langhorn R, Goddard A, Andreasen EB, Moldal E, Tvarijonaviciute A, Kirpensteijn J, Jakobsen S, Persson F, Kjelgaard-Hansen M. Comparison of serum amyloid A and C-reactive protein as diagnostic markers of systemic inflammation in dogs. *Can Vet J*. 2014 Feb, 55(2): 161-168.

動物臨床検査のパイオニア
株式会社 ランス

当社は、動物臨床検査を通じ、人と動物の健康に貢献するという企業理念の下、常に良質の検査を提供し、獣医療の発展に寄与していきたいと考えています。是非、貴院の検査室としてお役立てください。

取扱項目
- 生化学検査
- 甲状腺検査
- 血球検査
- ウイルス検査
- 薬物検査
- 細菌検査
- アレルギー検査
- 病理検査 など
- 各種オーダーメイド検査（専用セット）も承ります。

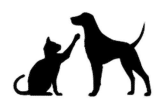

〒224-0032
神奈川県横浜市都筑区茅ケ崎中央24-4 第6セキビル2階
☎045-944-4442　E-mail:animal@lans-inc.co.jp
お気軽にお問い合わせください。
URL：http://www.lans-inc.co.jp

Labolatory-Network-Systems
株式会社ランス

生化学検査一覧 (検査機関は五十音順に掲載)

注意1：受注項目や基準値などは2017年4月時点での情報であり，変更される場合もあるので各検査機関に確認のこと
注意2：他の検査機関での受注の有無については各検査機関に確認のこと

◆膵リパーゼ免疫活性（PLI）【p.13】，トリプシン様免疫活性（TLI）【p.14】，リパーゼ活性【p.14】，コバラミン（ビタミンB_{12}），葉酸【p.16】

アイデックス ラボラトリーズ（株）

検査項目名	検体量 （保存方法/保管期間）	動物種	評価または基準値	測定法	報告日数	備考
犬トリプシン様免疫反応物質（c-TLI）	血清0.3 mL （冷蔵または冷凍）	犬	≧5 ng/mL	CLEIA法	0〜2日	本アッセイは，EPIにおける低値の検出を目的としたものである。採血前は12時間の絶食が望まれる
猫トリプシン様免疫反応物質（f-TLI）	血清0.5 mL （冷蔵または冷凍）	猫	12〜82 μg/L	RIA法	7〜10日	採血前は12時間の絶食が望まれる
犬膵特異的リパーゼ （Spec cPL™）	血清0.2 mL （冷蔵または冷凍）	犬	0〜200 μg/L	ELISA法	0〜2日	—
猫膵特異的リパーゼ （Spec fPL™）	血清0.2 mL （冷蔵または冷凍）	猫	0〜3.5 μg/L	ELISA法	0〜2日	—
コバラミン（VB_{12}）/葉酸セット	血清0.6 mL （冷蔵または冷凍）	犬, 猫	コバラミン 犬：252〜908 ng/L 猫：290〜1,500 ng/L 葉酸 犬：7.7〜24.4 μg/L 猫：9.7〜21.6 μg/L	CLEIA法	0〜2日	—

（株）ヒストベット

検査項目名	検体量 （保存方法/保管期間）	動物種	評価または基準値	測定法	報告日数	備考
イヌTLI	血清1.0 mL（冷蔵）	犬	5〜35 ug/L	RIA法	14〜16日	12時間絶食後の血清。溶血は結果に影響するおそれあり。サンプルは凍結禁止
ネコTLI	血清1.0 mL（冷蔵）	猫	12〜82 ug/L	RIA法	14〜16日	12時間絶食後の血清。溶血は結果に影響するおそれあり。サンプルは凍結禁止
リパーゼ（Lip）	血清または血漿 （ヘパリン加） 0.2 mL （冷蔵または冷凍）	犬, 猫	犬：77〜695 U/L 猫：10〜450 U/L	CM法	1日	細胞成分によりこれらの項目が影響されるおそれあり。可能な限りすばやく細胞から検体を分離し，冷蔵状態を保つこと

検査項目名	検体量 (保存方法/保管期間)	動物種	評価または基準値	測定法	報告日数	備考
アミラーゼ(Amy)	血清または血漿(ヘパリン加) 0.3 mL (冷蔵または冷凍)	犬, 猫	犬：100～1,200 U/L 猫：290～1,150 U/L	CM法	1日	細胞成分によりこれらの項目が影響されるおそれあり。可能な限りすばやく細胞から検体を分離し, 冷蔵状態を保つこと

※検査の所要日数(報告日数)は, 土日祝日を含まない日数となるので注意すること

富士フイルム モノリス(株)

検査項目名	検体量 (保存方法/保管期間)	動物種	評価または基準値	測定法	報告日数	備考
犬トリプシン様反応物質(TLI)	血清 0.2 mL(冷蔵)	犬	5.2～35 ng/mL	CLEIA法	2日以内	―
犬エラスターゼⅠ	血清 0.3 mL(冷蔵)	犬	81～405 ng/dL	ELISA法	2日以内	―
ビタミンB_{12} (コバラミン)	血清 0.3 mL(冷蔵)	犬, 猫	犬：230～900 pg/mL 猫：200～840 pg/mL	CLIA法	3日以内	―
葉酸	血清 0.4 mL(冷蔵)	犬	3～12 ng/mL	CLIA法	3日以内	―

(株)ランス

検査項目名	検体量 (保存方法/保管期間)	動物種	評価または基準値	測定法	報告日数	備考
犬トリプシン様免疫活性(C-TLI)	血清 0.3 mL (冷蔵/1週間)	犬	5.4～32 ng/dL	CLEIA法	1～2日	―
リパーゼ	血清またはヘパリン血漿 0.2 mL (冷蔵/1週間)	犬, 猫	犬：5～170 IU/L 猫：5～50 IU/L	DGGMR法	1～2日	―
ビタミンB_{12} (コバラミン)	血清 0.5 mL(冷蔵)	犬, 猫	基準値なし	CLEIA法	2～4日	参考値として報告
葉酸	血清 0.5 mL(冷蔵)	犬, 猫	基準値なし	CLEIA法	2～4日	参考値として報告

(株)LSIメディエンス

検査項目名	検体量 (保存方法/保管期間)	動物種	評価または基準値	測定法	報告日数	備考
イヌトリプシン様免疫活性(TLI)	血清 0.2 mL(冷蔵)	犬	9.2～46.3 ng/mL	CLEIA法	1～3日	犬専用試薬のため他の動物種は測定不可能
リパーゼ (DRGG基質)	血清 0.2 mL(冷蔵)	犬, 猫	犬：22～158 U/L 猫：13～44 U/L	酵素法	1～2日	―

◆総胆汁酸（TBA）【p.19】

アイデックス ラボラトリーズ(株)

検査項目名	検体量 (保存方法/保管期間)	動物種	評価または基準値	測定法	報告日数	備考
総胆汁酸(食前)	血清 0.3 mL (冷蔵または冷凍)	犬, 猫	犬：0～9 μmol/L 猫：0～8.2 μmol/L	酵素サイクリング法	0～2日	―
総胆汁酸(食後)	血清 0.3 mL (冷蔵または冷凍)	犬, 猫	犬, 猫：0～14.9 μmol/L	酵素サイクリング法	0～2日	―

総胆汁酸（TBA）

（株）ヒストベット

検査項目名	検体量 （保存方法 / 保管期間）	動物種	評価または基準値	測定法	報告日数	備考
総胆汁酸（TBA）	血清または血漿 （ヘパリン加） 0.2 mL （冷蔵または冷凍）	犬，猫	0～5 μmol/L	CM法	1日	―

※検査の所要日数（報告日数）は，土日祝日を含まない日数となるので注意すること

富士フイルム モノリス（株）

検査項目名	検体量 （保存方法 / 保管期間）	動物種	評価または基準値	測定法	報告日数	備考
総胆汁酸（TBA）	血清またはヘパリン血漿 0.1 mL（冷蔵）	犬，猫	0～5 μmol/L	酵素法	即日	―

（株）ランス

検査項目名	検体量 （保存方法 / 保管期間）	動物種	評価または基準値	測定法	報告日数	備考
総胆汁酸（TBA）	血清 0.3 mL（冷蔵）	犬，猫	犬：食前＜10 nmol/mL 　　食後＜25 nmol/mL 猫：食前＜5 nmol/mL 　　食後＜15 nmol/mL	酵素法	2～4日	―

（株）LSIメディエンス

検査項目名	検体量 （保存方法 / 保管期間）	動物種	評価または基準値	測定法	報告日数	備考
総胆汁酸（TBA）	血清 0.2 mL（冷蔵）	犬，猫	犬：0～14.2 μmol/L 猫：1.3～11.6 μmol/L	酵素法	1～2日	―

◆心房性ナトリウム利尿ペプチド（ANP）【p.24】，N末端プロB型ナトリウム利尿ペプチド（NT-proBNP）【p.28】

アイデックス ラボラトリーズ（株）

検査項目名	検体量 （保存方法 / 保管期間）	動物種	評価または基準値	測定法	報告日数	備考
犬 Cardiopet® pro BNP（NT-proBNP）	血清またはEDTA血漿 0.3 mL （冷蔵または冷凍）	犬	＜900 pmol/L	ELISA法	1～3日	検体は採血後3日以内に到着するように送付
猫 Cardiopet® pro BNP（NT-proBNP）	血清またはEDTA血漿 0.3 mL （冷蔵または冷凍）	猫	＜100 pmol/L	ELISA法	1～3日	検体は採血後3日以内に到着するように送付

生化学検査一覧

富士フイルム モノリス(株)

検査項目名	検体量 (保存方法 / 保管期間)	動物種	評価または基準値	測定法	報告日数	備考
ANP	アプロチニン血漿 0.4 mL(冷凍)	犬	<30 pg/mL	CLEIA法	3日以内	EDTA-2 Na$^+$アプロチニン採血管で採取した血漿での検査

(株)ランス

検査項目名	検体量 (保存方法 / 保管期間)	動物種	評価または基準値	測定法	報告日数	備考
心房性ナトリウム利尿ペプチド(ANP)	アプロチニン血漿 0.4 mL(冷凍)	犬	<30 pg/mL	CLEIA法	4～5日	専用容器が必要

◆対称性ジメチルアルギニン（SDMA）【p.35】

アイデックス ラボラトリーズ(株)

検査項目名	検体量 (保存方法 / 保管期間)	動物種	評価または基準値	測定法	報告日数	備考
IDEXX SDMA™	血清またはヘパリン血漿 0.3 mL (冷蔵または冷凍)	犬,猫	0～14 μg/dL (ただし子犬は0～16 μg/dL)	酵素免疫法	0～2日	―

◆C反応性蛋白（CRP）【p.41】，血清アミロイドA（SAA）【p.45】，α1 酸性糖蛋白（α1AG，AGP）【p.48】

アイデックス ラボラトリーズ(株)

検査項目名	検体量 (保存方法 / 保管期間)	動物種	評価または基準値	測定法	報告日数	備考
犬CRP	血清またはヘパリン血漿 0.3 mL (冷蔵または冷凍)	犬	≦1 mg/dL	免疫比濁法	0～2日	―

(株)ヒストベット

検査項目名	検体量 (保存方法 / 保管期間)	動物種	評価または基準値	測定法	報告日数	備考
犬CRP定量	血清またはヘパリン血漿 0.5 mL (冷蔵)	犬	<1 mg/dL	免疫比ろう法	1～2日	―

※検査の所要日数(報告日数)は，土日祝日を含まない日数となるので注意すること

C反応性蛋白（CRP），血清アミロイドA（SAA），α1酸性糖蛋白（α1AG，AGP）

富士フイルム モノリス（株）

検査項目名	検体量 （保存方法／保管期間）	動物種	評価または基準値	測定法	報告日数	備考
犬CRP	血清0.2 mL（冷蔵）	犬	<1.0 mg/dL	ラテックス凝集法	即日	―
猫血清アミロイドA（SAA）	血清0.2 mL（冷蔵）	猫	<2.5 μg/mL	ラテックス凝集法	即日	―
α1AG	血清0.1 mL（冷蔵）	犬，猫	犬：<500 μg/mL 猫：<550 μg/mL	SRID法	3日以内	―

マルピー・ライフテック（株）

検査項目名	検体量 （保存方法／保管期間）	動物種	評価または基準値	測定法	報告日数	備考
猫AGP	血清または血漿	猫	FIPと診断できる確率 （リンパ腫の関与がない場合） ＞2,030 μg/mL…約84% ＞2,460 μg/mL…約93% ＞2,900 μg/mL…約97% ＞3,760 μg/mL…約100% FIPを否定できる確率 ＜1,830 μg/mL…約84% ＜1,450 μg/mL…約93% ＜1,070 μg/mL…約97% ＜320 μg/mL…約100%	一元放射免疫拡散法	4日以内	FIPの診断のみに利用。腹水，胸水の場合は血中よりも低く測定される傾向あり

（株）ランス

検査項目名	検体量 （保存方法／保管期間）	動物種	評価または基準値	測定法	報告日数	備考
C反応性蛋白（犬CRP）	血清またはヘパリン血漿0.2 mL（冷蔵／1週間）	犬	<1.0 mg/dL	LA法	1～2日	犬専用試薬にて測定
血清アミロイドA（猫SAA）	血清またはヘパリン血漿0.2 mL（冷蔵／1週間）	猫	<6.0 μg/mL	LA法	1～2日	猫専用試薬にて測定

（株）LSIメディエンス

検査項目名	検体量 （保存方法／保管期間）	動物種	評価または基準値	測定法	報告日数	備考
イヌCRP	血清またはヘパリン血漿0.2 mL（冷蔵）	犬	≦1.00 mg/dL	LA法	1～3日	犬専用試薬のため他の動物種では測定不可能
ネコSAA	血清またはヘパリン血漿0.2 mL（冷蔵）	猫	≦6.00 μg/mL	LA法	1～3日	猫専用試薬のため他の動物種では測定不可能

Chapter 2 内分泌

Chapter 2-1 インスリン／フルクトサミン／糖化アルブミン／糖化ヘモグロビン

― Introduction ―

血糖値は，様々な調節機構によって一定の値が保たれている。高血糖を示す代表的な疾患である糖尿病は，生体内で糖質，蛋白質，脂質の異化亢進状態が生じており，結果として持続的な高血糖がみられる。低血糖を生じる原因にはインスリノーマをはじめとする様々な病態があり，それらを鑑別診断することは時に困難である。これらの血糖異常について正しく診断し，病態を把握するには，血糖値のみでは不十分であり様々な特殊検査が必要となる。

本項では血糖に関連する特殊検査として，インスリン，フルクトサミン，糖化アルブミン，糖化ヘモグロビンについて解説する。

インスリン

概論

インスリンは膵臓のランゲルハンス島β細胞から分泌されるペプチドホルモンである。インスリンは血糖値増加などの刺激を受けると血中に分泌され（図1），標的臓器の細胞表面に存在するインスリン受容体に結合し，作用を示す。インスリンの主な生理作用は標的細胞へのグルコースの取り込みの増加，肝臓における糖新生の抑制などを介して血糖値を低下させることである。糖代謝の他にも脂質代謝，アミノ酸代謝に重要な役割を果たしており，糖質，脂質，蛋白質の貯蔵を促進する方向にはたらく。他にインスリンほど強力に血糖値を低下させるホルモンは生体内にはなく，その作用異常は代謝に大きな影響を及ぼす。

血中インスリン濃度はインスリンの過剰分泌が疑われる場合（低血糖）や，インスリン作用低下が疑われる場合（高血糖）に測定される。一般的には単回の測定が行われており，臨床現場で負荷試験（糖負荷試験など）を実施してインスリン濃度測定をすることはほとんどない。血中インスリン濃度はインスリノーマの診断や，糖尿病においてインスリン分泌能がどの程度残っているかを評価するために用いられる。

測定法

血中インスリン濃度は犬と猫で測定されている。インスリンは動物種によってそのアミノ酸構造が異なるため，適切な測定系を用いなければ正しい評価ができない。つまり，犬や猫での測定が保証され，基準値が設定されている測定系を利用しなければならない。以前はRIA法（ラジオイムノアッセイ法）が主流であった

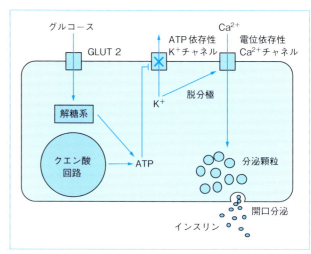

図1　インスリンの分泌
膵臓β細胞はグルコースに反応して細胞内のシグナル伝達を経て，分泌顆粒中の貯蔵インスリンを血中に分泌する

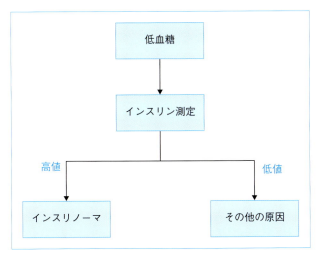

図2 血中インスリン濃度を用いた診断のフローチャート（インスリノーマの診断）

表1 修正インスリン/グルコース比（AIGR）の計算

AIGR＝［（血清インスリン濃度 pmol/L）×13］/（血糖値 mg/dL－30）

インスリン濃度の単位の変換：1 ng/mL → 173 pmol/L

表2 修正インスリン/グルコース比（AIGR）の評価

AIGR	判定
＞30	インスリノーマの可能性が高い
19〜30	インスリノーマの可能性あり
＜19	インスリノーマの可能性は低い

が，最近では放射性同位体を用いない EIA 法（酵素免疫法）が用いられることも多い。ELISA 法（酵素免疫測定法）は EIA 法の一種であり，プレートに吸着させた抗体と酵素で標識した抗体で測定物を挟み込む，サンドイッチ法が広く用いられている。そして測定物に結合した酵素に発色基質を添加し，その反応による色の変化を調べる。

実践

●検体の取り扱い

インスリンはペプチドホルモンであり，採血後に適切にサンプルを扱わなければ分解され，測定値が低くなってしまう。血清による測定が多いが，血清分離した後には速やかに冷蔵または冷凍し，検査機関に送付する。冷凍する場合，凍結融解を繰り返してはならない。

●インスリノーマと AIGR

低血糖（＜60 mg/dL）がみられ，インスリノーマが疑われた場合に血中インスリン濃度を測定する。低血糖がみられるにも関わらず，血中インスリン濃度が高い場合にはインスリノーマの疑いが非常に強い（図2）。本来であれば低血糖のときには血中インスリン濃度は低値となっているはずであり，基準範囲にある場合も異常である可能性がある。血糖値とあわせて修正インスリン/グルコース比（AIGR）が計算されることもある（表1，2）。しかし AIGR は偽陽性の結果となることが非常に多い。インスリノーマ以外の疾患においても，特に血糖値が非常に低い場合（＜40 mg/dL）にはインスリン濃度が低値であっても異常と判定されるため，注意が必要である。

●糖尿病

糖尿病と診断された症例の血中インスリン濃度を測定する。インスリン注射を開始した症例においては"外因性インスリンの測定への干渉"や，インスリン投与による"内因性インスリン分泌の抑制"が起こる可能性があり，結果を評価することが難しくなるため，インスリン投与開始前に測定しなければならない。実際には，猫では血中インスリン濃度が＞0.62 ng/mL（＞108 pmol/L）の場合，インスリン分泌能が残存しており，インスリン投与から離脱できる可能性があると判断する。しかし血中インスリン濃度がこれよりも低かった場合，判断は難しい。高血糖によるブドウ糖毒性によって，一時的にインスリン分泌能が抑制されている可能性があるからである。よって，血中インスリン濃度が高かった場合のみ，診断的価値があると考えた方が良い（図3）。

管理

●インスリノーマ

インスリノーマの治療の第一選択は腫瘍の外科的切除である。外科的切除後に血糖値が正常化した場合，再び血中インスリン濃度を測定する意義は高くない。手術後にも低血糖が続く場合や，低血糖が再発した場合には血中インスリン濃度を測定すれば，転移および再発病巣からのインスリン分泌を確認することができる。

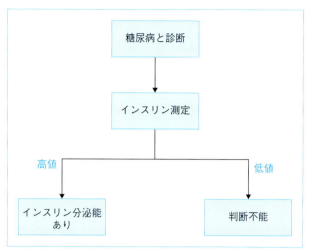

図3 血中インスリン濃度を用いた診断のフローチャート
（糖尿病におけるインスリン分泌能の評価）

●糖尿病

糖尿病の動物において，上述したようにインスリンを投与している場合には，血中インスリン濃度測定の意義は低い。よって，糖尿病ではインスリンの投与が必要ない場合や，インスリン投与から離脱した場合にのみ，血中インスリン濃度をモニタリングする価値がある。しかし，血中インスリン濃度を用いてどのようにインスリン分泌能およびインスリン抵抗性を評価するかの方法は十分に確立されていない。

各検査機関の基準値

各検査機関の基準値は p.86 を参照のこと。

フルクトサミン，糖化アルブミン，糖化ヘモグロビン

概論

フルクトサミン，糖化アルブミン，糖化ヘモグロビンはいずれも血中蛋白にグルコースが不可逆性に結合した化合物（糖化蛋白）である（図4）。フルクトサミンは血中糖化蛋白の総称であり，糖化アルブミン，糖化ヘモグロビンは，それぞれアルブミンとヘモグロビンの化合物である。これらの物質とグルコースの結合は血中グルコース濃度に依存しているため，血糖値が高い状態が続いた場合，これらの糖化蛋白の濃度および糖化の割合が増加する。そして不可逆性の結合であるため，血中からの消退はこれらの蛋白の半減期によって影響を受ける。血中ではアルブミンが主要な蛋白であるため，フルクトサミンの動態はアルブミンに最も大きく影響される。アルブミンの血中での半減期は約8日，ヘモグロビンの半減期は犬で約110日，猫で70日であり，フルクトサミンと糖化アルブミンは1〜3週間程度，糖化ヘモグロビンは2〜3カ月間の血糖値の状況を反映するといわれている。

糖化蛋白は，糖尿病の診断や治療のモニタリングとして測定される。検査機関において，犬と猫での各糖化蛋白の測定が行われている。

●フルクトサミン

フルクトサミンの測定には比色法およびCLEIA法（化学発光酵素免疫測定法）が用いられている。比色法では，フルクトサミンがアルカリ中でエネアミノールに変化する性質を利用し，これにニトロブルーテトラゾリウム（NBT）を加えてホルマザンを生成させ，その吸光度から濃度を算出する。

●糖化アルブミン

糖化アルブミンは酵素法で測定されている。酵素法ではプロテアーゼによって糖化アルブミンを断片化した後，ケトアミンオキシダーゼを反応させた際に生じる過酸化水素にペルオキシダーゼと発色基質を加えて定量する。同時にブロモクレゾールパープル（BCP）法などによりアルブミン濃度を測定し，糖化アルブミンの割合（％）を算出する。

●糖化ヘモグロビン

糖化ヘモグロビンは，高速液体クロマトグラフィー（HPLC）により測定されている。HPLCでは様々な充填剤の詰まった筒に，溶媒に溶かした物質を高圧で流し，充填剤との親和性などによって物質を分離・定量する。糖化ヘモグロビンでは一般的に陽イオン交換充填剤のカラムを用い，リン酸緩衝液などの溶媒の塩濃度を徐々に変化させてカラムから溶出し，分離・測定する。

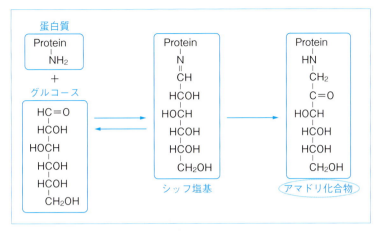

図4 血中蛋白とグルコースの反応
グルコースのカルボニル基が蛋白質のアミノ基と反応すると，シッフ塩基が形成される。そしてアマドリ転移によってアマドリ化合物となる。フルクトサミン，糖化アルブミン，糖化ヘモグロビンはすべてアマドリ化合物である

なお，現在日本において，糖化ヘモグロビンの測定を実施している動物の検査機関はない。

実践

糖化蛋白は高血糖がみられた場合に，その高血糖が持続的なものかどうかを調べるために測定する。つまり，一過性の高血糖であるか，糖尿病であるかの鑑別に用いるということである（図5）。特に猫では病院内でのストレスにより容易に高血糖がみられるため，糖尿病の診断においては糖化蛋白や尿糖の測定が必須である。また逆に，低血糖がみられた場合に，その低血糖がどの程度持続するかについて，糖化蛋白を調べることで知ることができる。

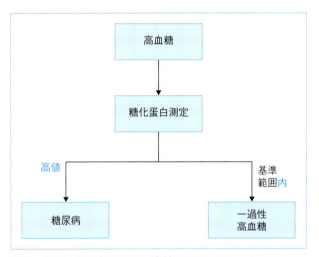

図5 血中糖化蛋白を用いた診断のフローチャート

●糖化蛋白の選択
フルクトサミン，糖化アルブミン，糖化ヘモグロビンのいずれを用いるのが良いかはその症例の状況によって異なる。糖尿病治療中にまだ血糖コントロールが安定していない場合には，より短期間で鋭敏に変動するフルクトサミンや糖化アルブミンを用いる方が望ましく，長期にわたる管理では糖化ヘモグロビンが用いられることもある。

●検体の取り扱い
糖化蛋白は安定な物質であり，血清または血漿分離後に冷蔵保存していれば，それほど取り扱いに気を配る必要はない。例えば，糖化アルブミンは冷蔵で4週間安定しているといわれている。

●検査結果の解釈
高血糖により糖化蛋白は高値となり，低血糖により糖化蛋白は低値となる。糖化蛋白は血中蛋白とグルコースとの反応で生成されるため，これらの血中蛋白濃度に異常が出るような病態では結果の解釈に注意が必要である。例えば，低アルブミン血症ではフルクトサミン値は低くなる[5]。一方，糖化アルブミンでは結果が結合の割合（％）で報告されるため，低アルブミン血症の影響はフルクトサミンよりも小さいといわれている。しかし，アルブミンの半減期が短くなる病態（蛋白漏出性疾患，

甲状腺機能亢進症など）では，糖化アルブミンは低値を示し，半減期が長くなる病態（甲状腺機能低下症，肝硬変など）では高値を示す可能性がある。同様に，糖化ヘモグロビンでもヘモグロビンの半減期が短くなるような病態（溶血性貧血など）では低値となり，半減期が長くなるような病態（鉄欠乏性貧血など）では高値となる可能性がある[4]。

管理

　糖化蛋白は糖尿病の治療中のモニタリングのために測定される。糖化蛋白を測定することで，一定期間内の血糖コントロールの善し悪しについて推測することが可能である。例えば，筆者はフルクトサミンであれば400～450 μmol/L，糖化アルブミンであれば20～25％を目標に血糖値のコントロールを行っている。これらの糖化蛋白の検査結果と血糖曲線を組み合わせてインスリン投与量を調節することで，適切な糖尿病の治療が可能となる。

　低血糖の治療において糖化蛋白の値をモニタリングに用いることは理論上可能であるが，あまり一般的でなく，評価基準も確立されていない。

各検査機関の基準値

　各検査機関の基準値はp.86を参照のこと。

（西飯直仁）

参考文献

1) BSAVA Manual of Canine and Feline Endocrinology 4th ed. British Small Animal Veterinary Association. Gloucester, UK. 2012.
2) Canine and Feline Endocrinology and Reproduction 3rd ed. Saunders, Missouri, USA. 2004.
3) Textbook of Veterinary Internal Medicine 7th ed. Saunders, Missouri. USA. 2010.
4) Elliott DA, Nelson RW, Feldman EC and Neal LA. Glycosylated hemoglobin concentrations in the blood of healthy dogs and dogs with naturally developing diabetes mellitus, pancreatic beta-cell neoplasia, hyperadrenocorticism, and anemia. *J Am Vet Med Assoc*. 1997 Sep 15, 211(6): 723-727.
5) Kawamoto M, Kaneko JJ, Heusner AA, Feldman EC and Koizumi I. Relation of fructosamine to serum protein, albumin, and glucose concentrations in healthy and diabetic dogs. *Am J Vet Res*. 1992 May, 53(5): 851-855.
6) Loste A and Marca MC. Fructosamine and glycated hemoglobin in the assessment of glycaemic control in dogs. *Vet Res*. 2001 Jan-Feb, 32(1): 55-62.

Chapter 2-2　コルチゾール　副腎皮質刺激ホルモン（ACTH）

— Introduction —

副腎皮質機能亢進症の治療には，副腎機能の正しい評価のみならず，原発巣（下垂または副腎）を特定することが非常に重要である。また，副腎皮質機能低下症は，その非特異的な臨床症状から診断が難しい疾患の1つである。これらの疾患の診断には副腎機能検査が不可欠であり，副腎皮質に関連した特殊検査が役に立つ。特に副腎皮質機能亢進症を診断するには，複数の特殊検査が存在するため，それぞれの検査の特徴をよく理解しておく必要がある。

本項では副腎皮質に関連する特殊検査として，コルチゾール，副腎皮質刺激ホルモン（ACTH）について解説する。

コルチゾール

概論

コルチゾールは副腎皮質束状層から分泌されるグルココルチコイドであり，ステロイドホルモンの一種である。グルココルチコイドは副腎から分泌されると標的細胞内に入り，核内受容体と結合して様々な標的分子の転写を調節する。グルココルチコイドの生理作用は多様であるが，代表的なものとして糖新生，抗炎症，骨代謝などがあるほか，循環器や中枢神経系の恒常性の維持にも重要な役割を果たす。

コルチゾールは副腎機能の亢進および低下が疑われる場合に測定される。コルチゾール基礎濃度の測定のみでは副腎皮質機能亢進症および低下症を診断するには不十分であり，様々な刺激試験や抑制試験が実施される。それらの試験で測定されるのは，主にコルチゾールである。

●測定法

コルチゾールは動物種を超えて共通の構造をもっており，犬や猫のコルチゾールは様々な測定系で定量することが可能である。もちろん評価のために犬や猫での測定が保証され，基準値が決められた測定系で定量するべきである。ただし，その測定値は測定系によってわずかに異なるため，その測定系ごとに異常値の判定基準を設けなければならない。以前はRIA法（ラジオイムノアッセイ法）がスタンダードであったが，最近では多くの検査機関はコルチゾールをCLEIA法（化学発光酵素免疫測定法）で測定している。CLEIA法では抗体に酵素（ペルオキシダーゼなど）を結合し，発光試薬を加えることで起こる化学発光を検出する。これによってRIA法に引けを取らない高感度測定が可能となっている。

実践

●検体の取り扱い

多くの測定系では血清と血漿の両方でコルチゾールの測定が可能である。コルチゾールは比較的安定しているが，できる限り速やかに血清または血漿を分離し，冷蔵保存した方が良いことはいうまでもない。

●測定時の注意点

コルチゾール濃度を測定するときの重要な注意点として，投与薬剤との交差反応が挙げられる。プレドニゾロンなどのステロイドホルモンを投与した後に測定すると，コルチゾール濃度を正しく測定することができず，交差反応によって高値となる可能性がある。これらの薬剤の半減期を考慮のうえ，十分な休薬後に測定するべきである。副腎皮質機能低下症の症例で，コルチゾール測定前に緊急的にグルココルチコイド投与の必要がある場合には，デキサメサゾンを使用する。デキサメサゾンは多くの場合コルチゾール測定系に干渉しない。

Chapter 2　内分泌

●コルチゾール基礎濃度

コルチゾール基礎濃度は副腎疾患の診断には十分でないと前述したが，検査結果が基準範囲であった場合，副腎皮質機能低下症は否定して良い．それほど疑わしいわけではないが，副腎皮質機能低下症を否定しておきたいというような場合には，まずコルチゾール基礎濃度を測定してみるのも1つの選択肢である．低値であった場合，ACTH刺激試験により確定診断しなければならない．

●ACTH刺激試験

ACTH刺激試験は副腎機能検査の代表であり，副腎皮質機能亢進症および低下症の診断に用いられる．合成ACTH製剤〔テトラコサクチド酢酸塩：コートロシン®，第一三共（株）など〕を大量投与し，それによる副腎からのコルチゾール分泌予備能を調べるのがこの検査の目的である．副腎皮質機能低下症や犬の副腎皮質機能亢進症の診断においては，第一選択の検査法である．一方，猫の副腎皮質機能亢進症においては，診断の感度や特異度が低いため，ACTH刺激試験の実施は推奨されない．

ACTH刺激試験では合成ACTH製剤を0.25 mg/頭，静脈内または筋肉内投与し，投与前および60分後に採血する．体重が5 kg以下の犬の場合には半量の0.125 mg/頭を投与する．類似した薬剤にコートロシン®Z〔第一三共（株）〕という持続性ACTH製剤があるが，これは人で連続ACTH負荷試験に用いられる薬剤であり，犬や猫では通常使用されないため，混同に注意が必要である．

検査結果の解釈

採取した血液を用いてコルチゾール濃度を測定する．副腎皮質機能亢進症の場合，ACTH投与後のコルチゾール濃度が高値となる．異常値と判定する数値は測定系によってやや異なるが，およそ>20〜25 µg/dLを異常と考える．副腎皮質機能亢進症の場合，ACTH投与前の値は診断においてあまり重要でないが，副腎皮質機能亢進症では投与前の値が高い傾向がある．副腎皮質機能亢進症において，ACTH刺激試験の感度は下垂体性で90％，副腎腫瘍で60％程度であり，正常な結果が得られたとしても完全には副腎皮質機能亢進症を否定できない（図1）．また特異度は下垂体性で80〜90％である．そのため副腎皮質機能亢進症が疑わしいにも関わらず，ACTH刺激試験において異常な値が得られなかった場合は，低用量デキサメサゾン抑制試験を実施すると良い．

副腎皮質機能低下症の場合，ACTH投与後のコルチゾール濃度が低値となる．異常値と判定する濃度は，およそ<2.0 µg/dLである．ほとんどの場合<1.0 µg/dLの低値となり，測定限界以下の結果であることも少なくない．副腎皮質機能低下症の診断において，ACTH刺激試験の感度および特異度は100％に近く，理想的な検査である．

●低用量デキサメサゾン抑制試験

正常な動物にデキサメサゾンを投与すると，下垂体が抑制されACTH分泌が低下し，血中コルチゾール濃度

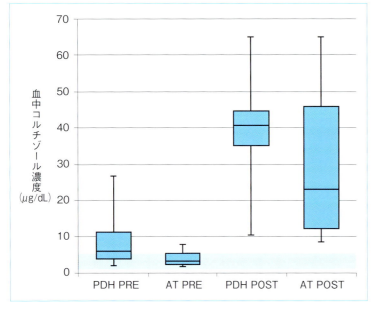

図1　ACTH刺激試験における血中コルチゾール濃度
下垂体性副腎皮質機能亢進症（PDH）の犬25頭，機能性副腎腫瘍（AT）の犬6頭におけるACTH投与前後のコルチゾール濃度を示す．黄色部分は，基礎コルチゾール濃度の基準範囲を示す．PDH，ATともに基礎コルチゾール濃度単独では診断価値が低いことが分かる．またATではACTH投与後のコルチゾール濃度が大きくばらついていることが分かる

は低下する。しかし，腫瘍化した下垂体はデキサメサゾンによって抑制されにくいため，下垂体性副腎皮質機能亢進症ではコルチゾール濃度が低下しにくい。また副腎腫瘍では自律的にコルチゾールを分泌しているため，当然デキサメサゾンを投与してもコルチゾール濃度は低下しない。この特徴を利用したのが低用量デキサメサゾン抑制試験である。低用量デキサメサゾン抑制試験は，副腎皮質機能亢進症を疑う症例に対して実施する。

デキサメサゾンを犬には0.01 mg/kg，猫には0.1 mg/kg静脈内投与し，投与前，投与後4および8時間後の3時点で採血し，コルチゾール濃度を測定する。

検査結果の解釈

8時間後のコルチゾール濃度は正常な動物では<1.0 μg/dLであり，>1.4 μg/dLであった場合は異常と判断する。その間（1.0～1.4 μg/dL）はグレーゾーンであり，再検査が推奨される。犬においては，低用量デキサメサゾン抑制試験の結果から下垂体性と副腎腫瘍を鑑別できる場合がある。図2に示した基準を満たす場合，下垂体性と診断できる。

低用量デキサメサゾン抑制試験は犬において感度が高い（ほぼ100％）が，特異度は中等度（70％）である。猫においては明確な数値は示されていないが，感度は高く（ほぼ100％），特異度に関してもまずまずであるといわれており，猫の副腎皮質機能亢進症の検査の第一選択である。

検査の実施においては，ストレスを極力避けなければならない。他の疾患の影響や，神経質な動物では検査中のストレスによって偽陽性の結果がみられることがあり，この検査の特異度が低くなる要因となっている。

● 高用量デキサメサゾン試験

下垂体性副腎皮質機能亢進症ではデキサメサゾン投与によって下垂体が抑制されにくいが，さらに高用量を投与した場合には血中コルチゾール濃度抑制がみられることが多い。しかし副腎腫瘍の場合には，高用量を投与しても血中コルチゾール濃度は抑制されない。この違いを利用して下垂体性と副腎性を鑑別する検査が高用量デキサメサゾン抑制試験である。よって副腎皮質機能亢進症と確定された動物に対して実施する。

犬には0.1 mg/kg，猫には1 mg/kgのデキサメサゾンを静脈内投与し，投与前，投与後4および8時間後に採血してコルチゾール濃度を測定する。

検査結果の解釈

血中コルチゾール濃度の抑制がみられた場合には下垂体性と判断する。抑制がみられなかった場合には，下垂体性と副腎腫瘍の区別は不可能である。

高用量デキサメサゾン抑制試験は，以前から広く実施されている検査である。しかし最近では犬や猫でこの検査の正確性に疑問があることや，高用量のデキサメサゾン投与による有害反応の可能性が考えられることなどから，あまり推奨されていない。

管理

副腎皮質機能亢進症と診断され，内科的治療を実施している症例においては，定期的にACTH刺激試験を実施し，ACTH投与後の血中コルチゾール濃度をモニタリングすることが推奨されている。犬や猫では，ACTH投与後の血中コルチゾール濃度は1～2 μg/dLを

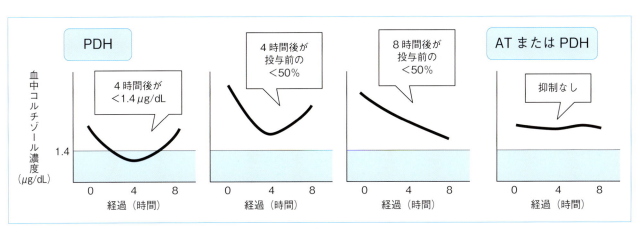

図2　低用量デキサメサゾン抑制試験によるPDHとATの鑑別

Chapter 2　内分泌

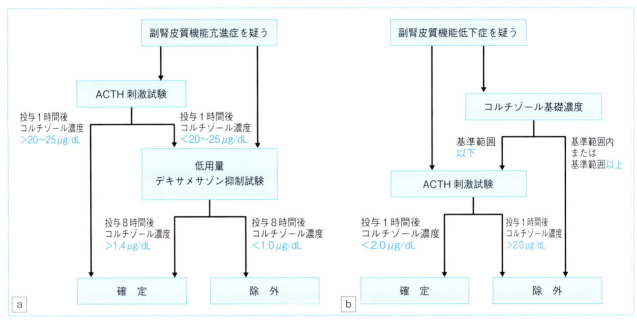

図3　コルチゾール濃度を用いた副腎皮質機能亢進症（a）および低下症（b）の診断のフローチャート

目標にすることが一般的に推奨されている。しかしコルチゾール濃度をここまで低下させることは，副作用発生のリスクと隣り合わせの状態となるので，臨床症状が改善していれば4〜7μg/dLでも良しとすべきであるともいわれている。

モニタリングは，治療開始当初は2〜4週間ごと，その後は数カ月ごとに実施する。注意するべき点としては，ACTH刺激試験を実施する時間を統一するということである。また，トリロスタンによる治療の場合，投与から4〜6時間後にACTH刺激試験を開始することが推奨されている。

以上，ここまでコルチゾール測定の活用法について解説したが，そのまとめを図3に示す。

各検査機関の基準値

各検査機関の基準値はp.87を参照のこと。

副腎皮質刺激ホルモン（ACTH）

概論

ACTHは下垂体前葉から分泌されるペプチドホルモンであり，副腎に作用してコルチゾールやアルドステロンなどの副腎皮質ホルモンの分泌を促進する。ACTHは視床下部から分泌される副腎皮質刺激ホルモン放出ホルモン（CRH）によって分泌が刺激されるほか，コルチゾール，デキサメサゾン，プレドニゾロンなどのグルココルチコイドによって分泌が抑制される。血中ACTH濃度の測定は副腎皮質機能亢進症と診断された動物に対して，下垂体性および副腎性の鑑別のために用いられる。副腎皮質機能亢進症自体の診断に用いることはできない。

また副腎皮質機能低下症においては，病変が副腎にあるか（一次性），下垂体にあるか（二次性）の鑑別に用いることができる。血中ACTH濃度は副腎皮質機能低下症自体の診断には用いられていない。

●測定法

犬の血中ACTH濃度の測定は，検査機関で測定可能である。また，猫のACTHを測定している検査機関もある。ACTH濃度は最近では多くの場合CLEIA法によって測定されている。血中ACTH濃度は単位がpg/

mL と血中には微量しか存在しないが，本法では鋭敏に測定することが可能である。

実践

●検体の取り扱い

ACTH はペプチドホルモンであり，容易に分解されるため安定性が低い．そのため採血後には抗凝固剤（通常は EDTA）入りの容器に入れ，速やかに遠心分離し，血漿を分離する．可能であれば冷却遠心することが望ましい．血漿分離後は速やかに冷凍し，ホルモンの分解を防ぐ．当然のことながら凍結融解の繰り返しは厳禁である．なお，アプロチニンなどの蛋白分解酵素阻害剤を使用するとより安定するといわれているが，測定系へ影響する可能性も考えられるため，検査機関の指示に従う．

プレドニゾロンやデキサメサゾンなどのグルココルチコイドは，下垂体からの ACTH 分泌を抑制する．そのためこれらの薬剤を投与している場合には，血中 ACTH 濃度は低くなることが予想される．これらの薬剤を投与中の動物における検査結果からは，病態を正しく評価することはできない．

●検査結果の解釈

副腎皮質機能亢進症において，下垂体性では下垂体からの分泌増加により血中 ACTH 濃度は基準範囲よりも高く，逆に副腎性ではネガティブフィードバックにより血中 ACTH 濃度は基準範囲以下となる．検査結果が基準範囲内であった場合には，どちらともいうことはできない．この場合，副腎の超音波検査を行うなど，他の検査結果から判断することになる．

副腎皮質機能低下症においては，一次性の場合には血中 ACTH 濃度は著明な高値となり，二次性の場合は低値となる．しかし副腎皮質機能低下症のほとんどは一次性であるため，この検査が本疾患を診断するために必須であるとはいえないかもしれない．

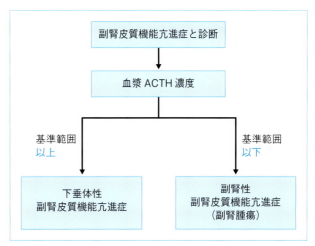

図4 血中 ACTH 濃度を用いた副腎皮質機能亢進症の診断のフローチャート

管理

副腎皮質機能亢進症および副腎皮質機能低下症において，血中 ACTH 濃度は最初の診断時には用いられるが，治療後にモニタリングとしては使用されない．治療によって ACTH 濃度は基準範囲に戻ると考えられるが，通常はその値によって治療効果を判定することはない．

ここまで ACTH 測定の活用法について解説したが，副腎皮質機能亢進症に関するそのまとめを図4に示す．

各検査機関の基準値

各検査機関の基準値は p.89 を参照のこと．

（西飯直仁）

参考文献

1) BSAVA Manual of Canine and Feline Endocrinology 4th ed. British Small Animal Veterinary Association. Gloucester, UK. 2012.
2) Canine and Feline Endocrinology and Reproduction 3rd ed. Saunders, Missouri. USA. 2004.
3) Textbook of Veterinary Internal Medicine 7th ed. Saunders, Missouri. USA. 2010.

Chapter 2-3

サイロキシン（T4）
遊離サイロキシン（FT4）
トリヨードサイロニン（T3）
甲状腺刺激ホルモン（TSH）
サイログロブリン自己抗体（TgAA）

Introduction

甲状腺機能亢進症は近年，猫で増加してきており，高齢の猫において最も重要な疾患の1つといっても過言ではない。また，甲状腺機能低下症は犬でしばしばみられる疾患であり，生涯にわたる投薬が必要であるために正確な診断が求められる。これらの疾患は臨床症状やスクリーニング検査結果が非特異的であることから，甲状腺機能を特殊検査によって正しく評価することが診断に重要である。

本項では，甲状腺に関連する特殊検査として，サイロキシン（T4），遊離サイロキシン（FT4），トリヨードサイロニン（T3），甲状腺刺激ホルモン（TSH），サイログロブリン自己抗体（TgAA）について解説する。

サイロキシン（T4）

概論

サイロキシン（T4）は甲状腺から分泌されるホルモンであり，構造中のヨウ素の数よりT4とも呼ばれる。T4は末梢において脱ヨウ素化酵素のはたらきによりトリヨードサイロニン（T3）に変換され，作用を発揮する。T4自体も同様の生理活性を有するが，T3に比べると非常に弱い。しかし，血液中に存在する濃度は，T3よりもT4の方が圧倒的に高い。T4とT3のはたらきは共通しており，ほぼすべての細胞において代謝を活性化し，基礎代謝の調節，体温維持，成長など多くの生理作用を示す（図1）。

T4は甲状腺の機能を評価するために測定される。甲状腺からのホルモン分泌が亢進している場合には血中T4濃度は高値となり，逆に低下している場合には低値となる。そのため血中T4濃度の測定は，甲状腺機能亢進症や甲状腺機能低下症の診断において重要である。

T4はその構造に動物種差がなく，人用の測定系で犬や猫のT4を測定することができる。しかし，動物用に最適化し基準値を設定した測定系を用いなければ，測定値を正しく評価することはできない。近年では犬と猫に特化したT4測定系が開発され，より信頼性の高い検査が実施できるようになっている。

●測定法

血中T4濃度は多くの場合，CLEIA法（化学発光酵素免疫測定法）により測定されている。CLEIA法では抗体に酵素（ペルオキシダーゼなど）を結合し，発光試薬を加えることで起こる化学発光を検出する。以前はRIA法（ラジオイムノアッセイ法）が主流であったが，これによってRIA法に引けを取らない高感度測定が可能となっている。

実践

●検体の取り扱い

T4は血液中でも比較的安定しているが，可能であれば速やかに分離し，冷蔵して検査機関に送付するべきである。

サイロキシン（T4），遊離サイロキシン（FT4），トリヨードサイロニン（T3），甲状腺刺激ホルモン（TSH），サイログロブリン自己抗体（TgAA）

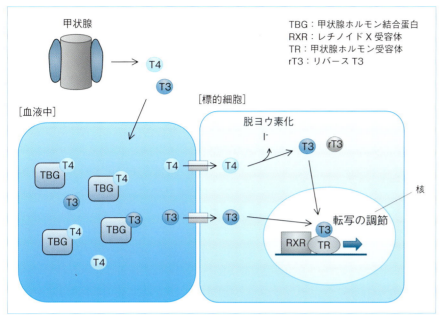

図1　甲状腺ホルモンの分泌から作用までの流れ

甲状腺からは主にT4が分泌され，T3もわずかに分泌される。血液中ではこれらの甲状腺ホルモンは大部分がTBGに結合した状態で存在するが，標的細胞に入るのは遊離型のホルモン（FT4）である。T4はその後，脱ヨウ素化酵素のはたらきによってT3またはrT3に変換され，T3は核内受容体に結合してmRNA転写を制御する

● 検査結果の解釈

甲状腺以外の疾患，特に消耗性疾患，炎症性疾患，栄養状態の悪化などにより血中T4濃度は低下する（ユウサイロイドシック症候群[*1]）。このため，甲状腺機能低下症の診断においてT4濃度の解釈には注意が必要である。他の疾患により低下した血中T4濃度により，間違って甲状腺機能低下症と診断してしまわないようにしなければならない。また，検査結果がグレーゾーンの値だった場合などは，後日再測定するまたは遊離T4（FT4）とあわせて評価するなどの対処が必要である。

血中基礎T4濃度

甲状腺機能低下症が疑われた場合に血中T4濃度が測定される。疑わしい臨床症状やスクリーニング検査異常のある動物において血中T4濃度が基準値以下であった場合，甲状腺機能低下症の可能性が高まる。しかし残念なことに，甲状腺以外の疾患をもつ動物や，特定の薬剤（グルココルチコイド，フェノバルビタールなど）を投与している動物においても血中T4濃度が低くなる（ユウサイロイドシック症候群）ため，誤った診断につながるおそれがある。そのため血中T4濃度が正常であれば甲状腺機能低下症を否定することができるが，血中T4濃度で甲状腺機能低下症を診断する場合には十分な注意が必要である。

反対に，甲状腺機能亢進症の診断には血中T4濃度が役に立つ（図2）。甲状腺機能亢進症を疑う臨床症状が認められ，血中T4濃度が4.0～5.0 μg/dL以上であった場合，甲状腺機能亢進症の可能性が高い。血中T4濃度は"非甲状腺疾患"の存在によって低下する可能性があるため，臨床症状や頚部腫瘤などから甲状腺機能亢進症が疑われるが，血中T4濃度が基準範囲内であったとい

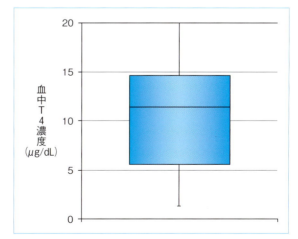

図2　猫の甲状腺機能亢進症における血中T4濃度の分布

最終的に甲状腺機能亢進症と診断した猫の血中T4濃度（n＝34）。ほとんどの症例で非常に高いT4濃度がみられたが，一部では基準範囲内の個体も認められた

[*1] ユウサイロイドシック症候群：
甲状腺以外の疾患により血中甲状腺ホルモン濃度が低下した病態のこと。これは生体の生理的な反応であり，甲状腺の機能自体は正常である。よって，甲状腺ホルモン製剤の投与は必要ない

う場合には，この疾患を否定することは危険である．血中T4濃度が低値であれば，甲状腺機能亢進症の可能性は低い．

TSH刺激試験

以前は，甲状腺機能低下症の診断のゴールドスタンダードはTSH刺激試験であった．この試験ではTSHを投与し，血中T4濃度の変化について評価する．しかし，ヒト組み替え型TSH〔タイロゲン®，サノフィ（株）〕は非常に高価であり，ウシTSHは試薬として販売されているのみであるため，利用しにくい．ヒト組み替え型TSHの場合，75 μg/頭を静脈または筋肉内に投与し，投与前および6時間後の血中T4濃度を測定する．

正常な犬では6時間後の血中T4濃度が2.5 μg/dL以上となるか，投与前の値の1.5倍以上となる．甲状腺機能低下症の犬では，典型的には投与後のT4濃度は投与前から変化しない．

T3抑制試験

T3抑制試験は，甲状腺機能亢進症を診断するための検査である．T4やFT4の検査結果が診断的でなかった場合に行われる．T3製剤〔チロナミン®，武田薬品工業（株）〕25 μgを1日3回，計7回投与し，投与前と最後の投与から8時間後のT4を測定する．T3製剤を投与すると，正常な個体ではネガティブフィードバックによってTSH分泌が抑制され，結果的に血中T4濃度が低下する．甲状腺の機能性腫瘍または過形成では，自律的にホルモンを分泌しているため，T3製剤を投与しても血中T4濃度は低下しない．このことを利用して甲状腺機能亢進症を診断するのがT3抑制試験である．

T3抑制試験では，正常であれば血中T4濃度が1.5 μg/dL以下となり，甲状腺機能亢進症の場合は2.0 μg/dL以上となる．

管理

甲状腺機能低下症と診断され，レボチロキシン製剤〔レベンタ®，（株）インターベット〕による治療を行っている動物では，血中T4濃度を測定することで投与量が適切であるかどうかを評価することができる．管理目標として，投与から4～6時間後の血中T4濃度が1.5～4.5 μg/dLとなるのが理想的である．6.0 μg/dL以上の場合，投与量が多すぎるかもしれない．また治療により血中T4濃度が6.0 μg/dL以上であるにも関わらず，臨床症状が改善しない場合には，甲状腺機能低下症という診断を見直すべきである．

甲状腺機能亢進症においても，血中T4濃度は治療のモニタリングに利用される．チアマゾール〔メルカゾール®，あすか製薬（株）〕などを用いて内科的治療を行う場合，定期的に血中T4濃度を測定し，1.0～2.0 μg/dLを目標にして投薬量の調節を行う．甲状腺の摘出を行った場合は，術後に血中T4濃度をモニタリングし，手術により低下することを確認するとともに，著明な低値となった場合にはT4の補充療法について検討する．

各検査機関の基準値

各検査機関の基準値はp.90を参照のこと．

遊離サイロキシン（FT4）

概論

T4は甲状腺から分泌されると血液に入り，そのほとんどは甲状腺ホルモン結合蛋白に結合して標的組織へ運ばれる．甲状腺ホルモン結合蛋白として，サイロキシン結合グロブリン，トランスサイレチン，アルブミンが知られている．これらの蛋白に結合していない遊離型が，遊離T4（FT4）である（図1）．

FT4は甲状腺からのホルモン分泌機能を評価するために測定される．血中FT4濃度は甲状腺機能亢進症では高値となり，甲状腺機能低下症では低値となる．

FT4はT4と同様に犬や猫専用の測定系が存在するため，これらの測定系を使用している検査機関に測定依頼するべきである．

●測定法

以前から，FT4は平衡透析ラジオイムノアッセイ（ED-RIA）で測定しなければ精度が低いといわれており，現在でもED-RIA法を推奨する成書も多い．ED-RIA法は，まず透析によって蛋白結合T4とFT4を分離し，FT4をRIAで測定するという方法であり，検査

費用と測定時間がかかることが問題である．最近ではCLEIA法を用いた動物用検査系が開発され，その結果はED-RIA法のものと良好な相関がみられることが分かっている．CLEIA法では透析などのサンプルの前処理を行わず，直接FT4を検出するため，費用および検査時間の点でメリットがある．筆者の経験よりCLEIA法を用いた診断に問題はないと考えるが，臨床徴候と食い違う結果が得られる場合などにはED-RIA法による測定を行った方が良い．

実践

● 検体の取り扱い

FT4は血液中でも比較的安定しているが，可能であれば速やかに分離し，冷蔵して検査機関に送付するべきである．

● 検査結果の解釈

FT4の検査結果は検査機関により異なる単位で結果が報告される（pmol/L または ng/dL）．T4の分子量は約776であり，それから計算すると1 pmol/L＝0.0776 ng/dL，1 ng/dL＝12.8 pmol/L である．

● 診断における注意点

甲状腺機能低下症の診断において，大きな問題となるのがユウサイロイドシック症候群である．FT4はユウサイロイドシック症候群の影響をT4よりも受けにくい[4]ため，より正確に診断することができる．そのため甲状腺機能低下症が疑われた場合には，FT4を検査の第一選択とする．ただし重度の"非甲状腺疾患"では血中FT4濃度であっても低下するため，併発疾患の有無については慎重に評価することが必要である．甲状腺機能低下症を疑う臨床徴候があり，FT4濃度が基準範囲以下（多くの場合，検出限界以下）であれば，甲状腺機能低下症と診断される．

甲状腺機能亢進症においても，血中FT4濃度は感度が高い検査である．ただし，FT4は甲状腺以外の疾患において偽の高値がみられることが知られている[5]ため，単独の測定では誤診の可能性がある．まずは血中T4濃度を測定し，測定値が軽度の増加などグレーゾーンの結果だった場合にはFT4も測定するという使い方をすると良い．

管理

FT4は甲状腺機能低下症および亢進症の診断において有用であるが，治療のモニタリングでは一般的に血中T4濃度が使用されており，FT4を測定することはあまりない．

以上，ここまでT4とFT4の検査の活用法について解説した．甲状腺機能低下症のまとめを図3，甲状腺機能亢進症のまとめを図4に示す．

各検査機関の基準値

各検査機関の基準値はp.91を参照のこと．

Chapter 2　内分泌

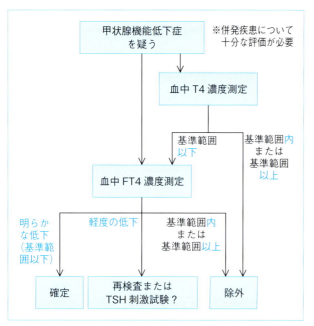

図3　血中T4濃度，FT4濃度を用いた甲状腺機能低下症の診断のフローチャート

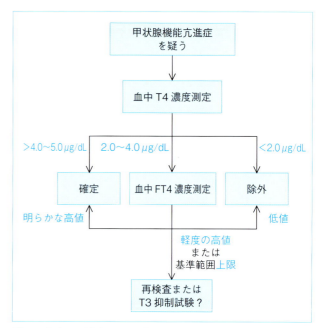

図4　血中T4濃度，FT4濃度を用いた甲状腺機能亢進症の診断のフローチャート

トリヨードサイロニン（T3）

概論

　T3は甲状腺からも分泌されるが，大部分は末梢においてT4の脱ヨウ素化により生成される。T3の血中濃度はT4よりも低いが，T4の数倍の生理活性をもっている。T3は，核内受容体である甲状腺ホルモン受容体に結合して転写活性を調節することで生理作用を示す（図1）。

　このようにT3は強い生理活性をもつホルモンであることから，本来は甲状腺ホルモンの主役であり，生理的に非常に重要である。しかしながら，臨床現場において診断に用いられることはほとんどない。その理由として，甲状腺機能低下症や甲状腺機能亢進症ではそれぞれ低値または高値を示すことが期待されるが，個体差が大きく，正常と異常における検査値の重なりも大きすぎるため，診断検査としてはあまり有用でないことが挙げられる。

　甲状腺機能亢進症におけるT3抑制検査では，飼い主が適切にT3製剤を投与できているかを確認する意味で，血中T3濃度が測定されることがある。

各検査機関の基準値

　各検査機関の基準値はp.92を参照のこと。

サイロキシン（T4），遊離サイロキシン（FT4），トリヨードサイロニン（T3），甲状腺刺激ホルモン（TSH），サイログロブリン自己抗体（TgAA）

甲状腺刺激ホルモン（TSH）

概論

TSHは下垂体前葉から分泌される糖蛋白質ホルモンである。血中に分泌されると甲状腺のTSH受容体に結合し，甲状腺ホルモンの合成および分泌を促進する。TSHの分泌は視床下部から分泌される甲状腺刺激ホルモン放出ホルモン（TRH）によって促進されるほか，甲状腺ホルモン（T4：サイロキシン，T3：トリヨードサイロニン）によって抑制される（ネガティブフィードバック，図5）。そのため，甲状腺疾患により血中甲状腺ホルモン濃度が低下すると，ネガティブフィードバックの低下によってTSH分泌は増加し，血中TSH濃度は増加する。逆に甲状腺機能亢進症や甲状腺ホルモン製剤の投与により，血中TSH濃度は低下する。

犬において血中TSH濃度は，甲状腺機能低下症が疑われる場合に測定される。犬の甲状腺機能低下症の診断は，主にFT4濃度によって下されるが，TSH濃度と組み合わせることで，より正確に診断することが可能となる。

●測定法

犬と猫のTSHは検査機関に測定依頼することが可能である。測定は一般的にCLEIA法で行われているが，その検査結果は検査機関によって異なる可能性があるため，利用した測定系における基準値を参照しなければならない。

実践

●検体の取り扱い

TSH濃度の測定では血清検体が指定されていることが多い。分離した血清は速やかに冷蔵または冷凍し，検査機関に送付する。冷凍する場合は，凍結や融解を繰り返してはならない。

●検査の有用性と検査結果の解釈

犬において甲状腺機能低下症が疑われた場合，血中TSH濃度を測定する。一次性甲状腺機能低下症[*2]では，血中TSH濃度は基準値よりも増加していることが多い。しかし，血中TSH濃度の甲状腺機能低下症における診断の感度は6〜8割程度といわれており，検査結果が基準範囲内であったとしても甲状腺機能低下症を否定することはできない。また，現在の犬のTSH測定系は測定限界の問題から，血中TSH濃度の低下を検出することができない。そのため血中TSH濃度を測定しても，二次性甲状腺機能低下症[*3]や甲状腺機能亢進症を診断することはできない。

いずれにせよ，甲状腺機能低下症の診断ではTSH濃度単独でなく，FT4濃度との組み合わせで評価すべきである。甲状腺機能低下症を疑う臨床症状がみられ，FT4濃度が低く，TSH濃度が高い場合は，甲状腺機能低下症の可能性が高い（図6）。FT4濃度が正常で，TSH濃度が高値である場合，評価は困難である。このような場合，初期の甲状腺機能低下症が示唆される可

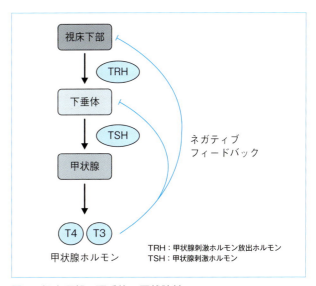

図5　視床下部・下垂体・甲状腺軸
下垂体から分泌されたTSHは甲状腺からの甲状腺ホルモンの分泌を促進する。一方，甲状腺ホルモンは上位内分泌器官に作用し，刺激ホルモンの分泌を抑制する（ネガティブフィードバック）

[*2]　一次性甲状腺機能低下症：
　　　甲状腺自体の異常により甲状腺ホルモン分泌が低下した病態。犬の甲状腺機能低下症ではほとんどが一次性である
[*3]　二次性甲状腺機能低下症：
　　　下垂体からのTSH分泌低下に起因する甲状腺機能低下症。頭部外傷や腫瘍などが原因となる

Chapter 2　内分泌

能性も指摘されており，特に臨床症状がみられる場合には時間をおいて再検査することが推奨される。

一次性甲状腺機能亢進症では，ネガティブフィードバックにより血中 TSH 濃度は低下する。血中 TSH 濃度の低下がみられた場合，甲状腺機能亢進症の診断に有用であるが，現在の測定系は TSH 濃度の低下を検出することができない。ただし猫において，TSH 濃度が測定限界以下の場合には，その後に甲状腺機能亢進症を発症する可能性が高いといわれており，発症の予測に使用できるかもしれない。

管理

甲状腺機能低下症において血中 TSH 濃度が高値であった場合，適切な治療を行うことで TSH 濃度は速やかに低下することが期待される。甲状腺機能低下症の治療後のモニタリングで最も重要なのは臨床症状であるが，血中 T4 濃度と TSH 濃度が治療後の指標として用いられている。治療中にも関わらず TSH 濃度が高値であった場合，レボチロキシン製剤の投与量が不十分である可能性を示唆する。なお，甲状腺機能低下症の診断時に血中 TSH 濃度が基準範囲内であった場合は，治療開始後に TSH 濃度を再測定する意義は低い。

治療中の甲状腺機能亢進症の猫における血中 TSH 濃度測定の意義については不明であり，血中 TSH 濃度が

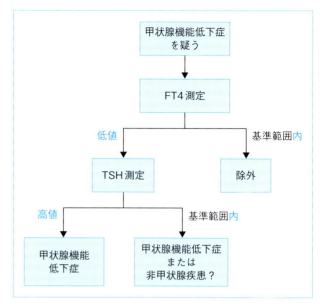

図6　血中 TSH 濃度を用いた場合の犬の甲状腺機能低下症の診断のフローチャート

モニタリングのために測定されることはない。

各検査機関の基準値

各検査機関の基準値は p.93 を参照のこと。

サイログロブリン自己抗体（TgAA）

概論

犬の甲状腺機能低下症の病態の1つとして，自己免疫性甲状腺炎の可能性が示唆されている。人において自己免疫性甲状腺炎は，血中に抗甲状腺抗体が検出されることが診断基準の1つとなっている。抗甲状腺抗体として，人では抗サイログロブリン抗体（TgAA：サイログロブリン自己抗体），抗甲状腺マイクロゾーム抗体，抗甲状腺ペルオキシダーゼ抗体などが知られている。そのうち，犬のリンパ球性甲状腺炎の診断に現在用いられているのが TgAA である。

甲状腺機能低下症の犬の約半数においてリンパ球性甲状腺炎が観察され，これらの症例においては血中の TgAA が陽性となる。一方，犬の甲状腺機能低下症のもう1つの病態である特発性濾胞萎縮では，TgAA が陰性となるのが特徴である。

サイログロブリンとは

サイログロブリンは甲状腺濾胞細胞（図7）で産生される蛋白であり，甲状腺濾胞内に蓄積されている。サイログロブリンのチロシン基から T4 および T3 の合成が行われる（図8）。サイログロブリンは甲状腺に特異性の高い蛋白質であり，サイログロブリンに対する自己抗体の検出は，他の抗甲状腺抗体と並んで甲状腺の自己免疫性の病態を示唆する。

TgAA は甲状腺機能低下症を疑う犬において測定される。特に FT4 と TSH の検査結果の評価が難しいと

サイロキシン（T4），遊離サイロキシン（FT4），トリヨードサイロニン（T3），甲状腺刺激ホルモン（TSH），サイログロブリン自己抗体（TgAA）

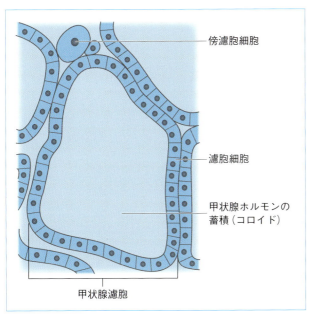

図7　甲状腺濾胞の構造

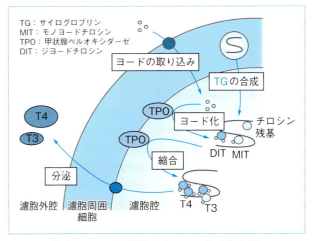

図8　甲状腺における甲状腺ホルモンの合成と分泌

濾胞は甲状腺の機能単位であり，濾胞周囲細胞はヨードの取り込み，TGの合成を行い，濾胞腔のコロイドを形成する。濾胞内ではTPOの作用によりT3，T4の合成が行われる

きに判断の材料となる。また甲状腺機能低下症と診断された犬において，リンパ球性甲状腺炎と特発性濾胞萎縮を鑑別するために測定する（図9）。

● 測定法

自己抗体の測定は種特異的であり，犬専用の測定系を用いなければ正しい結果を得ることはできない。現在は犬専用のELISA法によるTgAA測定系が利用可能であり，検査機関に測定を依頼することができる。

実践

● 検体採取の注意点

ワクチン注射を最近受けている症例の場合，健康な動物であってもTgAAが陽性となる可能性が報告されている[8]。TgAAを測定する場合，最近のワクチン接種歴について飼い主に確認しておかなければならない。

● 検体の取り扱い

TgAAの測定には血清が用いられる。血清を分離後は速やかに冷蔵または冷凍し，検査機関に提出する。冷凍する場合には，凍結・融解を繰り返してはならない。

● 測定のタイミング

TgAAは，甲状腺機能低下症を疑う犬を対象に測定する。FT4およびTSH濃度測定で明確に診断しにくい場合に，追加の判断材料として測定すると良い。また，甲状腺機能低下症と診断された犬において，リンパ球性甲状腺炎と特発性濾胞萎縮を鑑別するために有用である。ただし現在のところ，この2つの病態において治療の方針に違いはない。

● 検査結果の解釈

結果はパーセンテージで報告される。まず，スクリーニングとしての数値（TgAAスクリーン）が測定され，これが高値であった場合，さらに非特異的結合が測定され，TgAAスクリーン値から非特異的結合を引いたものが修正TgAAとして報告される。最終的には修正TgAAによって陽性／陰性の判断をする。

結果の解釈で注意すべき点として，TgAAの検査結果は決して甲状腺の機能を示すものではないということである。TgAAが高値であってもFT4濃度が正常な場合には，甲状腺における自己免疫性の病変が存在する可能性は示唆されるが，甲状腺機能低下症ではなく，観察される臨床徴候は甲状腺に由来するものではない。TSHと同様に，あくまでFT4が低値であった場合に甲状腺機能低下症の可能性を高めるための検査として考えるべきである（図9）。

TgAAが陽性となるのはリンパ球性甲状腺炎の症例のみであり，すなわち甲状腺機能低下症の犬の約半数である[6,7]。一方，特発性濾胞萎縮ではTgAAは陰性とな

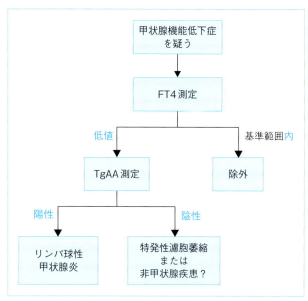

図9 血中抗サイログロブリン抗体を用いた犬の甲状腺機能低下症の診断のフローチャート

る。そのため TgAA が陰性の場合にも，甲状腺機能低下症の可能性を否定することはできない。

まれに甲状腺機能が正常な犬において，TgAA が陽性となることがある。この場合，潜在性の甲状腺炎が存在する可能性があり，将来的に甲状腺機能低下症を発症する可能性があるともいわれているが，明確なエビデンスはまだ示されていない。しかし遺伝病としての甲状腺機能低下症を減少させるため，TgAA が陰性の犬のみを繁殖に用いる方針をとっている団体もある。

管理

甲状腺機能低下症の治療を開始した犬において，TgAA を再測定することはない。あくまでリンパ球性甲状腺炎の診断のための検査と考えるべきである。

各検査機関の基準値

各検査機関の基準値は p.94 を参照のこと。

(西飯直仁)

参考文献

1) BSAVA Manual of Canine and Feline Endocrinology 4th ed. British Small Animal Veterinary Association. Gloucester, UK. 2012.
2) Canine and Feline Endocrinology and Reproduction 3rd ed. Saunders, Missouri, USA. 2004.
3) Textbook of Veterinary Internal Medicine 7th ed. Saunders, Missouri, USA. 2010.
4) Peterson et al. Measurement of serum total thyroxine, triiodothyronine, free thyroxine, and thyrotropin concentrations for diagnosis of hypothyroidism in dogs. *J Am Vet Med Assoc*. 1997 Dec 1, 211(11): 1396-1402.
5) Peterson et al. Measurement of serum concentrations of free thyroxine, total thyroxine, and total triiodothyronine in cats with hyperthyroidism and cats with nonthyroidal disease. *J Am Vet Med Assoc*. 2001 Feb 15, 218(4): 529-536.
6) Thacker et al. Prevalence of autoantibodies to thyroglobulin, thyroxine, or triiodothyronine and relationship of autoantibodies and serum concentrations of iodothyronines in dogs. *Am J Vet Res*. 1992 Apr, 53(4): 449-453.
7) Lee et al. Prevalence of thyroglobulin autoantibodies detected by enzyme-linked immunosorbent assay of canine serum in hypothyroid, obese and healthy dogs in Japan. *Res Vet Sci*. 2004 Apr, 76(2): 129-132.
8) Scott-Moncrieff et al. Evaluation of antithyroglobulin antibodies after routine vacctination in pet and research dogs. *J Am Vet Med Assoc*. 2002 Aug 15, 221(4): 515-521.

Chapter 2-4 intact PTH PTHrP イオン化カルシウム

Introduction

　高カルシウム血症の症例が来院した場合，診断に苦慮する獣医師は多いと思われる。高カルシウム血症の鑑別診断として，腫瘍（リンパ腫，肛門嚢アポクリン腺癌および多発性骨髄腫など），原発性上皮小体機能亢進症，猫の特発性高カルシウム血症，ビタミンD中毒，アジソン病，肉芽腫性疾患，若齢，高脂血症および脱水などが考えられる。これらを問診，血液検査および画像検査により検討する。上記のような検査で診断がつかない場合，高カルシウム血症の原因が原発性上皮小体機能亢進症もしくは腫瘍による高カルシウム血症であるかを診断するために，intact PTHとPTHrPを測定する。しかしながら，その結果の解釈には苦慮することが多い。また，検査機関によっても測定方法や基準範囲が異なることがある。さらにintact PTH，PTHrPに加え，正確に高カルシウム血症の診断を行うためにはイオン化カルシウムの測定も同時に行うと良い。
　本項ではこれらのホルモンや検査項目についての作用や特徴，および結果の解釈について概説する。

※アジソン病を疑う場合はintact PTHやPTHrPなどの特殊検査を行う前に，ACTH刺激試験や副腎の超音波検査で診断もしくは除外診断を行う必要がある。

intact PTH

概論

　PTHは上皮小体（副甲状腺）から産生される，カルシウム代謝を調節するホルモンの1つである。上皮小体の解剖としては，左右対称の小さな上皮性の構造物（左右あわせて4つ存在）として，甲状腺の被膜下で実質組織の中に埋もれている（図）。PTH（parathormone：副甲状腺ホルモン）は主に血中のカルシウム（Ca）を上昇させ，リン（P）を低下させる。詳しい作用機序については表1に示す。PTHが標的細胞上の受容体に結合すると，アデニル酸シクラーゼの活性化によりcAMPが産生され，シグナル伝達が起こり作用を発揮する。またホスホリパーゼCの活性化によりカルシウムシグナル経路を活性化する。

　PTHは84個のアミノ酸からなり，N端の34アミノ酸に生物活性がある。血中半減期は20分未満である。intact PTHとはPTHの全長（完全分子型）を意味し，生物活性をもつ。以前はN末端，C末端，中間部を検出するキットがあったが，現在では用いられることは少ない。注意すべきことは，ペプチドホルモンのため，動物種によってアミノ酸配列が異なる点である。そのため，必ず動物の検査機関に測定を依頼する。

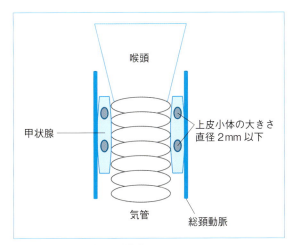

図　上皮小体の位置の模式図
上皮小体は，左右対称の小さな上皮性の構造物（左右あわせて4つ存在）として，甲状腺の被膜下で実質組織の中に埋もれている。上皮小体の大きさは直径2mm以下（青丸）

表1　PTHの分泌器官と作用

分泌器官	血中Ca	血中P	作用
上皮小体（副甲状腺）	上昇	低下	①破骨細胞を活性化して骨吸収を促進し，骨からCa^{2+}を遊離させる ②骨からCa^{2+}とともに血中に遊離したP，OH$^-$の近位尿細管からの排泄を促進する ③遠位尿細管ではCa^{2+}の再吸収を促進する ④腎臓（近位尿細管）でビタミンD$_3$を活性型ビタミンD$_3$に変換する

表2　intact PTH結果の解釈

		intact PTH		
		高値	正常高値	正常低値〜低値
イオン化カルシウム	高値	原発性上皮小体機能亢進症		悪性腫瘍，猫の特発性高カルシウム血症など
	正常〜低値	腎不全など		―

実践

●検査結果の解釈

intact PTHの検査結果の解釈を表2に示す。また，intact PTHの解釈には，イオン化カルシウム（蛋白と結合していない，生理作用をもつカルシウム）の結果が重要となる。そのため，同時に測定を行うことが推奨される。イオン化カルシウムが高値でintact PTHが高値の場合，原発性上皮小体機能亢進症である可能性が高い。イオン化カルシウムが高値でintact PTHが基準範囲内の真ん中から高めの数値（正常高値）である場合，これも原発性上皮小体機能亢進症である可能性がある。この結果の解釈には以下の大原則を知っておく必要がある。

> **大原則**
> ・イオン化カルシウムが低ければ通常intact PTHは上昇する
> ・イオン化カルシウムが高ければ通常intact PTHは低下する

大原則に基づき，この場合はイオン化カルシウムが高いのでintact PTHは低下するはずであるが，基準範囲の真ん中より上の値ということは正常なホルモンのフィードバック機構としてはあり得ない状況である。そのため，**イオン化カルシウムが高いにも関わらず上皮小体よりPTHが正常以上に分泌されている**と考えるべきである。したがって，このような場合は，単回の測定で確実な診断が下せないことが多い。結果に疑いをもった場合，もしくはその後の経過に疑問をもつ場合は，しばらくしてintact PTHの再測定を行うと良い。

一方，イオン化カルシウムが高値でintact PTHが基準範囲内の真ん中よりも下の値（正常低値），もしくは基準範囲より低値である場合は，悪性腫瘍や猫であれば特発性高カルシウム血症などを疑う（問診，血液検査および画像検査でその他の鑑別疾患が除外されている場合）。

イオン化カルシウムが正常〜低値を示していてもintact PTHが上昇する疾患として，腎不全がある。腎不全は，腎臓においてカルシウム代謝を行う活性型ビタミンD$_3$の合成が低下するために，intact PTHの上昇が起こる。

なお，intact PTHの測定は食事による影響を受けることがあるので，なるべく空腹時に測定を行うと良い。

各検査機関の基準値

各検査機関の基準値はp.94を参照のこと。

PTHrP

概論

PTHrPは副甲状腺ホルモン関連蛋白とも呼ばれ，PTHとは別の分子だが，N末端がPTHに類似するため同様の作用をもつ．生物活性をもった様々な形態があり，141の全長，N末端フラグメント（36アミノ酸）およびN末端と中間部のフラグメント（86アミノ酸）があり，それぞれの形態での役割の違いはあまり分かっていない．

実践

●検査結果の解釈

PTHrPは腫瘍から分泌されることが多いため，測定値が高い場合は犬および猫のリンパ腫や犬のアポクリン腺癌，猫の扁平上皮癌などを疑う．また腎不全の症例でもPTHrPは上昇することがあるので注意が必要である．すなわち，イオン化カルシウムの上昇，PTHrPの上昇，intact PTHの低下は悪性腫瘍随伴高カルシウム血症の疑いがあるといえる．しかしながら，PTHrPはすべての悪性腫瘍の症例で上昇するわけではないので注意が必要である．猫の場合は問診，血液検査および画像検査でその他の鑑別診断が除外でき，イオン化カルシウムが高値，intact PTHが正常低値〜低値，PTHrPが低値である場合は，特発性の高カルシウム血症の疑いがある．

●腫瘍性疾患における PTHrP の解釈[1,2]

犬の悪性リンパ腫の症例の約20〜40％で高カルシウム血症（>12 mg/dL）が認められる．また，カルシウムが高い悪性リンパ腫の症例の約9割でPTHrPの上昇が認められている．肛門嚢アポクリン腺癌の症例で高カルシウム血症（>12 mg/dL）を引き起こすのは報告により様々であるが，25〜50％の間とされている．

各検査機関の基準値

各検査機関の基準値はp.95を参照のこと．

intact PTH と PTHrP の検体の取り扱い

血液中にはintact PTHやPTHrPを分解するプロテアーゼが含まれているため，プロテアーゼの酵素活性を低下させるために検体は冷凍で保存する．また，赤血球内にもプロテアーゼは存在するため，溶血していない検体を送付することが望ましい．

イオン化カルシウム

概論

イオン化カルシウムは蛋白と結合せず血液中に存在し，神経・筋伝達，血液凝固などの生理作用をもつ（蛋白と結合するとその作用は機能しなくなる）．また，PTHの分泌に対して最も影響力をもつことが知られている．

実践

●検査結果の解釈

血清カルシウム値が約10 mg/dLとすると，イオン化カルシウムは約50％，有機酸または無機酸と結合しているカルシウムが約数％，および蛋白質（アルブミンが主）と結合したカルシウムが約40〜50％となる．カルシウムの分子量は約40 MMなので，1.25 mmol/Lは計算すると5 mg/dLとなる．

計算式は複雑であるが，次に示す．

$$1.25\ \text{mmol/L} = 1.25 \times 40 \div 1,000$$
$$= 0.05\ \text{g/L} = 50\ \text{mg/L} = 5\ \text{mg/dL}$$

前述の式より，イオン化カルシウムの基準範囲はおおよそ，1.13〜1.32 mmol/L＝4.52〜5.28 mg/dL となる。1.4 mmol/L を超えると，明らかな異常と判定されることが多い。しかしながら，検査機関によって基準範囲が異なるため，それぞれに確認した方が良い。

●測定時の注意点

血液ガスの測定器で測定する場合

抗凝固処理した全血を使用する。採血後，速やかに測定を行う。

血清で測定する場合

なるべく嫌気的に分離操作を行う。空気に触れなければ pH は変化しない。酸性の pH は蛋白からカルシウムを遊離させ，イオン化カルシウムを上昇させる。またアルカリ性の pH では，カルシウムが蛋白に結合し，イオン化カルシウムが低下してしまう。血清と空気を混ぜると pH が上昇し，イオン化カルシウムが低下する。イオン化カルシウムは，全血やヘパリン添加血液よりも血清でより安定する。また，測定は犬の血清において 23℃で 72 時間，4℃で 7 日間安定することが報告されている[1]。しかしながら，イオン化カルシウムを測定する際は，検査機関に検体の取り扱いについてきちんと確認してから採取を行うと良い。

各検査機関の基準値

各検査機関の基準値は p.95 を参照のこと。

（森　昭博）

参考文献

1) Feldman EC, Nelson RW. Hypercalcemia and primary hyperparathyroidism. *In*: Canine and feline endocrinology and reproduction, 3rd ed. WB Saunders, Philadelphia, PA. 2004, pp.660-715.
2) Mooney CT, Peterson ME. BSAVA Manual of Canine and Feline Endocrinology 4th edn. British Small Animal Veterinary Association. 2012.
3) Cortadellas O, Fernández del Palacio MJ, Talavera J, Bayón A. Calcium and phosphorus homeostasis in dogs with spontaneous chronic kidney disease at different stages of severity. *J Vet Intern Med*. 2010 Jan-Feb, 24(1): 73-79.
4) Ramsey IK, Tebb A, Harris E, Evans H, Herrtage ME. Hyperparathyroidism in dogs with hyperadrenocorticism. *J Small Anim Pract*. 2005 Nov, 46(11): 531-536.
5) Tebb AJ, Arteaga A, Evans H, Ramsey IK. Canine hyperadrenocorticism: effects of trilostane on parathyroid hormone, calcium and phosphate concentrations. *J Small Anim Pract*. 2005 Nov, 46(11): 537-542.

Chapter 2-5 エストラジオール-17β（E_2）プロジェステロン（P_4）テストステロン（T）

> **Introduction**
>
> 　生殖腺（精巣および卵巣）は，ステロイド核を基本骨格とする性ステロイド・ホルモンを合成および分泌する。性ステロイド・ホルモンは，生理作用の違いによりエストロジェン（エストラジオール-17βなど）とジェスタージェン（プロジェステロンなど），アンドロジェン（テストステロンなど）の3種に大別される。特に，卵巣から分泌されるエストロジェンやジェスタージェンは，雌の発情周期によって合成・分泌量が変化する。そのため，交配に適した時期（交配適期）を知るうえで重要な指標となる。また，性ステロイド・ホルモンは生殖器疾患の発症や病態に関与していることが多いため，性ステロイド・ホルモン検査は臨床現場において，生殖器疾患の診療の一助となる。
> 　本項では，性ステロイド・ホルモン検査について概説し，測定意義や検査の際の注意点などについて解説する。

性ステロイド・ホルモンの測定法

　性ステロイド・ホルモンは，異なる動物種間で共通の化学構造をもっている。以前は，ホルモンに対する生物学的反応を指標とした生物学的測定法（バイオ・アッセイ）が行われてきた。しかし，測定感度が低く，操作が煩雑であったことから，ホルモンの物理的・化学的特性を利用した物理的・化学的測定法やホルモンと特異的に結合する抗体に，標識ホルモンと非標識ホルモンが競合的に結合する特性を利用した競合的結合測定法が行われるようになった。

　競合的結合測定法には，抗原標識物にラジオアイソトープ（RI）を用いる放射免疫測定法（RIA法）や，ペルオキシダーゼ，β-ガラクトシダーゼ，アルカリホスファターゼなどの酵素を用いた酵素免疫法（EIA法）などがある。RIAは高感度・高精度の測定法であるが，RIを使用するために特殊な機器や設備が必要となる。しかし，EIAによる性ステロイド・ホルモン測定は，RIAとほぼ同等の測定感度が得られ，かつ取り扱いやすいことから，近年はEIAが用いられている。実際に，筆者が所属する研究室においては，アークレイ（株）製のSPOTCHEM™ VIDAS SV-5010を用い，蛍光基質を用いたEIAである酵素免疫蛍光測定法（ELFA法）により性ステロイド・ホルモンの測定を実施している。ただし，性ステロイド・ホルモンは測定系によって測定値に多少の違いが生じるため，ホルモン測定系における基準値を確認する必要がある。特に，EIAとRIAを比較したときに，EIAの方が若干高値を示すことが知られている。

エストラジオール-17β（E_2）

概論

　エストロジェンは，エストラン骨格（C_{18}）を基本構造としてもつステロイド・ホルモンであり，主として卵巣の卵胞上皮細胞（顆粒膜細胞）や内卵胞膜細胞から分泌されるため，卵胞ホルモンとも呼ばれる。エストロジェンは副腎皮質からも微量ながら分泌されており，合成・分泌は下垂体前葉から分泌される卵胞刺激ホルモン（FSH）によって調節を受けている。エストロジェンは，エストロン（E_1），エストラジオール-17β（E_2）およびエストリオール（E_3）の3種類に分類され，$E_2>E_1>E_3$の順に生理活性が強い。そのため，臨床的には生理活性が最も強いE_2のホルモン測定を実施

する。

　性成熟に達すると，エストロジェンの作用により発情徴候が発現する。また，エストロジェンは雌性生殖器の発育とその機能を刺激・促進する。子宮では，子宮内膜の増殖や子宮筋の肥大と自発運動を促進し，子宮筋におけるオキシトシン感受性を高めるはたらきをもち，分娩にも関与している。乳腺では，乳管系の発達を促進する。腟では腟上皮が多層化し，上皮細胞の角化が促進される。

表　雄性生殖器疾患に関連した性ステロイドホルモン濃度の変化
参考文献1より引用・改変

	エストロジェン	テストステロン
正常犬	<15 pg/mL	1〜5 ng/mL
片側潜在精巣罹患犬	<15 pg/mL	1〜5 ng/mL
両側潜在精巣罹患犬	<15 pg/mL	0.1〜2 ng/mL
去勢犬	<15 pg/mL	<20 pg/mL
セルトリ細胞腫罹患犬	10〜200 pg/mL	0.1〜2 ng/mL

実践

●雌動物における血中 E_2 濃度の推移

　犬は周年繁殖動物であるため，発情は1年中どの季節でも起こるが，1繁殖期に1回の発情を示す単発情動物であるため，1つの発情周期が長いのが特徴である。また，交尾の有無に関わらず排卵する自然排卵動物である。犬の発情周期は，発情出血の開始から雄犬に交尾を許す（許容）までの期間である発情前期（3〜27日，平均8.1±2.9日），雄犬の交尾を許容する期間である発情期（5〜20日，平均10.4±2.7日），許容が終了し黄体が退行するまでの期間である発情休止期（約2カ月間），卵巣が休止している期間である無発情期（3〜8カ月間）の4期に分けることができる。

　一方，猫は多発情動物で季節繁殖動物であるため，季節の中で数回の発情を繰り返す。日本にいる猫の繁殖季節は，1〜8月である。一般的には，1〜2週間の発情を示した後，2〜3週間の休み（発情間期）があり，これを2〜3回繰り返す。すなわち，1〜3日間の微弱な発情（発情前期）がみられ，その後，雄猫の交尾を許容する期間である発情期が5〜14日間続く。猫は交尾刺激がないと排卵が起こらない交尾排卵動物であるため，交尾していない雌猫は発情が持続するが，やがて卵胞の閉鎖退行によって発情徴候は消失する。その後，発情間期を経て再び卵胞が発育し，発情を示すようになる。

　血中 E_2 濃度は，卵巣に卵胞が存在している時期，すなわち発情前期から発情期にかけて高値を示す。卵胞の発育がみられない無発情期では血中 E_2 濃度は9 pg/mL以下の基底値を示すが，卵胞が成熟した発情期における血中 E_2 濃度は，30〜90 pg/mLを示す。

●雄動物における血中 E_2 濃度の測定意義

　雄の動物において，E_2 は精巣の主にセルトリ細胞から合成・分泌されており，精子の形成に関与しているが，その分泌量は非常に少ない（<15 pg/mL，表）[1]。ただし，高齢動物や造精機能障害をもつ犬，セルトリ細胞腫に罹患した犬では，血中 E_2 濃度が増加することがある。特に，セルトリ細胞腫罹患犬のうち，25％前後の症例でエストロジェンの過剰分泌に関連した雌性化徴候（乳頭腫大や雌性化乳房，乳汁漏出，反対側の精巣萎縮，掻痒性のない全身性脱毛，皮膚の色素沈着，陰茎皮膚の下垂など）が認められ，雌性化徴候を示す罹患犬のうち15％の症例で，過剰なエストロジェンにより骨髄抑制を呈し（エストロジェン中毒），重篤な非再生性貧血，白血球（顆粒球）減少，血小板減少が起こることがあり，この場合の予後は不良となる。セルトリ細胞腫罹患犬の血中 E_2 濃度は，10〜200 pg/mLであるとされる（表）[1]。

各検査機関の基準値

　各検査機関の基準値はp.95を参照のこと。

プロジェステロン（P$_4$）

概論

プロジェステロン（P$_4$）に代表されるジェスタージェンは，プレグナン骨格（C$_{21}$）を基本構造としてもつ性ステロイド・ホルモンである。P$_4$ は，排卵後に形成される黄体が主要な産生・分泌母地であるため，黄体ホルモンとも呼ばれる。黄体は，犬では妊娠の有無に関わらず約2ヵ月間存続する。猫では，妊娠した場合は犬と同様に黄体が約2ヵ月間存続するが，不妊交尾の場合は約40日間で退行する。これらの黄体存続時期には血中 P$_4$ 濃度が増加する。

P$_4$ の作用は，子宮内膜に作用して子宮内膜上皮の増殖や子宮腺の発達をもたらし，胚が着床できる状態をつくること，子宮筋の自発運動を抑制し，子宮頸管の収縮をもたらし，妊娠維持できるようにすることなどである。また，エストロジェンの先行作用を受けた乳腺に対し，乳腺濾胞系の発達を促進するが，乳腺におけるプロラクチン（射乳ホルモン）に対する感受性を低下させるため，泌乳は抑制される。

実践

● 発情周期における血中 P$_4$ 濃度の推移

無発情期の状態から黄体形成ホルモン（LH）が一過性に放出されるようになる（LHサージ）までは，血中 P$_4$ 濃度は基底値（1 ng/mL 以下）で推移する。

犬は排卵前に卵胞が黄体化するため，血中 P$_4$ 濃度は軽度に増加し，排卵と同時に急激に増加する。また，排卵後約3週間でピーク（20〜50 ng/mL）に達し，その後，黄体退行時（排卵後約70日）まで徐々に低下し，基底値に戻る。

不妊交尾の猫は排卵が起こり，黄体が形成されるため，交配後約2週間で血中 P$_4$ 濃度はピーク（20 ng/mL 前後）に達するが，その後急激に低下し，交配後40日でほぼ基底値に戻る。妊娠した猫は，交配後約3週間でピーク（20〜50 ng/mL）を示すが，その後漸減し，分娩日（交配後約65日）に基底値に戻る。

● 犬の排卵日の推定

前述のとおり，基底値で推移していた血中 P$_4$ 濃度は，排卵直前から徐々に増加する。EIA 法を用いて血中 P$_4$ 濃度を経時的に測定した研究報告によると，血中 P$_4$ 濃度は排卵1日前に 1.46±0.15 ng/mL，排卵当日では 2.78±0.20 ng/mL，排卵翌日では 4.79±0.33 ng/mL であり，それ以降は急激に増加する[2]。そのため，血中 P$_4$ 濃度が 2〜4 ng/mL 以上を示した日が排卵日であると推定することができる。犬における交配適期は，排卵後2〜4日となる（図）[2]。

実際には，血中 P$_4$ 濃度に加えて，各種臨床徴候（外陰部の腫脹や発情出血の状況，腟スメア所見，雄犬への許容状況）とあわせて，交配適期を判定する。また，排卵日を推定することにより，分娩日をある程度推定できるといった利点もある。すなわち，犬の妊娠期間は受胎可能な交尾期間が長いことから 58〜65 日と大きな幅がみられるが，これは排卵日から分娩までの日数は 64±1 日とほぼ一定であるためである[3]。

● 性腺存在の確認
（卵巣遺残症候群の診断としての利用）

P$_4$ は副腎皮質よりごく微量に分泌されるが，その大部分は卵巣の黄体より分泌される。そのため，不妊手術によって卵巣を摘出したにも関わらず，機能的な卵巣組織をもち，発情徴候を示す疾患である卵巣遺残症候群の診断に利用することができる。

犬は，排卵後の黄体期と思われる時期（発情終了時期）以降に血中 P$_4$ 濃度を測定する。血中 P$_4$ 濃度が 1 ng/mL 以上を示す場合，黄体の存在が示唆され，卵巣が遺残していることが確定できる。猫は，交尾排卵動物であり自然に排卵しないことから，発情徴候を強く示している時期に，hCG 製剤（ゴナトロピン 50〜100 IU/頭）または GnRH アナログ製剤（コンセラール 50 μg/頭）を皮下投与して排卵を誘起し，投与後約1週間以降に血中 P$_4$ 濃度を測定する。猫も犬と同様に，1 ng/mL 以上で卵巣の存在が示唆される。

ただし，遺残した卵巣が卵胞嚢腫となった場合，犬において何らかの理由で排卵が起こらなかった場合，猫において排卵誘起処置に失敗した場合には，血中 P$_4$ 濃度が上昇しないことがあるため，注意が必要となる。

Chapter 2　内分泌

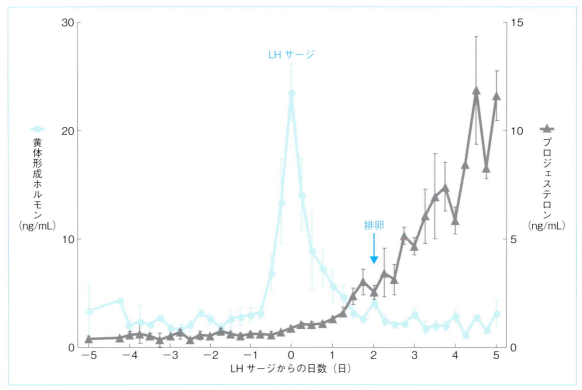

図　犬の排卵前後の血中LH濃度およびP₄濃度の推移
参考文献2より引用・改変

各検査機関の基準値

各検査機関の基準値はp.96を参照のこと。

テストステロン（T）

概論

テストステロン（T）に代表されるアンドロジェンは，アンドロスタン（C_{19}）を基本構造としてもつ性ステロイド・ホルモンである。アンドロジェンの主な分泌母地は精巣のライディッヒ細胞（間質細胞）であり，下垂体前葉からLH（ICSH）の作用により産生・分泌される。副腎皮質からもTは分泌されるが，微量である。

アンドロジェンは，雄の副生殖器の発育やその機能の維持に必要であり，雄の二次性徴の発現，雄性型行動や攻撃性の発現に関与している。また，アンドロジェンは，精細管に作用し，下垂体前葉から分泌されるFSHと協同して精子形成を刺激する。

実践

●雄動物における血中T濃度の推移と雄性生殖器疾患に関連した変化

血中T濃度の測定は，雄犬・雄猫の性腺機能の指標となる。正常な雄犬および雄猫の血中T濃度は，同一個体内で日内変動がみられるものの，通常1～5 ng/mLの間で推移する（表)[1]。しかし，血中T濃度は，加齢や造精機能障害の罹患によって低値を示すことが多い。

血中 T 濃度が低値を示し，かつ造精機能障害に罹患した犬に対する治療として，hCG 製剤の投与（セロトロピン 1,000 IU/ 頭の単回筋肉内投与，または 100 IU/ 頭の複数回皮下投与）や GnRH アナログ製剤の投与（エストマール 1 μg/kg の単回筋肉内投与，または 1〜2 μg/ 頭の複数回皮下投与）が造精機能の改善に有効となる場合がある[4-7]。

また，片側潜在精巣の血中 T 濃度は正常または低下するが，両側潜在精巣における血中 T 濃度は，明らかに低下する（0.1〜2 ng/mL，表）[1]。両側の陰囊内に精巣が認められず，かつ過去の手術歴が不明な動物を去勢済か両側腹腔内潜在精巣罹患動物か区別する方法として，hCG 製剤の静脈内投与（犬：200〜500 IU/ 頭，猫：300 IU/ 頭）が実施される。投与後 60 分における血中 T 濃度を測定し，hCG 投与前の血中 T 濃度と比較すると，腹腔内に精巣が存在する場合は血中 T 濃度が hCG 投与後に増加する。

各検査機関の基準値

各検査機関の基準値は p.97 を参照のこと。

（小林正典）

参考文献

1) Fredman, E. C., Nelson, R. W. *In*: Canine and feline endocrinology and reproduction, Third edition. Saunders. 2004, p.945.
2) Hase M, et al. Plasma LH and progesterone levels before and after ovulation and observation of ovarian follicles by ultrasonographic diagnosis system in dogs. *J. Vet. Med. Sci.* 2000, 62: 243-248.
3) Tsutsui T, et al. Relation between mating or ovulation and the duration of gestation in dogs. *Theriogenology*. 2006, 66: 1706-1708.
4) Kawakami E, et al. Changes in plasma LH and testosterone levels and semen quality after a single injection of hCG in two dogs with spermatogenic dysfunction. *J. Vet. Med. Sci.* 1998, 60: 765-767.
5) Kobayashi M, et al. Efficacy of low-dose human chorionic gonadotropin therapy in dogs with spermatogenic dysfunction: A preliminary study. *Reprod. Domest. Anim.* 2014, 49: E44-47.
6) Kawakami E, et al. Changes in plasma luteinizing hormone, testosterone and estradiol-17 beta levels and semen quality after injections of gonadotropin releasing hormone agonist and human chorionic gonadotropin in three dogs with oligozoospermia and two dogs with azoospermia. *Anim. Reprod. Sci.* 1997, 47: 157-167.
7) Kawakami E, et al. Changes in plasma testosterone level and semen quality after frequent injections of GnRH analogue in a beagle dog with azoospermia. *J. Vet. Med. Sci.* 2009, 71: 1373-1375.

内分泌検査一覧 （検査機関は五十音順に掲載）

注意1：受注項目や基準値などは2017年4月時点での情報であり，変更される場合もあるので各検査機関に確認のこと
注意2：他の検査機関での受注の有無については各検査機関に確認のこと

◆インスリン 【p.58】

アイデックス ラボラトリーズ（株）

検査項目名	検体量 (保存方法／保管期間)	動物種	評価または基準値	測定法	報告日数	備考
犬インスリン	血清0.5 mL （冷蔵または冷凍）	犬	5.2〜41.5 μIU/mL	RIA法	7〜14日	ー

アドテック（株）

検査項目名	検体量 (保存方法／保管期間)	動物種	評価または基準値	測定法	報告日数	備考
インスリン(Ins)	血清0.5 mL（冷蔵）	犬	詳細は問い合わせのうえ，確認のこと		4日	ー

富士フイルム モノリス（株）

検査項目名	検体量 (保存方法／保管期間)	動物種	評価または基準値	測定法	報告日数	備考
インスリン	血清0.2 mL（冷蔵）	犬, 猫, フェレット	犬，フェレット： 0.27〜0.65 ng/mL 猫：0.27〜0.69 ng/mL	ELISA法	3日以内	食前採血

（株）ランス

検査項目名	検体量 (保存方法／保管期間)	動物種	評価または基準値	測定法	報告日数	備考
インスリン	血清0.5 mL（冷蔵）	犬	1.7〜10.4 μU/mL	ECLIA法	2〜4日	溶血不可

（株）LSIメディエンス

検査項目名	検体量 (保存方法／保管期間)	動物種	評価または基準値	測定法	報告日数	備考
イヌインスリン	血清またはヘパリン 血漿0.2 mL（冷蔵）	犬	0.302〜1.277 ng/mL	ELISA法	7〜21日	2回／月アッセイ

◆フルクトサミン 【p.60】

アイデックス ラボラトリーズ（株）

検査項目名	検体量 (保存方法／保管期間)	動物種	評価または基準値	測定法	報告日数	備考
フルクトサミン	血清0.3 mL （冷蔵または冷凍）	犬, 猫	犬：177〜314 μmol/L 猫：191〜349 μmol/L	比色法	0〜2日	ー

（株）ランス

検査項目名	検体量 （保存方法 / 保管期間）	動物種	評価または基準値	測定法	報告日数	備考
フルクトサミン	血清またはヘパリン血漿 0.2 mL （冷蔵 /1 週間）	犬，猫	犬：167～308 μmol/L 猫：135～243 μmol/L	ドライケム法	1～3 日	－

◆糖化アルブミン 【p.60】

富士フイルム モノリス（株）

検査項目名	検体量 （保存方法 / 保管期間）	動物種	評価または基準値	測定法	報告日数	備考
糖化アルブミン（GA）	血清またはヘパリン血漿 0.2 mL（冷蔵）	犬，猫	犬：8.8～14.5% 猫：6.7～16.1%	酵素法	即日	インスリン治療中の参考値は犬：20～25%，猫：20～30%

（株）ランス

検査項目名	検体量 （保存方法 / 保管期間）	動物種	評価または基準値	測定法	報告日数	備考
グリコアルブミン（GA）	血清またはヘパリン血漿 0.2 mL （冷蔵 /1 週間）	犬，猫	犬：8.8～14.5% 猫：6.7～16.1%	酵素法	1～2 日	－

（株）LSIメディエンス

検査項目名	検体量 （保存方法 / 保管期間）	動物種	評価または基準値	測定法	報告日数	備考
グリコアルブミン（GA）	血清またはヘパリン血漿 0.2 mL（冷蔵）	犬，猫	犬：8.0～14.0% 猫：6.5～11.7%	酵素法	1～2 日	－

◆コルチゾール 【p.63】

アイデックス ラボラトリーズ（株）

検査項目名	検体量 （保存方法 / 保管期間）	動物種	評価または基準値	測定法	報告日数	備考
コルチゾール	血清または血漿 0.3 mL （冷蔵または冷凍）	犬，猫	犬：1.7～7.2 μg/dL 猫：1.0～4.7 μg/dL	CLEIA 法	0～2 日	－
コルチゾールセット 1（Pre・Post）	［検体量（保存方法 / 保管期間）］ 血清または血漿各 0.4 mL（冷蔵または冷凍） ［備考］ 測定法および基準値は上記表「コルチゾール」を参照のこと					
コルチゾールセット 2（Pre・Post・Post）	［検体量（保存方法 / 保管期間）］ 血清または血漿各 0.4 mL（冷蔵または冷凍） ［備考］ 測定法および基準値は上記表「コルチゾール」を参照のこと					

コルチゾール

アドテック(株)

検査項目名	検体量 (保存方法 / 保管期間)	動物種	評価または基準値	測定法	報告日数	備考
コルチゾール (CORT)	血清または血漿 0.3 mL (冷蔵または冷凍)		詳細は問い合わせのうえ，確認のこと		5日	—

(株)サンリツセルコバ検査センター

検査項目名	検体量 (保存方法 / 保管期間)	動物種	評価または基準値	測定法	報告日数	備考
コルチゾール	血清 0.5 mL(冷蔵)	犬，猫	犬：1.0〜7.2 µg/dL 猫：1.0〜6.9 µg/dL	CLEIA法	2〜3日	—

(株)ヒストベット

検査項目名	検体量 (保存方法 / 保管期間)	動物種	評価または基準値	測定法	報告日数	備考
コルチゾール	血清またはヘパリン血漿 0.5 mL (冷蔵または冷凍)	犬，猫	犬,猫(安静時)：1〜9 ug/dL	CLIA法	1〜2日	・2〜8℃で48時間以内に検査の場合は冷蔵保存で送付可能。すぐに検査できない場合は，冷凍保存のうえ送付すること ・プレドニゾロン投薬中は24時間の休薬を行うこと。メチルプレドニゾロンを使用している場合は，6週間の休薬を行うこと

※検査の所要日数(報告日数)は，土日祝日を含まない日数となるので注意すること

富士フイルム モノリス(株)

検査項目名	検体量 (保存方法 / 保管期間)	動物種	評価または基準値	測定法	報告日数	備考
コルチゾール	血清またはヘパリン血漿 0.2 mL(冷蔵)	犬，猫	犬：1.0〜7.8 µg/dL 猫：0.9〜7.1 µg/dL	CLEIA法	即日	—
副腎セット1(コルチゾール測定セット：ACTH刺激試験)	[検体量(保存方法 / 保管期間)] 犬：ACTH投与前(pre)と投与後1時間(post)の血清またはヘパリン血漿各 0.2 mL(計2本，冷蔵) 猫：ACTH投与前(pre)と投与後30分〜1時間(post)の血清またはヘパリン血漿各 0.2 mL(計2本，冷蔵) [動物種] 犬，猫 [評価または基準値] 犬：刺激前測定値(1.0〜7.8 µg/dL)に対して，投与後測定値が＜20 µg/dL…副腎皮質の状態は正常，＞20〜25 µg/dL…副腎皮質機能亢進症，＜5.0 µg/dL…医原性クッシング症候群，＜3.0 µg/dL…副腎皮質機能低下症 猫：14〜18 µg/dL…グレーゾーン，＞18 µg/dL…クッシング症の可能性 [報告日数] 即日					

副腎セット3(コルチゾール測定セット：デキサメサゾン抑制試験)	[検体量(保存方法 / 保管期間)] デキサメサゾン投与前と投与後(4時間後と8時間後)の血清各0.2 mL(計3本, 冷蔵) [動物種] 犬 [評価または基準値] 低用量：投与前測定値(1.0〜7.8 μg/dL)に対して, 投与後4時間測定値が1.5 μg/dL未満で, 投与後8時間測定値が1.5 μg/dL未満の場合は正常, 投与後8時間測定値が＞1.5 μg/dLの場合は副腎皮質機能亢進症 高用量：投与前測定値(1.0〜7.8 μg/dL)に対して, 投与後4, 8時間測定値が1.5 μg/dL未満または基礎値50％未満の場合は正常もしくは下垂体性クッシング症候群, 投与後4, 8時間測定値が＞1.5 μg/dLまたは基礎値＞50％の場合は, 副腎腫瘍もしくは下垂体性クッシング症候群 [報告日数] 即日

(株)ランス

検査項目名	検体量 (保存方法 / 保管期間)	動物種	評価または基準値	測定法	報告日数	備 考
コルチゾール	血清またはヘパリン血漿 0.3 mL (冷蔵 / 1週間)	犬, 猫	犬：1.0〜5 μg/dL 猫：1.0〜10 μg/dL	CLEIA法	1〜2日	－

(株)LSIメディエンス

検査項目名	検体量 (保存方法 / 保管期間)	動物種	評価または基準値	測定法	報告日数	備 考
コルチゾール	血清またはヘパリンもしくはEDTA血漿 0.2 mL(冷蔵)	犬, 猫	犬：1.0〜7.2 μg/dL 猫：1.0〜6.9 μg/dL	CLEIA法	1〜3日	－

◆副腎皮質刺激ホルモン（ACTH）【p.66】

(株)サンリツセルコバ検査センター

検査項目名	検体量 (保存方法 / 保管期間)	動物種	評価または基準値	測定法	報告日数	備 考
副腎皮質刺激ホルモン(ACTH)	EDTA血漿 0.3 mL (冷凍)	犬, 猫	犬, 猫：6〜31 pg/mL	CLEIA法	2〜4日	必ずEDTA(抗凝固剤)を使用した血漿を送付すること

富士フイルム モノリス(株)

検査項目名	検体量 (保存方法 / 保管期間)	動物種	評価または基準値	測定法	報告日数	備 考
ACTH	EDTA血漿 0.3 mL (冷凍)	犬, 猫	犬：5〜36 pg/mL 猫：4〜36 pg/mL	CLEIA法	1〜2日	血漿分離後, 分取し速やかに冷凍して保存すること

(株)ランス

検査項目名	検体量 (保存方法 / 保管期間)	動物種	評価または基準値	測定法	報告日数	備 考
副腎皮質刺激ホルモン(ACTH)	EDTA血漿 0.3 mL (冷凍)	犬, 猫	基準値なし	ECLIA法	3〜5日	参考値として報告

副腎皮質刺激ホルモン（ACTH）

（株）LSIメディエンス

検査項目名	検体量 （保存方法/保管期間）	動物種	評価または基準値	測定法	報告日数	備考
ACTH（副腎皮質刺激ホルモン）	EDTA血漿 0.3 mL （冷凍）	犬, 猫	犬：6〜31 pg/mL 猫：設定なし	CLEIA法	1〜3日	−

◆サイロキシン（T4）【p.68】

アイデックス ラボラトリーズ（株）

検査項目名	検体量 （保存方法/保管期間）	動物種	評価または基準値	測定法	報告日数	備考
血清総サイロキシン（T4）	血清 0.3 mL （冷蔵または冷凍）	犬, 猫	犬：0.9〜4.4 µg/dL 猫：0.9〜3.8 µg/dL	EIA法	0〜2日	−

アドテック（株）

検査項目名	検体量 （保存方法/保管期間）	動物種	評価または基準値	測定法	報告日数	備考
サイロキシン（T4）	血清 0.4 mL （冷蔵または冷凍）		詳細は問い合わせのうえ，確認のこと		5日	−

（株）サンリツセルコバ検査センター

検査項目名	検体量 （保存方法/保管期間）	動物種	評価または基準値	測定法	報告日数	備考
総サイロキシン（T4）	血清 0.3 mL（冷蔵）	犬, 猫	犬：0.5〜2.8 µg/dL 猫：0.7〜2.9 µg/dL	CLEIA法	2〜3日	−

（株）ヒストベット

検査項目名	検体量 （保存方法/保管期間）	動物種	評価または基準値	測定法	報告日数	備考
T4	血清 0.5 mL （冷蔵または冷凍）	犬, 猫	犬：1.3〜2.9 ug/dL 猫：1.2〜4.7 ug/dL	CLIA法	1〜2日	2〜8℃で48時間以内に検査の場合は冷蔵保存で送付可能。すぐに検査できない場合は，冷凍保存のうえ送付すること
T4-RIA	血清 1 mL （冷蔵または冷凍）	犬, 猫	犬：1〜4 ug/dL 猫：0.8〜4 ug/dL	RIA法	7〜10日 （外注）	2〜8℃で48時間以内に検査の場合は冷蔵保存で送付可能。すぐに検査できない場合は，冷凍保存のうえ送付すること
T4-AA	血清 1 mL （冷蔵または冷凍）	犬, 猫	犬, 猫：0〜2	RIA法	7〜10日 （外注）	2〜8℃で48時間以内に検査の場合は冷蔵保存で送付可能。すぐに検査できない場合は，冷凍保存のうえ送付すること

※検査の所要日数（報告日数）は，土日祝日を含まない日数となるので注意すること

富士フイルム モノリス(株)

検査項目名	検体量 (保存方法 / 保管期間)	動物種	評価または基準値	測定法	報告日数	備考
T4	血清またはヘパリン血漿 0.2 mL(冷蔵)	犬, 猫	犬：1.1～3.6 μg/dL 猫：0.6～3.9 μg/dL	CLEIA法	即日	―

(株)ランス

検査項目名	検体量 (保存方法 / 保管期間)	動物種	評価または基準値	測定法	報告日数	備考
サイロキシン(T4)	血清 0.3 mL (冷蔵 /1週間)	犬, 猫	犬：0.84～3.46 μg/dL 猫：0.8～5 μg/dL	CLEIA法	1～2日	―

(株)LSIメディエンス

検査項目名	検体量 (保存方法 / 保管期間)	動物種	評価または基準値	測定法	報告日数	備考
c-T4 (総サイロキシン)	血清またはヘパリン血漿 0.2 mL(冷蔵)	犬, 猫	犬：0.5～2.8 μg/dL 猫：0.7～2.9 μg/dL	CLEIA法	1～3日	動物専用試験薬

◆遊離サイロキシン（FT4）【p.70】

アイデックス ラボラトリーズ(株)

検査項目名	検体量 (保存方法 / 保管期間)	動物種	評価または基準値	測定法	報告日数	備考
遊離サイロキシン (FT4)〈CLEIA〉	血清 0.3 mL (冷蔵または冷凍)	犬, 猫	犬：7.7～38.6 pmol/L 猫：9.0～33.5 pmol/L	CLEIA法	0～2日	―
遊離サイロキシン (FT4)〈ED RIA〉	血清 0.6 mL (冷蔵または冷凍)	犬, 猫	犬：9.0～47.4 pmol/L 猫：15.4～55.3 pmol/L	平衡透析 RIA法	7～14日	臨床兆候とCLEIA法によるFT4検査結果が一致しない場合は，平衡透析RIA法による検査を行うことが推奨される

アドテック(株)

検査項目名	検体量 (保存方法 / 保管期間)	動物種	評価または基準値	測定法	報告日数	備考
遊離サイロキシン (fT4)	血清 0.4 mL (冷蔵または冷凍)		詳細は問い合わせのうえ，確認のこと		5日	―

(株)サンリツセルコバ検査センター

検査項目名	検体量 (保存方法 / 保管期間)	動物種	評価または基準値	測定法	報告日数	備考
遊離サイロキシン (FT4)	血清またはヘパリン血漿 0.3 mL(冷蔵)	犬, 猫	犬：7.7～38.6 pmol/L 猫：9.0～33.5 pmol/L	CLEIA法	2～3日	―

遊離サイロキシン(FT4)

(株)ヒストベット

検査項目名	検体量 (保存方法 / 保管期間)	動物種	評価または基準値	測定法	報告日数	備考
fT4	血清1mL(冷蔵または冷凍)	犬,猫	犬,猫:0.8〜3.5 ng/dL	CLIA法	1〜2日	2〜8℃で48時間以内に検査の場合は冷蔵保存で送付可能。すぐに検査できない場合は,冷凍保存のうえ送付すること
fT4-ED	血清1mL(冷蔵または冷凍)	犬,猫	犬:8〜40 pmol/L 猫:10〜50 pmol/L	ED-RIA法	7〜10日 (外注)	・平衡透析法 ・2〜8℃で48時間以内に検査の場合は,冷蔵保存で送付可能。すぐに検査できない場合は,冷凍保存のうえ送付すること

※検査の所要日数(報告日数)は,土日祝日を含まない日数となるので注意すること

富士フイルム モノリス(株)

検査項目名	検体量 (保存方法 / 保管期間)	動物種	評価または基準値	測定法	報告日数	備考
FT4	血清またはヘパリン血漿 0.2 mL(冷蔵)	犬,猫	犬:0.5〜3 ng/dL 猫:0.6〜2.1 ng/dL	CLEIA法	即日	—

(株)ランス

検査項目名	検体量 (保存方法 / 保管期間)	動物種	評価または基準値	測定法	報告日数	備考
遊離サイロキシン(FT4)	血清 0.3 mL (冷蔵/1週間)	犬,猫	犬:0.6〜3.2 ng/dL 猫:0.5〜2.6 ng/dL	CLEIA法	1〜2日	—

(株)LSIメディエンス

検査項目名	検体量 (保存方法 / 保管期間)	動物種	評価または基準値	測定法	報告日数	備考
v-FT4 (遊離サイロキシン)	血清またはヘパリン血漿 0.2 mL(冷蔵)	犬,猫	犬:0.7〜3.2 ng/dL 猫:0.5〜2.4 ng/dL	CLEIA法	1〜3日	動物専用試薬

◆トリヨードサイロニン(T3) 【p.72】

アイデックス ラボラトリーズ(株)

検査項目名	検体量 (保存方法 / 保管期間)	動物種	評価または基準値	測定法	報告日数	備考
トリヨードサイロニン(T3)	血清 0.5 mL (冷蔵または冷凍)	犬,猫	犬:55〜150 ng/dL 猫:52〜182 ng/dL	CLEIA法	5〜8日	—

アドテック(株)

検査項目名	検体量(保存方法 / 保管期間)	動物種	評価または基準値	測定法	報告日数	備考
トリヨードサイロニン(T3)	血清 0.4 mL(冷蔵または冷凍)		詳細は問い合わせのうえ，確認のこと		5日	—

(株)ヒストベット

検査項目名	検体量(保存方法 / 保管期間)	動物種	評価または基準値	測定法	報告日数	備考
T3-AA	血清 1 mL(冷蔵または冷凍)	犬，猫	犬，猫：0〜2	RIA法	7〜10日(外注)	2〜8℃で48時間以内に検査の場合は，冷蔵保存で送付可能。すぐに検査できない場合は，冷凍保存のうえ送付すること

※検査の所要日数(報告日数)は，土日祝日を含まない日数となるので注意すること

(株)ランス

検査項目名	検体量(保存方法 / 保管期間)	動物種	評価または基準値	測定法	報告日数	備考
トリヨードサイロニン(T3)	血清 0.4 mL(冷蔵)	犬，猫	犬：75〜200 ng/dL 猫：60〜200 ng/dL	ECLIA法	2〜4日	—

(株)LSIメディエンス

検査項目名	検体量(保存方法 / 保管期間)	動物種	評価または基準値	測定法	報告日数	備考
T3(トリヨードサイロニン)	血清またはヘパリン血漿 0.2 mL(冷蔵)	犬，猫	犬：32〜101 ng/dL 猫：15〜66 ng/dL	CLEIA法	1〜3日	—

◆甲状腺刺激ホルモン（TSH）【p.73】

アイデックス ラボラトリーズ(株)

検査項目名	検体量(保存方法 / 保管期間)	動物種	評価または基準値	測定法	報告日数	備考
犬甲状腺刺激ホルモン(c-TSH)	血清 0.3 mL(冷蔵または冷凍)	犬	0.02〜0.32 ng/mL	CLEIA法	0〜2日	—

(株)サンリツセルコバ検査センター

検査項目名	検体量(保存方法 / 保管期間)	動物種	評価または基準値	測定法	報告日数	備考
甲状腺刺激ホルモン(TSH)	血清 0.5 mL(冷蔵)	犬，猫	犬，猫：0.04〜1.37 ng/mL	CLEIA法	2〜3日	—

甲状腺刺激ホルモン（TSH）

（株）ヒストベット

検査項目名	検体量 （保存方法 / 保管期間）	動物種	評価または基準値	測定法	報告日数	備考
cTSH	血清 0.5 mL（冷蔵）	犬	<0.5 ng/mL	CLIA 法	1〜2 日	T4 製剤を投与中に測定すると，正確な検査結果が得られないため，測定する 2 カ月前から T4 製剤の服用を中止すること

※検査の所要日数（報告日数）は，土日祝日を含まない日数となるので注意すること

富士フイルム モノリス（株）

検査項目名	検体量 （保存方法 / 保管期間）	動物種	評価または基準値	測定法	報告日数	備考
TSH	血清またはヘパリン血漿 0.2 mL（冷蔵）	犬，猫	犬：0.08〜0.32 ng/mL 猫：0.03〜0.28 ng/mL	CLEIA 法	即日	—

（株）ランス

検査項目名	検体量 （保存方法 / 保管期間）	動物種	評価または基準値	測定法	報告日数	備考
犬甲状腺刺激ホルモン（C-TSH）	血清 0.3 mL （冷蔵 / 1 週間）	犬	0〜0.5 ng/mL	CLEIA 法	1〜2 日	—

（株）LSI メディエンス

検査項目名	検体量 （保存方法 / 保管期間）	動物種	評価または基準値	測定法	報告日数	備考
c-TSH （甲状腺刺激ホルモン）	血清またはヘパリン血漿 0.2 mL（冷蔵）	犬，猫	犬：0.04〜1.37 ng/mL 猫：設定なし	CLEIA 法	1〜3 日	動物専用試薬

◆サイログロブリン自己抗体（TgAA）【p.74】

アイデックス ラボラトリーズ（株）

検査項目名	検体量 （保存方法 / 保管期間）	動物種	評価または基準値	測定法	報告日数	備考
犬サイログロブリン自己抗体（TgAA）	血清 0.7 mL （冷蔵または冷凍）	犬	TgAA スクリーン<20% ：陰性	ELISA 法	5〜8 日	TgAA スクリーンで確定できないまたは陽性の場合，修正 TgAA を行う

◆intact PTH 【p.77】

富士フイルム モノリス（株）

検査項目名	検体量 （保存方法 / 保管期間）	動物種	評価または基準値	測定法	報告日数	備考
intact PTH （副甲状腺ホルモン）	血清 0.3 mL（冷凍）	犬，猫	犬：8〜35 pg/mL 猫：8〜25 pg/mL	CLEIA 法	3 日以内	血清作製後，分取し速やかに冷凍保存すること

内分泌検査一覧

(株)ランス

検査項目名	検体量 (保存方法/保管期間)	動物種	評価または基準値	測定法	報告日数	備考
副甲状腺ホルモン(PTH)-インタクトPTH	血清 0.6 mL (冷凍)	犬, 猫	基準値なし	ECLIA法	2〜4日	参考値として報告

◆ PTHrP 【p.79】

富士フイルム モノリス(株)

検査項目名	検体量 (保存方法/保管期間)	動物種	評価または基準値	測定法	報告日数	備考
PTH-rp	アプロチニン血漿 0.4 mL (冷凍)	犬, 猫	犬, 猫：<1.5 pmol/L	RIA法	8日以内	EDTA-2 Na$^+$アプロチニン採血管を用いて血漿分離後, 分注して冷凍保存すること

◆ イオン化カルシウム 【p.79】

富士フイルム モノリス(株)

検査項目名	検体量 (保存方法/保管期間)	動物種	評価または基準値	測定法	報告日数	備考
イオン化カルシウム	血清 0.2 mL (冷凍)	犬, 猫	犬：1.24〜1.56 mmol/L 猫：1.22〜1.50 mmol/L	イオン電極法	3日以内	副甲状腺セットとして受託

◆ エストラジオール-17β (E$_2$) 【p.81】

(株)サンリツセルコバ検査センター

検査項目名	検体量 (保存方法/保管期間)	動物種	評価または基準値	測定法	報告日数	備考
エストラジオール	血清 0.5 mL (冷蔵)	なし	基準値なし	RIA法	3〜6日	研究用項目には動物検体の測定において, 臨床的意義が確認されていない項目がある

(株)ヒストベット

検査項目名	検体量 (保存方法/保管期間)	動物種	評価または基準値	測定法	報告日数	備考
エストラジオール	血清 0.5 mL (冷蔵または冷凍)	犬, 猫	基準値なし	CLIA法	1〜2日	活動型卵胞を伴う卵巣組織の検出。2〜8℃で48時間以内に検査の場合は, 冷蔵保存で送付可能。すぐに検査できない場合は, 冷凍保存のうえ送付すること

※検査の所要日数(報告日数)は, 土日祝日を含まない日数となるので注意すること

エストラジオール -17β(E₂)

富士フイルム モノリス(株)

検査項目名	検体量(保存方法/保管期間)	動物種	評価または基準値	測定法	報告日数	備考
エストラジオール	血清 0.2 mL(冷蔵)	犬, 猫	犬：25～62 pg/mL 発情前期…＞75 pg/mL 雄…＜15 pg/mL 猫：35～72 pg/mL 発情前期…＞92 pg/mL 雄…＜17 pg/mL	ELISA法	3日以内	－

(株)ランス

検査項目名	検体量(保存方法/保管期間)	動物種	評価または基準値	測定法	報告日数	備考
エストラジオール(E₂)	血清 0.5 mL(冷蔵)	犬, 猫	基準値なし	CLIA法	2～4日	参考値として報告

(株)LSIメディエンス

検査項目名	検体量(保存方法/保管期間)	動物種	評価または基準値	測定法	報告日数	備考
エストラジオール(E2)	血清またはヘパリン血漿 0.5 mL(冷凍)	なし	設定なし	CLEIA法	応相談	－

◆プロジェステロン（P₄）【p.83】

(株)サンリツセルコバ検査センター

検査項目名	検体量(保存方法/保管期間)	動物種	評価または基準値	測定法	報告日数	備考
プロジェステロン	血清 0.5 mL(冷蔵)	なし	ng/mL	RIA法	3～6日	研究用項目には動物検体の測定において，臨床的意義が確認されていない項目がある

(株)ヒストベット

検査項目名	検体量(保存方法/保管期間)	動物種	評価または基準値	測定法	報告日数	備考
プロジェステロン	血清 0.5 mL(冷蔵)	犬, 猫	黄体活動性がない場合：＜1 ng/mL 黄体活動性がある場合：＞1 ng/mL	CLIA法	1～2日	プロジェステロン濃度の測定は，妊娠診断には使用不可。排卵日の測定と黄体機能のモニターとして使用のこと

※検査の所要日数(報告日数)は，土日祝日を含まない日数となるので注意すること

富士フイルム モノリス(株)

検査項目名	検体量 (保存方法 / 保管期間)	動物種	評価または基準値	測定法	報告日数	備考
プロゲステロン	血清 0.2 mL(冷蔵)	犬, 猫	犬：黄体期…＞2.56 ng/mL 避妊・黄体期以外…＜0.70 ng/mL 去勢・未去勢…＜0.61 ng/mL 猫：未避妊…＜0.99 ng/mL 避妊…＜0.48 ng/mL 去勢・未去勢…＜0.50 ng/mL	CLEIA法	3日以内	猫では卵巣遺残の確認に有用：発情兆候を確認後hCG製剤を投与し，1週間〜10日後にプロゲステロン値の測定を行う

(株)ランス

検査項目名	検体量 (保存方法 / 保管期間)	動物種	評価または基準値	測定法	報告日数	備考
プロゲステロン	血清 0.5 mL(冷蔵)	犬, 猫	基準値なし	CLIA法	2〜4日	参考値として報告

(株)LSIメディエンス

検査項目名	検体量 (保存方法 / 保管期間)	動物種	評価または基準値	測定法	報告日数	備考
プロジェステロン	血清またはヘパリン血漿 0.5 mL(冷凍)	なし	設定値なし	CLEIA法	応相談	―

◆テストステロン(T) 【p.84】

(株)サンリツセルコバ検査センター

検査項目名	検体量 (保存方法 / 保管期間)	動物種	評価または基準値	測定法	報告日数	備考
テストステロン	血清 0.4 mL(冷蔵)	なし	基準値なし	RIA法	3〜6日	研究用項目には動物検体の測定において，臨床的意義が確認されていない項目がある

(株)ヒストベット

検査項目名	検体量 (保存方法 / 保管期間)	動物種	評価または基準値	測定法	報告日数	備考
テストステロン	血清 0.5 mL(冷蔵)	犬, 猫	基準値なし	CLIA法	1〜2日	―

※検査の所要日数(報告日数)は，土日祝日を含まない日数となるので注意すること

テストステロン(T)

富士フイルム モノリス(株)

検査項目名	検体量 (保存方法 / 保管期間)	動物種	評価または基準値	測定法	報告日数	備　考
テストステロン	血清 0.2 mL(冷蔵)	犬, 猫	犬：未去勢…＜4.47 ng/mL 　　去勢…＜0.09 ng/mL 　　避妊・未避妊…＜0.12 ng/mL 猫：未去勢…＜3.93 ng/mL 　　去勢…＜0.10 ng/mL 　　避妊・未避妊…＜0.07 ng/mL	CLEIA 法	3日以内	－

(株)ランス

検査項目名	検体量 (保存方法 / 保管期間)	動物種	評価または基準値	測定法	報告日数	備　考
テストステロン	血清 0.3 mL(冷蔵)	犬, 猫	基準値なし	ECLIA 法	2〜4日	参考値として報告

(株)LSIメディエンス

検査項目名	検体量 (保存方法 / 保管期間)	動物種	評価または基準値	測定法	報告日数	備　考
テストステロン	血清またはヘパリン血漿 0.5 mL(冷凍)	なし	設定なし	CLEIA 法	応相談	－

ウイルス

Chapter 3

Chapter 3-1　ウイルス性感染症の検査

Introduction

　伝染性疾患の診断は治療や予後判定だけでなく，他の個体への感染予防策を決定するうえで非常に重要である。ウイルス性感染症の診断は検査に大きく依存し，その検査は年々進化している。現在，いくつかの検査機関で1つの疾患に対して複数の検査を利用できるが，このような状況ではどの検査をいつ，どのような症例に対して行うのか迷うことも多い。
　本項ではウイルス性感染症の診断のための検査の総論を解説する。各ウイルスの概要と検査法の選択，院内感染の予防については次項より参照いただきたい。

ウイルス性感染症の検査

　ウイルスの存在や過去の感染を確認するための主な検査には①ウイルス分離，②形態観察（電子顕微鏡による），③免疫学的検査，④遺伝子検査，⑤病理検査の5つがある。
　これらのうち，小動物臨床で主に用いられるのは③の免疫学的検査と④の遺伝子検査である。免疫学的検査は，さらにウイルス抗原の検査と感染動物の産生する抗体の検査に分けられる。遺伝子検査の1つであるPCR法はほぼすべての感染症で応用されているため，ウイルス性感染症の共通の検査法として本項で解説する。その他の検査については，ウイルスごとに次項より説明する。

●PCR(polymerase chain reaction)法とは

　DNAの中から特定の配列をもつ部分を検出する方法で，一般に特異度と感度ともに高い。検査の対象が核酸であるため，遺伝子検査に分類される。特定の病原体の存在を証明する検査のため，原因となる病原体が不明な症例の検査には向かないが，症状ごとに可能性のある病原体を選択してパネルを作製すればスクリーニング検査も可能である（図1）。これは同様の臨床徴候を示す鑑別疾病が多数ある場合に有用である。

測定法

　DNAには次の2つの特性がある。

RealPCR™検査

■犬呼吸器疾患（CRD）パネル

検査項目	検査結果	単位	参考基準値
Bordetella bronchiseptica（ボルデテラ・ブロンキセプティカ）	＋		（−）
犬インフルエンザウイルス（CIV）	−		（−）
犬ジステンパーウイルス（CDV）	−		（−）
犬アデノウイルス2型（CAD-2）	−		（−）
犬パラインフルエンザウイルス3型（CPIV-3）	−		（−）
犬ヘルペスウイルス（CHV）	−		（−）
犬呼吸器コロナウイルス（CRCoV）	−		（−）
H1N1 Influenza	−		（−）
H2N3 Influenza	−		（−）
Mycoplasma cynos	−		（−）
Streptococcus equi subsp. zooepidemicus	−		（−）
犬肺炎ウイルス（CnPnV）	−		（−）

図1　実際の報告書の一例

図はアイデックス ラボラトリーズ（株）で依頼可能な呼吸器パネル〔犬呼吸器疾患（CRD）パネル〕の報告書の一例である。呼吸器症状を呈する疾患の原因となる複数の病原体の存在を検査することができるが，すべてが陰性であったとしても，採材した検体中に病原体のDNAまたはRNAが検出されなかったことが証明されるだけで，感染症の可能性を完全に否定することはできない。また，いくつかが陽性であってもそれが主な原因であると即断することはできない。すべては臨床徴候や血清学的検査の結果など，他の所見から総合的に判断する必要がある。いずれのウイルス性感染症も他のウイルスや細菌が同時あるいは二次的に感染することで重篤化する可能性があるため，予後の判定のためにも複数の病原体の検査を網羅的に行うことは重要である

- DNAの2本鎖は加熱により分離し，冷却するとまた結合する
- DNA合成酵素の存在下でDNAは1方向にのみ複製される

PCR法は単純化すると，この2つの特性を利用して特定の塩基配列を増幅する核酸増幅検査である。例えば，図2のab/a'b'の部分の塩基配列が特定の病原体のみに固有の配列であるとすると，ab/a'b'の部分が存在することを証明すればその病原体の存在が証明される（図2-1）。検体中のab/a'b'の有無を調べるためには何らかの方法でab/a'b'の部分の数を増やして精製し，電気泳動を行う，あるいはマーカーを利用するなどによりab/a'b'が増幅されていることを証明すれば良い。この場合，ab/a'b'以外の配列を含む長鎖DNAなどの夾雑物の存在を無視できるほどab/a'b'の数が多くなれば，精製の必要はなくなる。

細かい条件は無視して原理だけを説明すると，まず病原体を含む検体を採取する。それをDNA合成酵素とaおよびb'の部分に結合するよう相補的*にデザインされ作製されたプライマー（着火点）と呼ばれる塩基断片とあわせて溶液をつくる。このプライマーは20前後の塩基配列からなっており，現在では配列さえ決定すればメーカーに依頼して自由に作製することが可能である。

この状態で溶液の温度を上昇させると，2本鎖だったDNAが1本鎖に分離する（図2-2）。そこで冷却するとそれぞれの1本鎖はまた結合しようとするが，大量のプライマーが投入されていると1本鎖はプライマーと結合する（図2-3）。プライマーは増幅しようとする配列の起点と相補的に作製されており，この部分と特異的に結合する。この状態でDNA合成酵素が作用するとabは右方向に，a'b'は左方向にのみDNAの合成を行い，結合したDNAと相補的なDNAを合成していく（図2-4）。ここまでが1サイクルであり，加熱と冷却は1回ずつである。2サイクル目も同様に行うが，サイクルの終わりにはabとa'b'のみの配列の1本鎖DNA断片が2個つくられている（図2-7）。3サイクル目では目的とする2本鎖のab/a'b'は2個となり，abおよびa'b'以外の配列も含む2本鎖の長鎖DNAは6個である（図2-9）。さらに4サイクル目では長鎖DNAの8個に対しab/a'b'は8個と同数になる（図2-11）。理論上はab/a'b'が対数的に増幅される（サイクル数をnとすると$2^n - 2n$個）のに対して，ab/a'b'以外の配列も含む長鎖DNAは1サイクルあたり2個増加（同2n個）するのみである（表1）。これを20サイクル程度繰り返すと，実用上純粋な大量のab/a'b'を得ることができる（図3）。

大量の単一分子を確認することは比較的容易であり，もとの検体中にab/a'b'が存在したことが証明できれば目的とする病原体の存在も証明される。

リアルタイムPCR法

増幅されたDNAの断片を確認するための方法には，大きく分けて以下の2つがある。

- PCR法による最終産物を電気泳動にかけてバンドの有無で判断する方法
- サイクルの途中でab/a'b'がどの程度増幅されているかをab/a'b'に結合する各種マーカーを用いて経時的に検出する方法

後者をリアルタイムPCR法と呼び，これに対して前者はtraditional PCR法あるいはconventional PCR法と呼ばれる。単にPCR法と記載されている場合，現在は前者を指すことが多い。リアルタイムPCR法での溶液中のab/a'b'の量をグラフで表すと，増幅初期では対数的に増加することから，図3のように徐々に傾きを増す曲線として立ち上がる。一定の増加率を維持した後，溶液中の基質の枯渇や酵素の失活などにより増幅量が減少してプラトーに達し，緩やかなS字状のカーブとなる。このカーブはもとの検体中のab/a'b'の量が多いと早く立ち上がるため，リアルタイムPCR法では目的とする遺伝子の定量を行うことができる。

検査室がPCR産物で汚染されると，それが検体に混入して誤った陽性反応が発生するおそれがあるが，リアルタイムPCR法ではすべての反応を密閉したウェル内で行うため，PCR産物による検査室の汚染が起きにくいという利点もある。

---

* DNAはアデニン（A），チミン（T），グアニン（G），シトシン（C）の4つの塩基からなる2重らせん構造をとっており，AはTと，GはCと水素結合で特異的に結合する。したがって，2重らせんの片側の配列が分かればもう一方の配列も知ることができる。例えばTTAGGGという配列のDNAがあれば，もう片方のDNAの配列はAATCCCとなる。このように，どちらか片側の配列により反対側の配列が決定される場合，これを相補的であるという。プライマーの場合は，目的の部位の塩基配列と相補的な配列のDNA断片をつくることで，そこに特異的に結合するよう設計されている

Chapter 3　ウイルス

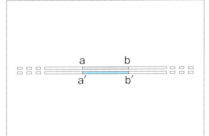

図2-1：グレーの配列（ab）およびその配列と相補的な配列（a'b'）が，目的とする病原体に固有のものとする。その両側には非特異的な配列（白い部分）がある。このab/a'b'の部分を増幅して存在を証明する

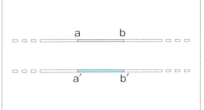

図2-2：溶液の温度を上昇させると，DNAの2本鎖は分離する。上の1本鎖では相補的DNAは左から右への1方向へのみ複製され，下の1本鎖では右から左へのみ複製される

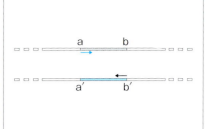

図2-3：温度を下げると特異的配列の複製を開始させたい部分に，あらかじめ溶液中に投入してある相補的なプライマー（青と黒の矢印）が結合する。プライマーが結合すると，DNAポリメラーゼのはたらきにより矢印の方向にのみ複製が行われる

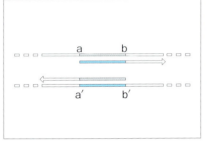

図2-4：プライマーを起点としてそれぞれ1方向にDNAの複製がすすむ。ここまでが1サイクルである

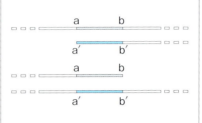

図2-5：再度温度を上げると，2本鎖は1本鎖に分離する。ここではもとの長鎖DNAとaおよびb'を起点としたDNA（中央の2個）が得られる

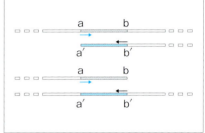

図2-6：冷却と同時にプライマーが結合する

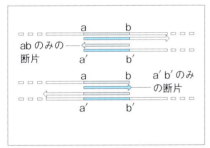

図2-7：同様に1方向にのみ複製が行われる

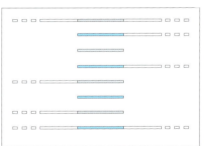

図2-8：3サイクル目の加熱により1本鎖に分離

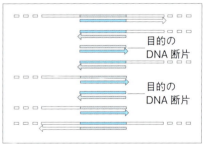

図2-9：冷却と同時に同様な複製が開始される。3サイクル目が終わった時点で目的とするDNAが2分子得られている

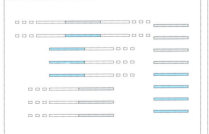

図2-10：加熱により4サイクル目を開始

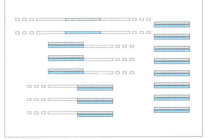

図2-11：4サイクル目の終了時には長鎖のDNA分子と目的の分子がそれぞれ8個ずつ得られる

図2　PCR法の原理

表1 サイクル数と長鎖DNA分子および標的分子の増幅数の比較

サイクル数をnとすると，目的の領域以外の配列を含む長鎖DNAは$2n$であるのに対し，目的の分子は2^n-2nと対数的に増加している

サイクル	長鎖	目的の分子	合計
3	6	2	8
4	8	8	16
5	10	22	32
6	12	52	64

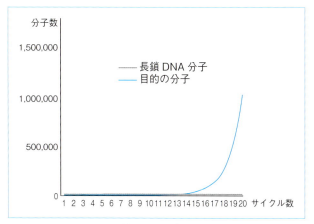

図3 20サイクルまで増幅した場合のグラフ
目的とする分子の数は緩やかに立ち上がり，急激に増加する。長鎖DNAの分子数は非常に小さな傾きの直線である

採材上の注意点

ウイルス性感染症の検査では病原体であるウイルスを特定するだけではなく，二次感染のコントロールのために細菌培養を行うことも多い。ウイルスや細菌の検査のための採材では以下の点に注意する。

●周囲から検体の汚染を防ぐ

特にPCR法は非常に感度が高く，ごく微量の核酸の断片も検出するので汚染には十分注意する。ワクチンを扱った手で検体を採取すると，ワクチンに含まれるウイルスの核酸を検出する可能性がある。検体を周囲の汚染から防ぐためにも，採取した検体は速やかに密閉容器に入れる。

細菌培養では，汚染により環境中の細菌が混入する危険がある。各種の汚染を防ぐためには本来厳密な無菌操作が理想であるが，通常は一般の手術手技程度の清潔な操作が行われていれば問題ないと考えられる。

●検体による周囲への汚染を防ぐ

検体には病原体が含まれる可能性が高く，他の動物への感染（院内感染）や，場合によっては取り扱う人への感染（業務感染）が発生する危険がある。このため手指衛生や周囲の環境消毒は十分に行い，必要に応じてマスクや手袋を装着する。

●採材後，速やかに処理をする

PCR法では検体の汚染や変性が検査結果に影響する可能性があり，細菌検査では採材後の時間が経過するとともに汚染の危険が増すだけではなく，目的とする細菌自体が活性を失って培養が難しくなることがある。いずれの場合も採材器具や容器，温度など依頼する検査機関が指定している条件で速やかに処理し，送付する。嫌気培養では，通常，指定の容器があるので検査機関に照会する。また，検体に応じて冷蔵または冷凍で保存する。感染性をもつ検体が多いため，厳重に梱包し，輸送中に破損や破裂などが起こらないように注意する。

検査結果の解釈

院内検査では陽性の場合のみ有意な結果と考え，陰性であっても臨床徴候などから疑いが残る場合は再検査を行うか，検査機関に依頼する。検査キットの呈色反応で判定困難な場合も再検査を行う。再検査の間隔は，採材方法に問題があったと考えられる場合は最初の検査直後に実施して良いが，病期によりウイルスの排泄自体が少ないと考えられる場合は翌日以降に行うべきであろう。検査法によってはワクチンに含まれる病原体で影響を受けることがあるため，陽性と判断された場合も確定診断はヒストリーや臨床徴候などと総合して慎重に行う。

依頼検査では基本的に検査機関の基準により判断するが，採材が適切に行われていないことなどによる偽陰性の可能性もあるため，必要があれば再度依頼する。犬ジステンパーなどでは，複数の検査を併用してはじめて診断がつく場合もあり，単独の検査では即断できないことも多い。院内検査と同様に，ワクチンの影響には注意する。

いずれの場合も，完全に陰性であると判断されるまでは伝染性疾患として扱い，疑われる病原体に有効な消毒薬による環境消毒や手指衛生など感染予防の対策を行う。

（栗田吾郎）

Chapter 3-2　犬ジステンパーウイルス（CDV）

― Introduction ―

犬ジステンパー（CD）は診断に苦慮することが多いが，その原因は特有の臨床徴候に乏しく鑑別すべき疾病が多数存在することにある。特に神経系の徴候のみを呈する犬では，診断までに多くの時間を要することが多い。さらにワクチンを接種してある犬でも可能性が排除できないことが状況を複雑にしている。しかし，臨床徴候と検査所見から総合的に判断するという原則を守れば正しい診断を行えることが多い。

本項では，犬ジステンパーウイルス（CDV）の概要と検査，診断の流れについて解説する。

概論

● 病原体

犬ジステンパーウイルス（CDV）はパラミクソウイルス科モルビリウイルス属のウイルスで，エンベロープを有する＊。分類上は人の麻疹ウイルスに近縁で，核酸は－鎖のRNAである。PCR法ではDNAを検出するため，ウイルスのRNAを逆転写酵素で相補的DNAにしてから検査を行う必要がある。自然宿主には犬やアライグマ，ライオンなど食肉目の動物が多く含まれるが，鹿などの偶蹄目や，さらには霊長目の動物への感染も確認されている[1]。

感染経路

空気感染（飛沫核－呼吸器型のみ），間接接触感染（飛沫感染と媒介物感染），直接接触感染のすべてが成立するとされる。空気感染は入院時に厳重な隔離が必要で，外来診療でも専用の診察室がない場合は時間外に診察するなど，時間的隔離を行わなければならない。表1に一般的な感染症における感染経路の概略を示す。

侵入門戸

一般に呼吸器粘膜から侵入し，感染後24時間以内にウイルスは組織のマクロファージで増殖し，リンパ系を介して扁桃や気管支リンパ節に達する[2]。

侵入後の病原体の動態

感染後4～6日で脾臓のリンパ濾胞や腸間膜リンパ節，胃や小腸の粘膜固有層などでウイルスが増殖し，こ こで1回目の発熱と白血球減少が発生する。この徴候が初期に観察される唯一のものだが，看過されることが多い。感染後8～9日でウイルスは中枢神経を含む全身の上皮系組織に侵入する。その後の疾病の推移はウイルスの株や個体の免疫状態によって左右され，一般に次のとおりである[2]。

・強い免疫を有する場合

感染は不顕性であり，感染後14日までに動物は耐過する。

・中等度の免疫状態の場合

亜急性感染となり，抗体価の上昇とともにウイルスは排除されるが，ブドウ膜，神経細胞，パッド（肉球）などの皮膚組織にはウイルスが残存することがあり，後に脳炎や硬蹠症などを発症する場合がある。

・免疫をもたない場合

感染後9～14日でウイルスが中枢神経系を含む全身に広がり，多くが死亡する。

体外へのウイルスの排泄は感染後7～10日で始まるため，最初の発熱を見逃すと無症状にみえる動物が感染源となる可能性がある。感染後は最長60～90日程度までウイルスが排泄されることから，他の個体への伝播には十分注意する必要がある。

● 臨床徴候

大きく分けて呼吸器系，消化器系，皮膚および中枢神経系などの徴候を特徴とするが，ウイルスの株によって病原性は異なる。呼吸器系では咳，鼻汁，肺炎などがみられ，細菌の二次感染により重篤化する。消化器系では，主に下痢や嘔吐が認められる。皮膚の徴候としては紅斑や膿疱などの発疹が発生することがあるが，これらがみられる症例では神経症状が現れることはまれで，逆に鼻鏡やパッドの硬化（硬蹠症）がみられる場合は様々

＊　一般にウイルスの消毒薬に対する抵抗性は，エンベロープの有無に左右される。エンベロープを有するウイルスは消毒薬に対する抵抗性は弱く，蛋白質などの夾雑物がなければ，通常，動物病院で用いられる消毒用アルコールやその他の中水準消毒薬，あるいは各種の界面活性剤で不活化される

表1 感染症の感染経路

基本的な感染経路別の対策として，空気感染では空間消毒を含む厳重な環境消毒を行い，感染個体は空間的あるいは時間的な隔離を行って感受性動物と完全に区画を分ける。間接接触感染では環境消毒と手指衛生を行う。直接接触感染では手指衛生と感染個体が直接接触した診察台などの消毒で十分だが，直接接触感染のみが感染経路である感染症はきわめて少ない

感染力の強さは一般に，空気感染＞間接接触感染＞直接接触感染で，空気感染する感染症は他の2経路も成立する。また，間接接触感染をする感染症も同様に直接接触感染が成立する
空気感染
感染源である動物から発生した病原体を含む飛沫核（直径5μ以下）や環境中の塵埃などに付着した病原体が，空気中を浮遊して感受性動物に達する経路。感染源と感受性動物が同一区画内にいれば，数m離れていても感染が成立する可能性がある
間接接触感染
感染源である動物から発生した病原体を含む飛沫（直径5μ以上）および手指や器具などの一般媒介物に付着した病原体による経路。飛沫感染は感染源と感受性動物が2〜3m離れていれば成立しない
直接接触感染
感染源である動物が感受性動物と直接接触することで成立する経路

な神経系の病変が発生しやすい傾向がある[2]。中枢神経系では脳や脊髄などすべての部位の実質と髄膜に病変が発生する可能性があり，非常に多彩な徴候の原因となっている。これらの徴候の多くは全身性の徴候が消失してから1〜3週間で発生するとされるが，数週間から数カ月後に発生する場合もある。最も重要な脳炎は急性と慢性（ないし亜急性）に大きく分けられ，さらに高齢犬の脳炎（いわゆる老犬脳炎）を加えて3型とすることが多い[2,3]。

急性脳炎

急性脳炎は，若齢ないしは免疫抑制状態の個体で早期に発生するとされる[2]。ウイルスの感染により脱髄がみられるが，これには希突起膠細胞の傷害が重要な役割を果たすとされている[4,5]。急性脳炎は慢性脳炎に比べて発生時期が早く，全身性の痙攣や麻痺など激しい神経症状がみられ，致死率は高い。この病変は一般に急性脳炎（acute encephalitis）と呼ばれるが，組織学的に炎症反応は微弱である。脳脊髄液（CSF）の異常は少ない。

慢性脳炎

慢性脳炎では抗体産生を伴う強い炎症反応がみられ，細胞浸潤を伴う神経組織の傷害が発生する。本疾患は中等度の免疫状態の個体に多いと考えられる。沈うつ，ミオクローヌス，てんかん様発作など病変部によって様々な徴候がみられ，予後は悪い。CSF中の蛋白と有核細胞数の増加がみられる（蛋白＞25 mg/dL，細胞数＞10/μL）[2]。

老犬脳炎

老犬脳炎は先行する全身性の徴候なしに発生し，慢性の経過をたどるとされているが，ごくまれである。麻痺や痙攣は起きにくいとされる[6]。

上述以外にワクチン誘発性脳炎があり，神経向性の強いウイルス株を用いた弱毒生ワクチンによって発生するとされるが，最近ではワクチンの改良により減少している[7]。

その他にも脈絡網膜炎などの眼病変，関節リウマチや骨端成長板硬化などの骨関節病変がみられる。感染後のウイルスの体内動態の概略を図1に示す。

実践

● CDを疑う徴候や所見

どのような症例が来院したときに検査を行うかは最終的には獣医師の経験やその地域の疫学によるが，一般にCDを疑わなくてはならない徴候や所見，条件は以下のとおりである。

プロフィール

1歳齢未満の動物に多く発生する傾向がある[8]。しかし，中年齢以降でも発生の可能性があるため，プロフィールのみでは除外できない。

ヒストリー

ワクチン接種の有無は重要な確認事項であるが，特に脳炎はワクチン接種済みの個体にも発生することが報告されており[9]，予防歴で除外することはできない。生活環境では，他の犬との直接あるいは間接的な接触の有無が重要である。また，散発的であっても発生がみられる地域に居住するなど，地域疫学も考慮する。繁殖施設や販売施設は感染のリスクが高いと考えられる[8]。

臨床所見

表2にGough[10]とThompson[11]による鑑別診断リスト

Chapter 3 ウイルス

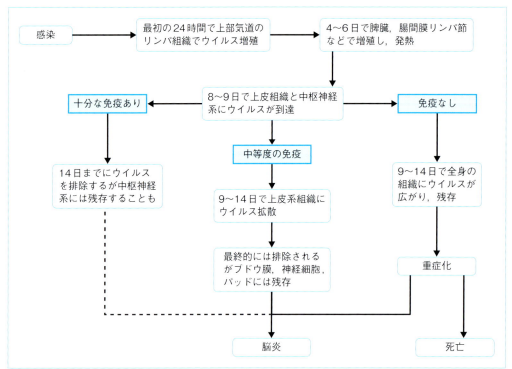

図1 感染後のCDVの体内動態

表2 CDで発現する可能性のある臨床徴候
下線はCDに特徴的とされる所見である

全身性の徴候	消化器系
発熱	口内炎
元気の消失	エナメル質低形成
食欲不振から廃絶	嘔吐
	小腸性下痢
中枢神経系	腸重積
行動の変化（呼びかけに応じない，沈うつ，旋回運動など）	
	眼科系
発作	結膜炎
失明（大脳性）	脈絡網膜炎
不全麻痺	視神経炎
運動失調	
ミオクローヌス	皮膚科系
中枢性前庭疾患	発疹
頚部の硬直（髄膜炎による）	鼻鏡やパッドの硬化（硬蹠症）
知覚過敏（髄膜炎による）	爪の異常
呼吸器系	産科系
呼吸困難・促迫	流死産
くしゃみと鼻汁	
鼻出血	臨床検査所見
発咳	気管支肺炎や脱髄性脳炎に伴う画像診断上の変化
気管支肺炎	リンパ球減少症
	細胞内封入体
	CSF中の白血球増多/蛋白増加

からCDが鑑別疾患に含まれる徴候を逆引きして抽出し，それらを中心に臨床的にCDを疑う臨床徴候，所見および診断名をまとめた。ここからも分かるように，特に神経系では傷害の部位によって多彩な徴候が認められ，診断を複雑にしている。

これらの中で経験的にCDを強く疑う徴候には，鼻汁，発咳，膿性眼脂を伴う結膜炎，ミオクローヌス（律動的で不随意な筋肉の収縮運動で全身性と局所性に分けられ，チックと呼ばれることもある），硬蹠症，エナメル質低形成などがあり，ヒストリーなどと総合的に判断して臨床的にCDと診断することもありうる。呼吸器症状の後でミオクローヌスがみられる例では，各種検査で陽性となる率が高い。また，発咳のみられる若齢犬で脈絡網膜炎が認められれば，同じ咳を主徴とするBordetella症よりCDの疑いが強いとする報告もある[12]。

臨床検査所見

臨床検査では特異的な所見は少ないが，表2にあるように血液塗抹標本などで細胞質内あるいは核内の封入体が確認されることがあり，この場合は感染が強く示唆される。その他にもリンパ球減少症や慢性期の脳炎でCSFの変化がみられる[2]。

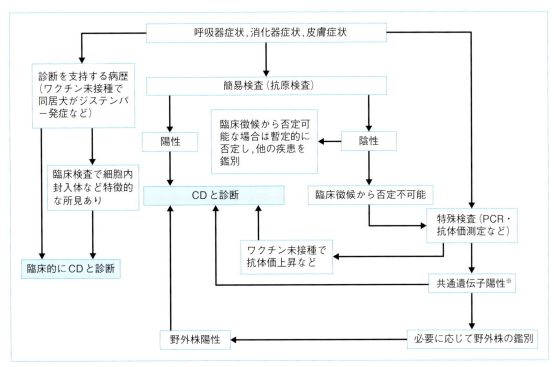

図2　中枢神経系以外の徴候がみられる場合のCDの診断の流れ
※野外株とワクチン株の鑑別を行わない検査機関は，すべて共通遺伝子を検査している

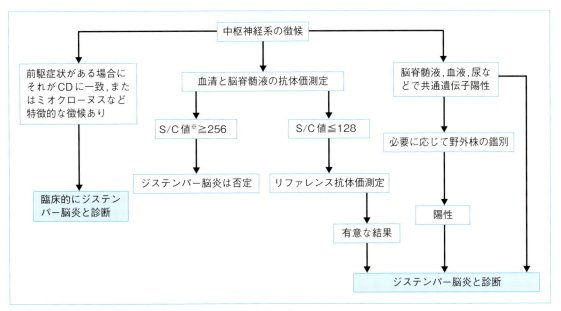

図3　中枢神経系の徴候がみられる場合のCDの診断の流れ
※S/C値は血清抗体価／脳脊髄液抗体価の値を指す

●測定法

　CDの診断のために通常，検査機関で行われる検査には，遺伝子検査，抗原検査および抗体価測定がある。このうち，主な検査項目について簡単に説明する。図2には診断までの検査の全体の流れを概説した。特に神経徴候がみられる症例の検査については図3に示す。

CDV野外株遺伝子とは

　動物からCDVが検出された場合，そのウイルスは意

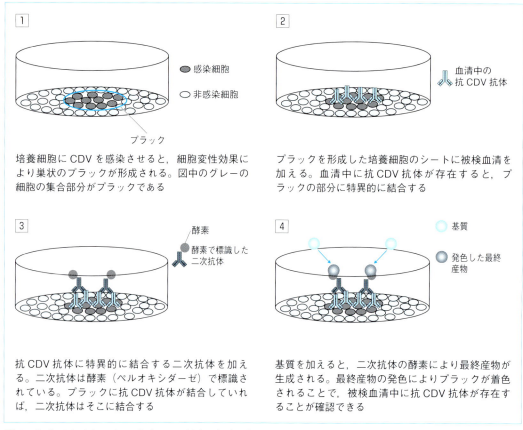

図4 免疫ペルオキシダーゼプラック染色 (IP) 法

図せずに感染した強毒株すなわち野外株と, 意図的に体内に導入された弱毒生ワクチンに含まれるワクチン株のいずれかである。ワクチン株のウイルスは接種後1カ月程度は, 動物からの各種検体中に認められる可能性があるため, ワクチンを接種して間もない個体では両者を鑑別する必要がある。

鑑別には以下のような方法があるが, いずれもそれぞれの株の塩基配列の違いを利用している。これらの検査は, 野外株とワクチン株に共通するCDVの遺伝子 (CDV共通遺伝子) が検出された後に行われる。

Multiplex nested PCR法

PCR法により検出されたCDV共通遺伝子を検体として, 野外株とワクチン株のそれぞれに特異的な配列を検出するプライマーを同時に用いて2度目のPCR検査を行う。野外株とワクチン株でPCR産物の分子量が異なるようにプライマーを設計すれば, 最終産物の電気泳動によりいずれの株であるかを鑑別することができる。現在この検査は制限酵素断片長多型分析法 (PCR-RFLP法) とともに, マルピー・ライフテック (株) に依頼することができる。

制限酵素断片長多型分析法 (PCR-RFLP法)

制限酵素は特定の塩基配列をもつ部位でDNAの2本鎖を切断する酵素である。PCR法でCDV共通遺伝子の存在が確認された後, そのPCR産物を制限酵素で切断して野外株とワクチン株を鑑別するのが, 制限酵素断片長多型分析法である。野外株とワクチン株では塩基配列が異なる部分があるため, そのいずれか一方の他方と異なる塩基配列に特異的に作用する制限酵素を用いれば, 一方の株のみで配列の切断が行われる。両株で分子量の異なる産物が得られるため, 電気泳動を行ってこれらを鑑別することが可能となる。

免疫ペルオキシダーゼプラック染色 (IP) 法

CDVを培養細胞に感染させると, 細胞変性効果によりプラックが形成される。プラックはCDVの感染領域であることから多量のウイルスを含んでおり, そこに抗CDV抗体を含む血清を加えると, 抗体はプラックの領域に特異的に結合する。この抗CDV抗体にペルオキシダーゼで標識した二次抗体を結合させ, 基質液を加える

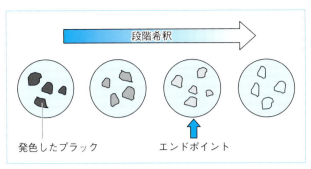

図5 免疫ペルオキシダーゼプラック染色法の判定の模式図
ウェル内には培養細胞に感染したウイルスが形成したプラックがあり，そこに段階希釈した血清を加えて，二次抗体と基質液を反応させると陽性サンプルではプラックに一致して発色が認められる。発色が認められた最終希釈倍率をエンドポイントとし，その数値が抗体価となる

とプラックが発色する（図4）。この発色の有無により抗体の存在を判定するのが，免疫ペルオキシダーゼプラック染色（IP）法である。検査のためにはまず細胞培養用のマイクロプレートで細胞を培養し，ウイルスを感染させてプラックを形成させる。そこに段階希釈した血清を加え，さらに二次抗体と基質を加えて反応させ，プラックが発色する最終希釈倍率を読み取ることで，抗体価を決定する。この方法では感染部位ではないバックグラウンドに非特異的発色がみられる場合にも，プラック領域との色調を比較することで正確な判定を行うことができる。図5にIP法による判定の模式図を示す。

IgMおよびIgG抗体価測定

一般にIgMは感染後7〜10日程度までの感染初期に産生が始まり，IgGはその後に産生される[2]。このことからIgMは，呼吸器型や消化器型などの急性感染を疑う症例や発熱とリンパ球減少症など初期の感染の徴候を思わせる所見がある症例で測定することが多く，IgGは慢性感染や脳炎など感染から一定の時間が経過した症例の診断に用いられる。

野外株とワクチン株は血清学的に同一であり，抗体の存在のみでそれらを区別することはできないが，ワクチン株による免疫刺激ではIgMの値が一定以上に上昇することがない。一例として，マルピー・ライフテック（株）では，カットオフ値を設定してIgMが200倍以上の場合に野外株の感染を強く疑うとしている。

IgGは発症時と数週間後のペア血清を用いることで診断に利用でき，通常，4倍以上の上昇がみられた場合に陽性と判断する。単独のIgG値はワクチン未接種の幼若犬で移行抗体の上限を超えて上昇している場合のみ，診断価値をもつとされる[13]。

リファレンス抗体を使用したCSFの抗体価測定

CDVが中枢神経系へ感染すると，感染部位で抗体が産生されるためにCSF中の抗CDV抗体の値は上昇する。中枢神経系は血液脳関門によって血液から遮断されているために，通常は中枢神経系以外の部位で感染が起きてもCSFの抗体価は大きな影響を受けない。このため，神経型のCDを疑う症例では，CSFを採取してその抗体価を測定すれば，理論的には診断が可能である。例としてマルピー・ライフテック（株）の検査系では，血液の抗体価が脳脊髄液の抗体価の1/128以下であればジステンパー脳炎と診断することができるとしている。しかし，以下の状況では中枢神経系に感染がなくても血中抗体の混入によりCSFの抗体価の上昇が認められる可能性がある[14]。

・CSF採取時の血液混入
・炎症や外傷による血液脳関門の破壊

これらの条件下で採取したCSFでは抗体価が上昇していても，実際に中枢神経系に感染がない場合がありうる。この2つのうち，CSF採取時の血液混入は採材時にある程度疑うこともできるが，血液脳関門の破綻は表面上全く認識できないことがあるため，抗CDV抗体価測定の結果のみで診断を行うと，実際は異なる疾患の症例をジステンパー脳炎と診断してしまう可能性がある。ジステンパー脳炎は，予後が非常に悪いために診断された時点で治療の中止や，さらには安楽死が選択されることもあることから，診断は確実に行う必要がある。

このため血液とCSFで抗CDV抗体と他の病原体に対する抗体の両方を測定し，血液とCSFの抗体価の比率（S/C値）を算出することで，CSF採取時の血液混入がないことを確認する方法がとられることがある[2,14]。この場合，他の病原体に対する抗体をリファレンス抗体と呼ぶ。リファレンス抗体として使用する抗体は，多くの症例が保有するもので神経系への感染の可能性が低いものが望ましい。これらがCSFから検出された場合は，血液からの混入が強く疑われるためである。マルピー・ライフテック（株）の検査系では，犬パルボウイルス（CPV）と犬アデノウイルス（CAV）に対する抗体をリファレンス抗体として使用している。CSF中のCPVとCAVに対する抗体価が上昇している場合は，血液の混入や血液脳関門の破綻が疑われ，図6のよ

Chapter 3　ウイルス

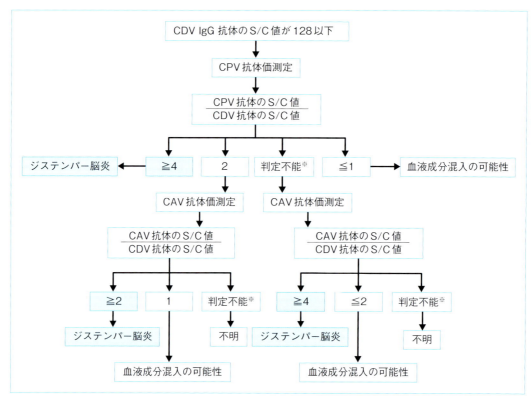

図6　リファレンス抗体を用いた CSF の抗体価測定の結果の検証
※ワクチン未接種などの理由で，抗 CPV 抗体や抗 CAV 抗体の値が低い場合は判定不能となる
マルピー・ライフテック（株）の検査案内より引用・改変

うな基準で判断される。

中和試験（NT）

ウイルスに抗体（中和抗体）が結合すると細胞への感染性が消失することを利用した検査法で，既知のウイルスを用いて抗体価を測定する場合と，既知の抗体を用いてウイルスの同定を行う場合の 2 通りがある。

段階希釈した検体を培養細胞に加えて細胞変性効果を調べるバイオアッセイである。特異性は高い。

IFA 法（蛍光抗体法）

蛍光色素で標識した抗体を用いて抗原や抗体の検出を行う方法で，直接法と間接法がある。

その他の特殊検査

診断を目的とするものではないが，常に行うべき検査として細菌培養同定と薬剤感受性試験がある。CD に限らず多くのウイルス性感染症では，細菌の二次感染により重症化が起こるため，治療には抗菌剤が使用される。この場合，必ず細菌培養同定と薬剤感受性試験を行い，有効な抗菌剤を確認する。検体は鼻汁や眼脂，咽頭拭い液などが主になるが，必要に応じて血液培養も実施する。薬剤感受性試験の結果が得られるまでは，経験的使用として広域スペクトルの薬剤を使用するのもやむを得ないが，結果が出た時点で必ず再検討を行い，可能な限りスペクトルの狭い薬剤に変更する。

●院内検査

院内検査で用いられる免疫クロマトグラフ法（チェックマン CDV® など）では，ウイルス抗原の確認が可能である。この検査法は特殊な器具を必要とせず，その場で抗原の有無が判定できるため非常に有用である。採材したままの抗原を直接使用するため，ウイルス量の少ない検体では偽陰性反応が発生する可能性があり，特に鼻汁や唾液などでは PCR 法の半分以下の検出感度である[15]。このため臨床症状などから CD を疑う場合は，この検査で陰性と判定されても除外せずに，検査機関へ依頼した方が良い。

管理

●感染源への対策

　感染力が非常に高いウイルスのため，感染が疑われる症例では，完全に否定されるまでは隔離が必要である。検査に用いる検体の取り扱いにも十分注意する。最初の発熱を発見できないと，表面上は無徴候の動物でもウイルスを排泄していることがある。また，感染後最長3カ月程度はウイルスを排泄している可能性があり，感染源となりうる。呼吸器の徴候を示す症例が入院する際は，低圧の隔離室が必要である。

●感染経路への対策

　CDは飛沫核による空気感染（表1）が成立する可能性がある。空気感染では空間的に仕切られた区画の全域が感染源となりうることから，ミスト状の消毒薬を噴霧する空間消毒が理想である。専用の器具がない場合はスプレーなどで天井も含めた表面消毒を行う。

　CDVはエンベロープをもつため環境中での抵抗性は弱く，界面活性剤や低水準の消毒薬で容易に不活化できる。ただし，寒冷期には野外で数週間活性を保つ可能性がある。

●感受性動物への対策

　感染源への曝露の予防と予防接種が有効である。また，周囲でCDが発生しているような状況では，幼若犬は初年度のシリーズの間隔を短くし，免疫の空白期間が最小限になるようにプログラムを考慮する。6カ月齢または1歳齢で再接種をした後は，3年に1回程度の接種で十分な効果が得られる。抗体価測定（p.158）で効果を確認すれば確実である。

各検査機関の基準値

　各検査機関の基準値はp.166を参照のこと。

（栗田吾郎）

参考文献

1) 前田健. 野生動物のイヌジステンパー感染. *SAC*. 2009, 158：12-19.
2) Greene CE, Vandevelde M. Canine Distemper. *In*: Infectious diseases of the dog and cat, 4th ed. Greene CE (ed). Elsevier. Missouri. 2012, pp.25-42.
3) Feliu-Pascual AL. Canine distemper encephalitis: The many faces of a diagnostic challenge. NAVC Conference 2009 Proceedings. 2009, 3: pp.813-814.
4) Sips GJ, Chesik DNA, Glanzenburg L, et al. Involvement of morbilliviruses in the pathogenesis of demyelinating disease. *Rev Med Virol*. 2007, 17: 223-244.
5) Vandevelde M. Pathogenesis of Distemper Infections in the Nervous System. ACVIM 2005.〈http://www.vin.com〉2017年6月現在.
6) Lincoln SD, Gorham JR, Ott RL, et al. Etiologic Studies of Old Dog Encephalitis. *Vet Path*. 1971, 8: 1-8.
7) Greene CE. The Diverse Neurologic Manifestations of Canine Distemper: Clinical Recognition and Therapeutic Intervention. ACVIM 2007.〈http://www.vin.com〉2017年6月現在.
8) 相馬武久, 齋藤奈美子, 河口雅登ほか. 1999-2007年の日本における抗犬ジステンパーウイルスIgM抗体の陽性率. *J Enviro Dis*. 2011, 20：1-6.
9) Gemma T, Watari T, Akiyama K, et al. Epidemiological Observations on Recent Outbreaks of Canine Distemper in Tokyo Area. *J Vet Med Sci*. 1996, 58: 547-550.
10) Gough A. *In*: Differential diagnosis in Small Animal Medicine. Blackwell Publishing. Oxford. 2007.
11) Thompson MS. *In*: Small Animal Medical Differential Diagnosis. Saunders Elsevier. Missouri. 2007.
12) Hawkins EC. Coughing dogs: Tips for diagnosing. Western Veterinary Conference. 2009.〈http://www.vin.com〉2017年6月現在.
13) 相馬武久. 犬ジステンパーのためのウイルス検査. *VMANEWS*. 2007, 53：54-59.
14) 相馬武久, 植村隆志, 中本裕也ほか. ジステンパー脳炎の診断におけるリファレンス抗体の有用性. 日本獣医師会雑誌. 2012, 65：216-220.
15) チェックマンCDV. 動物用医薬品等データベース.〈http://www.nval.go.jp/asp/asp_showDetail_DR.asp?argeCode=5612〉2017年6月現在.

Chapter 3-3 犬パルボウイルス（CPV）

― Introduction ―

犬パルボウイルス（CPV）感染症は，1977年に新興感染症として確認された比較的新しい感染症である。この感染症が確認された当初はすべての年齢の犬が発症し重症化していた。しかし，現在では集団免疫率が上昇しているため，犬ジステンパー以上に子犬に集中してみられることが多い。ロットワイラーやドーベルマンなど，一部の犬種でワクチンに反応しない，いわゆるノンレスポンダーも報告されているが，アメリカでは現在減少しているといわれている[1]。新生子の心筋炎も非常に少なくなっている。

本項では，犬パルボウイルス（CPV）の概要と検査，診断の流れについて解説する。

概論

●病原体

犬パルボウイルス（CPV）は，小型の1本鎖DNAウイルスである。赤血球凝集能をもつ。このウイルスはエンベロープをもたないことから薬剤への抵抗性が非常に強く，2,000 ppmの次亜塩素酸塩以上の効力をもつ消毒薬のみが有効である。当初のCPV-2からCPV-2a，CPV-2bを経て現在ではCPV-2cが確認されている。CPV-2aと2bは猫にも感染する場合があるとされる[2]。

現在，日本ではCPV-2bが中心であるといわれている。現時点で入手可能なワクチンはこれらのすべての株に有効であるとされる[1]が，ウイルスの抗原変異が比較的短期間で起こっていることから警戒が必要である。特にCPV-2bに特化したワクチンも市販されている。

感染経路

一般に飛沫や媒介物による間接接触感染が主であるが，環境中で長く活性を保つことから塵埃による空気感染の可能性も否定できない。

侵入門戸

ウイルスは口腔や鼻腔から侵入し，扁桃や咽頭のリンパ組織で増殖する。

侵入後の病原体の動態

感染後1～5日でウイルス血症が発生し，ウイルスは血流を介して全身のリンパ系組織に広がるとともに，腸の陰窩細胞など分裂の盛んな細胞で増殖が始まる。ウイルスの標的となる細胞には，腸陰窩細胞の他に骨髄や生後2週間程度までの新生子の心筋細胞なども含まれる。腸陰窩細胞の死滅により腸絨毛の壊死が発生し，小腸の透過性亢進と吸収不全が生じるとともに，壊死した粘膜から腸内細菌が侵入し，敗血症やそれに続く播種性血管内凝固症候群（DIC）が引き起こされる。リンパ系組織や骨髄に感染したウイルスによる免疫不全も，敗血症発生の要因となる。体外へのウイルス排泄は感染後3～4日で始まるとされ[2]，犬ジステンパー（CD）と同様に無徴候でのウイルス排泄の可能性がある。感染後2週間までにウイルスの排泄はほとんどなくなり，4週間以降に排泄がみられたという報告はないとされる[1]。感染後の経過の概要を図1に示した。

●臨床徴候

消化器系，循環器系および中枢神経系の徴候が認められるとされるが，消化器系の徴候が最も多い。

消化器系で最も早期に認められる症状は嘔吐であることが多く，その後下痢や食欲廃絶が発生する。重症例の下痢は特徴的で，血液を混じた悪臭のある便を多量に排泄する。下痢の発生とともに急激な重度の脱水がみられる。この時期に発熱と白血球減少症が認められることが多い。軽度の嘔吐や軟便のみの軽症例に遭遇することもある。また，発症例の同居動物などで全く無徴候でウイルス排泄がみられる例もあるが，ワクチンとの関連がなければ感染源として扱う必要がある。

循環器系では経胎盤感染や新生子期の感染による心筋炎が原因の突然死が知られているが，現在では非常にまれである。集団免疫率の向上による母犬の感染減少によると思われる。

中枢神経の徴候はウイルス自体の感染によるものもあるが，多くはDICに起因する脳内出血や低血糖が原因であると考えられている[2]。

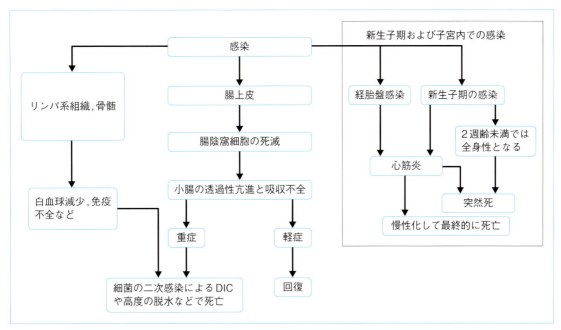

図1　感染後のCPVの体内動態

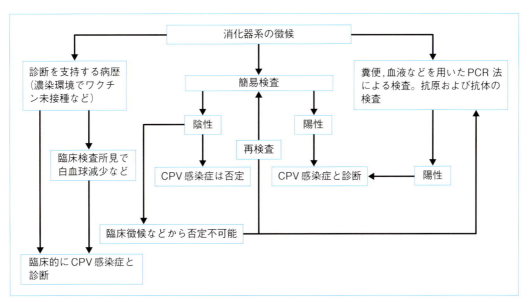

図2　消化器系の徴候がみられる場合のCPV感染症の診断の流れ

実践

●CPV感染症を疑う徴候や所見

プロフィール

若齢で多く発生する傾向がある。特に抗原検査での陽性例の大半が2カ月齢に集中しているとする報告があり[3]、若齢犬で嘔吐や下痢などの消化器症状を示した場合は十分な注意が必要であるとともに、成犬では他の疾患の確率が高くなるためそれらとの鑑別も必要である（図2）。

ロットワイラー、ドーベルマン、ジャーマン・シェパード・ドッグ、ラブラドール・レトリーバーなどの犬種では感染のリスクは高いとされる[2]。

ヒストリー

ワクチン接種の有無は重要な確認事項である。ただ

し，初年度のシリーズの最終接種を16週齢未満に行った幼若犬では，十分な防御ができていない場合があるので問診は慎重に行う。

生活環境では，他の犬との直接あるいは間接的な接触の有無が重要である。CPVは環境での抵抗性が強いため，かなり古い糞便からも感染する可能性がある。地域疫学も考慮する。子犬に多いことから，繁殖施設や販売施設は感染のリスクが高いと考えられる。

臨床所見

表1に鑑別診断リストからCPV感染症が鑑別疾患に含まれる徴候や診断名を抽出してまとめた。消化器系の徴候とそこから派生するDICや脱水などの徴候が主で，若齢犬でこれらの徴候がみられた場合には，確定診断のための検査を行う。検査の結果が確実に得られるまでは疑似症例として扱い，院内感染などには十分注意する必要がある。

臨床検査所見

リンパ系組織や骨髄への感染による白血球減少症は特徴的である。

● 測定法

院内検査も含めて各種の検査が応用可能であるが，検出感度を比較すると，PCR法＞赤血球凝集反応＞免疫クロマトグラフ法＞ラテックス凝集反応＞ELISA法の順になる[3]。以下に，主要な検査法について説明する。

PCR法

PCR法によるウイルスの検出が可能である。CPVはDNAウイルスであるため，逆転写酵素による処理不要で直接検査を行うことができる。ここでも問題になるのが野外株とワクチン株の鑑別であるが，両者の鑑別が可能なプライマーの設定を行っている検査機関もあるため，陽性と判定されればそれは野外株である。ただし，CPV-2b型のワクチン（デュラミューンMX®）由来のウイルスとの鑑別はできないとしている。ワクチン株との鑑別ができない検査系を用いている検査機関もあることから，ワクチン接種歴などに応じて個別に問い合わせる必要がある。アイデックス ラボラトリーズ（株）の下痢パネルの項目にはCPVがあり，特に若齢犬の下痢の鑑別に際して非常に有用である。

赤血球凝集反応（HA試験）

CPVは豚や猿の赤血球を凝集させるため，古くからウイルス検出の方法として赤血球凝集反応が用いられてきた。赤血球凝集反応は抗原抗体反応に比べて特異度が低いため，凝集が観察された場合に，さらにCPV特異抗血清やモノクローナル抗体を用いて再確認したうえで，最終判定をしている検査機関もある。

赤血球凝集抑制試験（HI試験）

赤血球凝集抑制試験ではCPVの赤血球凝集能を利用することはHA試験と同様であるが，通常はウイルスの検出のためではなく，血液中の抗体価測定に用いられる。段階希釈した抗CPV抗体によって，CPVによる凝集反応が阻止されるポイントを検出するため特異度は高い。

その他の特殊検査

細菌培養同定と薬剤感受性試験を行う必要がある。特にCPV感染症では敗血症の発生率が高いため，血液培養を行うことが多い。通常の血液培養は比較的採血量が多いが，（株）サンリツセルコバ検査センターでは0.1～1.0 mLという少量の血液で検査が依頼できる[4]。

● 院内検査

CPV感染症は重篤化しやすいことに加え，環境中でウイルスが強い抵抗性をもつきわめて重要な疾患であり，院内検査による速やかな診断が必要となることが多い。院内検査としては糞便を検体とする免疫クロマトグラフ法のキットがあり，現在国内では複数のキットが入手可能である。また，血清や血漿を用いて抗体の有無を判定するキットもすでに承認されている[5]。CPVの野外株はワクチン株に比べて大量に糞便中に排泄されることから，検出限界が一定以上の製品では陽性反応が認められた場合，野外株である確率が高いと考えられ，使用説明書にワクチン株との交差反応性がないことを記載して

表1 CPV感染症で発現する可能性のある臨床徴候
下線はCPV感染症に特徴的とされる所見である

全身性の徴候	産科系
発熱	新生子の死亡
元気の消失	
食欲不振から廃絶	臨床検査所見
敗血症	非再生性／低再生性貧血
DIC	血小板減少症
脱水	好中球減少症
	リンパ球減少症
消化器系	低アルブミン血症
嘔吐	CSFの白血球増多／蛋白増加
下痢	心陰影の拡大
血便	左室拡張
腸重積	腸壁の肥厚
神経系	
多発性神経障害	

いる製品も複数ある．また，陽性となった場合に希釈液で糞便を100倍程度に希釈して検査し，再度陽性となった場合は野外株である可能性が高いとする報告もある[6]．

検査の時期によっては感染例でも陰性となることがあるため，臨床的に疑いが残る場合は再度検査するか感度のより高い検査を検査機関に依頼する．

予防

●感染源への対策

CPV感染症では発症前にウイルスの排泄が始まる場合があることから，主訴，プロフィールあるいはヒストリーから本感染症が疑われる症例に対しては，検査で完全に否定されるまでは消毒など感染経路への対策を十分に注意して行う必要がある．ワクチン接種が行われている個体であっても，最終接種が16週齢未満では効果が得られていない場合があるので，ワクチン歴による否定は慎重に行う．入院治療では専用の隔離室が必要である．

●感染経路への対策

CPVは環境中での抵抗性が最も強いウイルスの1つである．特に糞便などに被覆された状態では数カ月以上活性を保っていることがあるため，感染動物の周囲の汚染は確実に除去する．また，目にみえない汚染であっても感染源となるため，感染個体の周囲だけでなく動線も消毒の対象となる．乾燥した糞便などによる空気感染（塵埃感染）の可能性もあるため，必要に応じて天井を含む汚染区画全体の消毒を行わなければならないこともある．

消毒には2,000 ppmの次亜塩素酸塩以上の効力に相当する消毒薬のみが有効であるが，生体や環境への影響から次亜塩素酸塩自体の使用は推奨されない．アンテックビルコンS®〔バイエル薬品（株）。重量体積比で100倍希釈〕や，電解水などでCPVに有効とされるもの，あるいは状況に応じてアルデヒド系など高水準の消毒薬を使用する．

CPVは熱にも強く，不活化には90℃で10分間加熱する必要があり，衣類乾燥機による加熱程度では活性を失うことがない．このため感染動物に使用したタオルなどは有効な消毒薬に十分浸漬するか廃棄する．

さらに，ハエなどの衛生動物によって媒介される可能性もあることから，必要に応じてこれらの駆除を行う．外部寄生虫についても同様である．

●感受性動物への対策

有効なワクチンが入手可能であるが，母犬の免疫状態によっては移行抗体が生後16週前後まで持続する場合もある．このため必要に応じて抗体価測定（p.158）を行い，その時点での効果を確認すべきである．以前にCPV感染症を発症した動物がいた環境では，ワクチンを接種し，確実に抗体価が上昇した個体のみを導入すべきである．

CPVと猫汎白血球減少症ウイルス（FPLV）は免疫学的に近縁であるが，FPLVのワクチンを接種してもCPVに対する防御能は弱いとされる[2]．

各検査機関の基準値

各検査機関の基準値はp.169を参照のこと．

（栗田吾郎）

参考文献

1) WSAVA. 犬と猫のワクチネーションガイドライン．〈http://www.wsava.org/sites/default/files/WSAVA%20guideline%202015%20Japanese.pdf〉2017年6月現在．
2) Greene CE, Decaro N. In: Infectious diseases of the dog and cat, 4th ed. Greene CE (ed). Elsevier. Missouri. 2012.
3) 相馬武久．犬パルボウイルス2型感染症〜その疫学と診断について〜．Veti. 2013, 6：51-56.
4) サンリツセルコバ検査センターホームページ．〈http://sanritsu.zelkova.biz〉2017年6月現在．
5) 石丸雅敏．犬感染症とその診断薬の概説．日本獣医師会雑誌．2013, 66：517-519.
6) 相馬武久．犬と猫のパルボウイルス感染症．Infovets. 2000, 11：43-47.

Chapter 3-4　犬アデノウイルス1型（CAV-1）

Introduction

　犬伝染性肝炎（ICH）は肝臓，腎臓，眼，中枢神経あるいは肺などに病変が発生する感染症で，日常の診療において遭遇する機会は比較的少ない。そのため，忘れ去られた感染症のように扱われることがあるが，2001年から2006年にかけてイタリア[1]や2008年の日本[2]での事例など，国内外で依然として集団発生が認められている。致死率は10～30％に達するとされる[3]。

　ICHは犬アデノウイルス1型（CAV-1）による感染症であり，予防には集団免疫の獲得が必要なため，ICHに対するワクチンはコアワクチンに分類される[4]が，犬における他のコアワクチンと比較して，免疫の獲得率が低い可能性が指摘されている[5]。この感染症も犬ジステンパー（CD）と同様，特異的な症状に乏しく診断が困難な場合がある。

　本項では，犬アデノウイルス1型（CAV-1）の概要と検査，診断の流れについて解説する。

概論

●病原体

　ICHはアデノウイルス科マストアデノウイルス属の犬アデノウイルス1型（CAV-1）による感染症である。CAV-1はエンベロープをもたないDNAウイルスであり，低水準から一部の中水準＊までの消毒薬に抵抗性が強く，環境中で長期間活性を保つ。コヨーテ，キツネ，オオカミ，その他のイヌ科動物とクマ科動物が感受性であり，海棲哺乳動物にも感染することが知られている[6]。このウイルスは徴候が消失した後も6～9カ月間は尿中に排泄されることがあるため[7]，他の個体への感染には十分注意する必要がある。

感染経路

　間接接触感染（飛沫感染と媒介物感染）ならびに直接接触感染が成立する。尿からの空気感染の可能性は低いとされている[6]が，環境中での抵抗性を考えると，塵埃を介した空気感染にも注意する必要がある。また，外部寄生虫による媒介の可能性もあるとされる[6]。

侵入門戸

　鼻粘膜や口腔粘膜から侵入し，感染後，ウイルスは扁桃に移動する。その後，付属リンパ節やリンパ管に広がり，胸管から血流に達する[6]。

侵入後の病原体の動態

　ウイルス血症は感染後4～8日間持続し，分泌物や各組織にウイルスが急速に広がる。肝実質と中枢神経系を含む多くの組織の血管内皮細胞にウイルスが集積して傷害が生じる[6]。

・**肝病変**（図1）[8]

　ウイルス血症により肝臓に到達したウイルスは，クッパー細胞や肝実質細胞に感染する。中和抗体価が低い個体では，広範囲の小葉中心性壊死が発生して致死的となることが多い。中等度の中和抗体を有する個体では，慢性活動性肝炎や肝線維症を発症して持続感染となる可能性がある。

・**腎病変**（図2）[8]

　初期にはウイルスの直接の影響により糸球体病変が発生し，中和抗体の上昇とともに免疫複合体が糸球体に沈着する。感染14日後にはウイルスは糸球体から消失するが，尿細管上皮には残存し，これによりウイルス尿症が発生する。

・**眼病変**（図3）[8]

　ウイルス血症により，血液を介して眼房水にウイルスが侵入し，角膜内皮細胞で増殖する。感染後7日程度で中和抗体が上昇する時期と一致して，ぶどう膜炎と角膜浮腫が発生する。混濁した角膜が外見上，青みがかってみえることからブルーアイと呼ばれ，この感染症に特徴的な所見である。

・**その他の臓器**

　脳や肺などその他の臓器の血管内皮にも感染し，多彩な徴候の原因となる。

＊　消毒薬の分類
低水準消毒薬：ベンザルコニウム塩化物，クロルヘキシジングルコン酸塩など
中水準消毒薬：次亜塩素酸塩，ポビドンヨード，消毒用エタノール，クレゾール石けんなど
高水準消毒薬：グルタラール，フタラール，過酢酸など

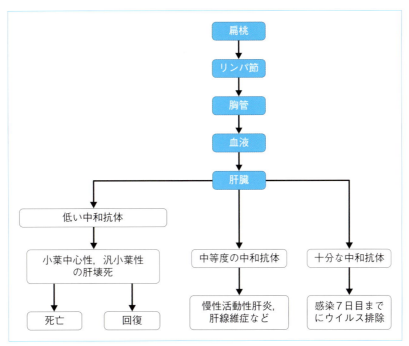

図1 感染後のCAV-1の動態と肝臓での病変
青い部分はウイルスの存在部位を表す
参考文献8の記載に基づき作成

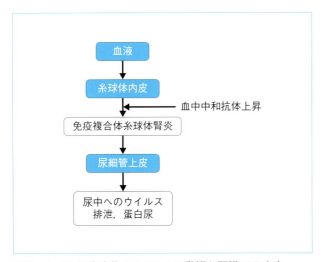

図2 ウイルス血症後のCAV-1の動態と腎臓での病変
青い部分はウイルスの存在部位を表す。ウイルス血症の時期には糸球体内皮にウイルスが認められ，初期の糸球体病変が発生する。中和抗体の上昇とともに免疫複合体糸球体腎炎となり，感染後14日までにウイルスは尿細管上皮のみに認められるようになる。尿中へのウイルスの排泄は臨床徴候消失後6～9カ月持続する
参考文献8の記載に基づき作成

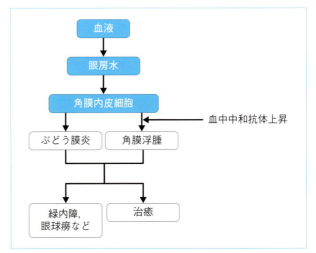

図3 ウイルス血症後のCAV-1の動態と眼病変
青い部分はウイルスの存在部位を表す。血中中和抗体の上昇する感染後7日前後でぶどう膜炎と角膜浮腫が発生する。特徴的な眼徴候であるブルーアイがみられる
参考文献8の記載に基づき作成

● **臨床徴候**

　全身の血管内皮細胞への感染により，多彩な徴候が認められる[6,9]。主に3つの型に分けられる。

甚急性型

　甚急性型は，発症後12～24時間で突然死する例がある。このような症例では，高熱のほかに中枢神経症状や播種性血管内凝固症候群（DIC）などがみられ，急速に

虚脱状態に陥ることがある。中枢神経症状は血管内皮への感染による直接の障害とDICによる障害が主な原因とされ、DICは血管内皮の障害による凝固因子の活性化と、肝不全に起因する活性化凝固因子の除去能力の低下が原因とされる。

急性型

急性型では、発熱、沈うつ、嘔吐、下痢、頻脈、呼吸促迫などがみられる。肺炎を伴うものでは、発咳や異常な呼吸音が認められることがある。また、腹部の圧痛や肝腫大、出血傾向も認められることがある。出血傾向は肝不全に伴う血液凝固因子の産生低下や、DICによるとされている。肝臓では小葉中心性の病変が多く、グリソン鞘が影響されにくいため、肝酵素の上昇が高度でも黄疸が比較的発生しにくいとされている。肝性脳症による神経症状が発生する場合もある。

軽症型

軽症型は十分な抗体を有する個体でみられ、ほとんど臨床徴候が認められず、ブルーアイのみがみられることがある。ブルーアイは全体の約20％にみられるとされ、通常、角膜浮腫による混濁は周囲から中心に向かって進行し、回復はその逆となる。

実践

●ICHを疑う徴候や所見

一般にICHを疑う徴候や所見、条件は以下のとおりである。

プロフィール

1歳齢未満の個体に多く発生し[10]、1歳齢以上になると減少するが、高齢期になると感染率が上昇するとされる[2]。好発犬種は報告されていない。

ヒストリー

ワクチン未接種は重要な条件であるが、前述のとおり、他のコアワクチンと比較して免疫獲得が十分ではない可能性を示唆する文献もあるため、予防歴のみで除外すべきではないと考えられる。生活環境では他の犬との直接あるいは間接的な接触の有無の確認が重要である。また、散発的であっても発生がみられる地域に居住するなど、地域疫学も考慮する。繁殖施設や販売施設は、感染のリスクが高いと考えられる[2]。

臨床所見

表1にGough[11]とThompson[12]による鑑別診断リストなどから、臨床的にICHを疑う臨床徴候、所見および

表1 ICHで発現する可能性のある臨床徴候

身体検査所見と徴候	臨床検査所見
発熱	好中球減少症
食欲不振	リンパ球減少症
沈うつ	血液凝固異常
腹部疼痛	低血糖
発咳	ALT上昇
粘膜褪色	血中アンモニア濃度上昇
リンパ節腫脹	蛋白尿
扁桃炎	CSF中の白血球増加
咽頭炎	
脾腫	
肝腫大	
肝性脳症	
肺炎	
急性腎不全	
DIC	
黄疸（比較的まれ）	
ブルーアイ	

診断名を抽出してまとめた。このように、ICHでは肝炎に伴うもののみならず、多岐にわたる臨床徴候が認められることから、鑑別は慎重に行う必要がある。

臨床検査所見

好中球およびリンパ球減少症、肝酵素の著明な上昇、低血糖、蛋白尿、血液凝固異常などがみられる。いずれも特異的所見とはなりにくいが、ヒストリーや臨床徴候とあわせて総合的に考えることで、検査を依頼するかの判断を行うことができる。

肝生検により特徴的な核内封入体が確認される場合があるが、出血傾向がみられる症例が多いことや遺伝子検査の精度が高いことから、確定診断のための検査として行われることは少ない。

●測定法

現在、ICHの検査では、遺伝子検査および血中抗体価測定を利用することができる。図4に診断までの検査の全体の流れを概説した。ヒストリーから無症候性キャリアであることが疑われる症例に対しては、無徴候でも検査が必要となる場合がある。

CAV-1の遺伝子検査

PCR法によりCAV-1の遺伝子が確認できる。CAV-1の弱毒生ワクチンでは、副反応としてブルーアイが発生しやすいため、現在ICHの予防には犬アデノウイルス2型（CAV-2）の弱毒株が使用されている。両ウイルスは免疫学的には部分交差性を示すが、遺伝子レベルでの鑑別が可能なことから[13]、ワクチン接種直後

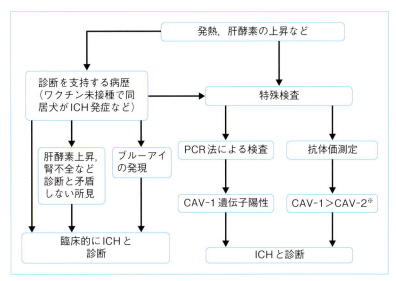

図4　ICHの診断の流れ
無症候性キャリアの存在を確認するために無徴候でも検査が必要となる場合もある
※ワクチン株も含む

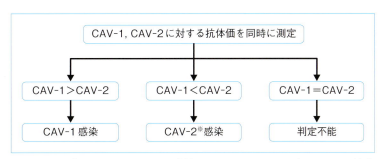

図5　マルピー・ライフテック（株）でのCAV-1およびCAV-2の抗体検査の判定基準
※ワクチン株も含む

の個体でも遺伝子を検索することで診断を行うことができる。無症候性キャリアの発見を目的とする場合は遺伝子検査が最も適しており，通常は尿を検体として使用する。

抗体価測定

前述のとおり，CAV-1はCAV-2と免疫学的交差が認められるため，特にワクチン接種後やCAV-2の野外株に感染した個体は，CAV-1の抗体価測定のみでの正確な診断は困難であると考えられる[2]。しかし，ペア血清を用い，臨床徴候とあわせて判断すればCAV-1のみの抗体価測定による診断も可能である。図5にはマルピー・ライフテック（株）における，CAV-1とCAV-2の抗体価の同時測定による診断基準を一例として示す。

その他の特殊検査

細菌の二次感染が重症化を招くことから，抗菌剤が使用されることが多い。細菌培養同定と薬剤感受性試験を行うという原則はすべて同じであり，必要に応じて血液培養も実施する。抗菌剤は暫定使用の後に薬剤感受性試験の結果が出た時点で，必ず再検討を行い，可能な限りスペクトルの狭い薬剤に変更する。ICHでは特に肝臓や腎臓の機能をチェックし，機能低下があればそれに応じて適切な抗菌剤を選択する必要がある。

予防

●感染源への対策

ウイルスの抵抗性が非常に強いことや，呼吸器感染が

発生する可能性があることから，感染の可能性がある個体の時間的・空間的隔離が必要である．また，無症候性キャリアとして長期間ウイルスを排泄する例があるため，可能性のある個体は遺伝子検査によるスクリーニングを行う．

● **感染経路への対策**

空気感染（飛沫核・塵埃）を含むすべての感染経路が成立する可能性があることや，媒介動物感染が示唆されていることから，一般的な環境消毒に加えて必要に応じ，空間消毒や外部寄生虫の駆除を行う．CAV-1に対しては，2,000 ppmの次亜塩素酸塩以上の効力に相当する消毒薬のみが有効であるが，次亜塩素酸塩自体の使用は，人体や環境への影響から推奨されない．アンテックビルコン®S〔バイエル薬品（株）〕は重量体積比で100倍に希釈すると，ほぼこれに相当する．また，各種電解水にも有効なものがある．アルデヒド系薬剤も有効であると考えられるが，成書[6]では，旧版から一貫してホルマリンが無効であるとされているため，可能であれば他の消毒薬を選択した方が良いだろう．空間消毒を行う場合は，消毒薬による人体や環境への影響を十分考慮する．CAV-1は熱に比較的弱く，50〜60℃では5分間で不活化される．

● **感受性動物への対策**

CAV-2の弱毒生ワクチンが有効であるが，前述のとおり十分な免疫を得られない可能性も示唆されているため，特に流行地域ではワクチンの効果の判定は抗体価測定の結果を参考にするなど，慎重に行う必要がある．

各検査機関の基準値

各検査機関の基準値はp.171を参照のこと．

（栗田吾郎）

参考文献

1) Decaro N, Campolo M, Elia G, et al. Infectious canine hepatitis: An "old" disease reemerging in Italy. *Res Vet Sci*. 2007, 83: 269-273.
2) 相馬武久. 犬伝染性肝炎は過去の病気ではない!! VMA NEWS. 2009, 57：55-58.
3) Decaro N. Infectious Canine Hepatitis - A Re-Emerging Disease. ECVIM-CA Congress, 2011. 〈http://www.vin.com〉 2017年6月現在.
4) WSAVA. 犬と猫のワクチネーションガイドライン.〈http://www.wsava.org/sites/default/files/WSAVA%20guideline%202015%20Japanese.pdf〉2017年6月現在.
5) 相馬武久. 幼齢期におけるワクチネーションについて. VMA NEWS. 2008, 55：22-28.
6) Greene CE. Infectious Canine Hepatitis and Canine Acidophil Cell Hepatitis. *In*: Infectious diseases of the dog and cat, 4 th ed. Greene CE (ed). Elsevier. Missouri. 2012, pp.42-48.
7) Crawford PC, Sellon RK. Canine Viral Diseases. *In*:Textbook of Veterinary Internal Medicine. Ettinger SJ, Feldman EC (eds). Saunders. Missouri. 2010, pp.958-971.
8) Ford RB. Canine Infectious Respiratory Disease. *In*: Infectious diseases of the dog and cat, 4th ed. Greene CE (ed). Elsevier. Missouri. 2012, pp.55-65.
9) 長谷川貴史. 犬のウイルス感染症：獣医内科学. 岩﨑利郎, 辻本元, 長谷川篤彦監修. 文英堂出版. 2010, pp.573-579.
10) Center SA. Infectious Canine Hepatitis Virus Infection. *In*: The 5-Minute Veterinary Consult: Canine and Feline Infectious Diseases and Parasitology. Barr SC, Bowman DD (eds). 2006, pp.307-311.
11) Gough A. *In*: Differential diagnosis in Small Animal Medicine. Blackwell Publishing. Oxford. 2007.
12) Thompson MS. *In*: Small Animal Medical Differential Diagnosis. Saunders Elsevier. Missouri. 2007.
13) Hu RL, Huang G, Qiu W, et al. Detection and Differentiation of CAV-1 and CAV-2 by Polymerase Chain Reaction. *Vet Res Commun*. 2001, 25: 77-84.

Chapter 3-5 犬アデノウイルス2型（CAV-2）

Introduction

犬アデノウイルス2型（CAV-2）感染症は，上部気道炎の徴候を主とする犬の感染性呼吸器疾患（CIRD：いわゆるケンネルコフ）の1つで，日本における調査では，咳など呼吸器の徴候を示す犬において，*Bordetella bronchiseptica*，犬パラインフルエンザウイルス，犬呼吸器コロナウイルスなどに次いで多く認められている[1,2]。特に若齢犬に頻発し，繁殖施設や販売施設で大きな問題となることがある。空気感染が成立する可能性があるため，院内感染の予防には十分注意しなければならない疾病である。また，発咳を主徴とする疾病の病原体としては環境中での抵抗性が最も強いため，CIRDの症例に対しては他の病原体によるものであると確定されるまでは，CAV-2感染症を想定した蔓延予防策が必要である。

本項では，犬アデノウイルス2型（CAV-2）の概要と検査，診断の流れについて解説する。

概論

●病原体

犬アデノウイルス2型（CAV-2）は犬アデノウイルス1型（CAV-1）と同様，アデノウイルス科マストアデノウイルス属に分類されるウイルスで，CAV-1と免疫学的交差性をもつ。エンベロープをもたないDNAウイルスであり，環境中での抵抗性は強い。単独感染では重症化することはまれだが，他のウイルス，細菌あるいはマイコプラズマなどとの混合感染により重篤な症状が発生する場合がある。

感染経路

空気感染（飛沫核）を含むすべての経路が成立すると考えられる。

侵入門戸

鼻粘膜と口腔粘膜である。

侵入後の病原体の動態

侵入後，ウイルスは鼻腔，咽頭，気管の杯細胞などで増殖し，気管支や肺胞上皮にまで達する。成書[3]によると，感染後3～6日で増殖はピークに達し，9日目までにウイルスは分離できなくなるとしているが，ウイルス排泄が2週間まで続くとする書もある[4]。

●臨床徴候

気管の触診で容易に誘発される乾性の発咳がみられ，悪心を伴う。発咳は発作性で，通常7～10日で沈静化する[5]。

実践

●CAV-2感染症を疑う徴候や所見

一般にCAV-2感染症を疑う徴候や所見，条件は以下のとおりである。

プロフィール

経験的に大部分が6カ月齢以下の若齢犬である。犬種特異性はないと考えられるが，繁殖施設や販売施設で集団発生がみられることから，純血種に多い傾向がある。

ヒストリー

販売店，特に量販店から入手直後の犬で多い。販売店から「風邪」といわれて治療していたとの訴えがある場合もある。現在，犬の混合ワクチンの注射製剤では犬伝染性肝炎（ICH）の予防のためにCAV-2が用いられており，接種後の個体ではCAV-2に対する一定の感染予防効果も認められている[6]。しかし，CAV-2の主な標的がIgGの防御効果を期待しにくい気道粘膜上皮であるため，予防接種歴のみをもって除外することはできない。また，現在CAV-2を含む点鼻ワクチンが実用化されている[7]が，実際の臨床環境での感染防御率が不明であるため，やはりワクチンを接種済みであっても当面は除外しない方が安全である。

臨床所見

発咳が主である。前述の臨床徴候のような発咳がある場合は，他疾患であることが確定するまで本感染症を疑い感染予防策をとる必要がある。

●測定法

PCR法による遺伝子検査と，抗体価測定が行われて

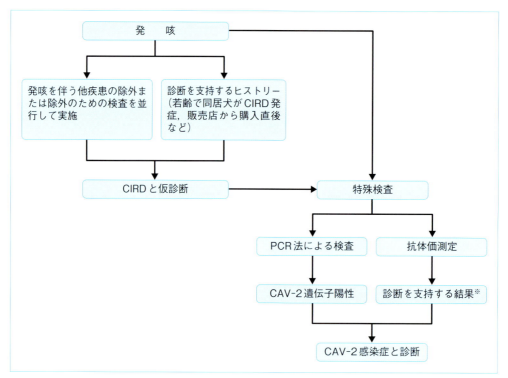

図1 CAV-2感染症の診断の流れ
発咳を主訴とする若齢犬は，他の個体への感染予防策を講じる必要があるため，他疾患が除外されなくとも感染症を疑い予防を行う必要がある
※ワクチン株も含む

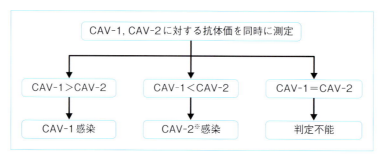

図2 マルピー・ライフテック（株）でのCAV-1およびCAV-2の抗体検査の判定基準
※ワクチン株も含む

いる。CIRDの治療法は対症療法が主であるため，病原体の確定は主として感染予防策の選択のために行われる。図1に診断までの検査の全体の流れを概説した。

CAV-2の遺伝子検査

PCR法によりCAV-2の遺伝子を確認できる。現在，アイデックス ラボラトリーズ（株）の犬呼吸器疾患（CRD）パネルでCAV-2の遺伝子検査が行われている。CIRDでは病原体による特徴的な徴候がほとんどないため，このようにパネル化された検査は，感染予防対策を講ずるうえで非常に有用である。しかし，PCRではワクチンに使用された弱毒株との鑑別が困難なことから，ワクチン接種後3～4週間はワクチン株を検出してしまう可能性がある。また，不活化点鼻製剤でも陽性反応が出る可能性があるため，不確定要素を排除する意味から，点鼻製剤の投与後も3～4週間あけて検査するのが望ましい。

抗体価測定

CAV-2はワクチンに使用されていることから，接種

歴のある動物では，抗体価測定を行って診断することが困難である．ワクチン未接種の動物については，CAV-1とCAV-2に対する抗体価を同時に測定することで診断が可能である（図2）．

その他の特殊検査

CAV-2感染症に限らず，CIRDではほぼすべての症例で抗菌剤が使用されることから，細菌培養同定と薬剤感受性試験は必ず行う．抗菌剤使用の原則は他の疾患と同様であるが，感受性薬剤の中でもマクロライド系など，呼吸器系に移行しやすいものを選択すると良い．

予防

●感染源への対策

CAV-1と同様，抵抗性や感染経路の問題から，疑似症例も含めて時間的・空間的隔離が必要である．CAV-1と異なり，長期間無症候性キャリアとなる可能性は低いが，発咳が間欠的な場合は看過することがあるため注意が必要である．

●感染経路への対策

空気感染（飛沫核・塵埃）が成立する可能性があることから，空間消毒を含めた環境消毒を行う．使用する消毒薬はCAV-1と同様に，2,000ppmの次亜塩素酸塩以上の効力に相当する消毒薬のみが有効である．熱に対する抵抗性はCAV-1同様，弱いと考えられる．

●感受性動物への対策

予防接種が最も重要であるが，前述のようにCAV-2の注射用製剤は粘膜への感染を完全に防ぐことはできないと考えられる．また，不活化点鼻製剤は，注射製剤よりも高い効果が期待される．

各検査機関の基準値

各検査機関の基準値はp.172を参照のこと．

（栗田吾郎）

参考文献

1) Mochizuki M, Yachi A, Ohshima T, et al. Etiologic Study of Upper Respiratory Infections of Household Dogs. *J Vet Med Sci*. 2008, 70: 563-569.
2) 勢籏剛, 若月章, 増渕勝夫ほか. 国内における犬呼吸器感染症の病原学的調査. 日獣会誌. 2010, 63：538-542.
3) Ford RB. Canine Infectious Respiratory Disease. *In*: Infectious diseases of the dog and cat, 4th ed. Greene CE (ed). Elsevier. Missouri. 2012, pp.55-65.
4) Sykes JE. Canine Viral Respiratory Infections. *In*: Canine and Feline Infectious Diseases (Kindle version). Elsevier. 2014.
5) Thompson MS. *In*: Small Animal Medical Differential Diagnosis. Saunders Elsevier. Missouri. 2007.
6) 相馬武久. 犬伝染性肝炎は過去の病気ではない!! VMA NEWS. 2009, 57：55-58.
7) キャニバック KC-3. 動物用医薬品等データベース. 〈http://www.nval.go.jp/asp/asp_showDetail_DR.asp?argeCode=14975〉2017年6月現在.

Chapter 3-6

犬ヘルペスウイルス（CHV）

— Introduction —

犬ヘルペスウイルス（CHV）感染症は，犬の感染性呼吸器疾患（CIRD）の原因として知られており，相馬らによる報告では，国内の正常な犬の3.1％（18/590例）と，慢性の呼吸器症状を示した犬の20.0％（7/35例）で抗CHV抗体が陽性であった[1]。また，呼吸器症状を示した犬119頭のうち，単独感染と重複感染を含めて3頭でCHVの遺伝子が確認されたとする報告もある[2]。

CHVは呼吸器だけでなく眼病変や流産の原因となり，また，新生子に感染した場合は激しい全身性感染で急死する例もあるなど，多数の臓器で様々な病変が発生する。本感染症には，初発感染，潜伏感染および再燃の3つのステージがある[3]。

本項では，犬ヘルペスウイルス（CHV）の概要と検査，診断の流れについて解説する。

概論

●病原体

犬ヘルペスウイルス（CHV）はヘルペスウイルス科アルファヘルペスウイルス亜科バリセロウイルス属のDNAウイルスで，エンベロープをもつ。CHVは猫ヘルペスウイルス1（FHV-1）と免疫学的な交差がみられ[4]，また，遺伝子の51％が相同であるとされている[5]。宿主域は狭く，野生または家畜化されたイヌ科動物にのみ感染するとされている。熱には弱く，56℃，5～10分で不活化される。また，−20℃でも不活化される[5]。このウイルスは37℃以下で最もよく増殖するため，体温の低い新生子では重症化しやすい。

感染経路

間接接触感染（主に飛沫）や直接接触感染が主要な経路であるが，呼吸器症状を示すこともあるため空気感染（飛沫核）の可能性もあると考えられる。また，まれであると考えられるが，子宮内や産道での垂直感染も成立する。

侵入門戸

鼻粘膜や口腔粘膜からの侵入が中心だが，交配時の生殖器からの感染も発生しうる[5]。

侵入後の病原体の動態

・胎子

経胎盤感染した胎子はウイルス血症が発生した後，全身性の感染となり，分娩後9日までに発症する[5]。

・新生子（2週齢以下）

鼻粘膜や口腔粘膜から侵入したウイルスは，24時間以内に粘膜や上皮組織で増殖する。その後血中に侵入し，感染後3～4日で全身に広がる[5]。副腎，腎臓，肺，脾臓，肝臓などで多数のウイルスが確認される。これらの器官では，進行性で多発性の出血壊死が発生する。口腔や鼻腔から侵入したウイルスは三叉神経節に移行し，さらに軸索を上行性に移動して中枢神経に到達し，髄膜脳炎の原因となる。

・3～4週齢以上の幼若犬

呼吸器粘膜への感染により，軽度から不顕性に呼吸器感染するが，全身への病原体の拡散により激しい徴候を示す場合もある[5]。

・成犬

呼吸器，眼および生殖器への感染がある。いずれも粘膜上皮から直接，あるいは血液を介して到達すると考えられる。再燃と寛解を繰り返す傾向があることから，ウイルスは神経節などに潜伏していると考えられる。図1に侵入後のウイルスの動態を示す[5,6]。いずれの場合も，回復後に潜伏感染する可能性があり，侵入門戸に関係なく三叉神経節や腰仙髄神経節などにウイルス遺伝子が存在することが証明されている[7]。

●臨床徴候

新生子

子宮内および産道感染，あるいは出生後1週間程度のごく早期での水平感染により病原体が侵入した新生子では，全身性の壊死性血管炎や多臓器での多発性出血性壊死による激しい徴候が認められ，致死率は高い。徴候は通常1～3週齢で発生し，突然死，元気や哺乳意欲の消失，腹痛，体重減少，下痢などがみられる。また，漿液性や膿性の鼻汁もみられる。粘膜には斑状出血が広範にみられ，雌の陰唇や雄の陰茎包皮に水疱が形成されるこ

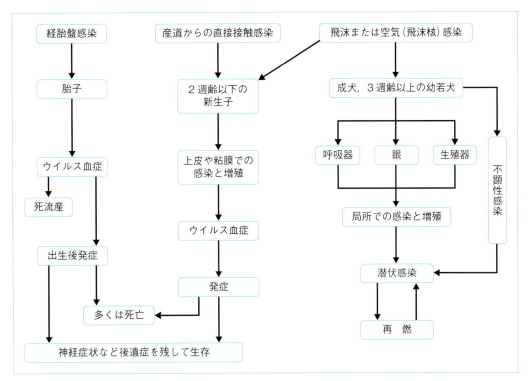

図1　犬の各発育段階でのCHVの動態
成犬や3週齢以上の幼若犬では，この他に不顕性感染から潜伏感染に至る例があるため，全く無徴候でも繁殖に供する個体などでは検査が必要な場合がある
参考文献5，6より引用・改変

ともある。死亡前に痙攣発作が発生することもある[5]。

3～4週齢以上の幼若犬と成犬

粘膜と眼に病変がみられることが多い。また，多くの例で潜伏感染がみられる。

・粘膜病変

主に呼吸器粘膜と生殖器粘膜に病変がみられる。呼吸器型はCIRDの1つの型として認められるが，他の病原体が原因の場合に比べて重症化する傾向がある。また，肺炎を発症することもある。いずれの病変も免疫抑制状態の動物では重症化する。軽度または不顕性の呼吸器感染も多くみられる。雌犬の生殖器粘膜では，充血や粘膜下の点状出血，水疱形成が認められることもある。雄犬では陰茎包皮に同様の病変がみられることがある。

・眼病変

角膜，結膜および眼瞼に病変が発生する。角膜病変としては潰瘍性および非潰瘍性の角膜炎がみられ，これらはウイルスの角膜への直接感染が原因と考えられている。非潰瘍性角膜炎は，角膜病変の治癒過程でみられるとされる。結膜炎は最も多く認められ，結膜の充血，浮腫，眼脂などがみられる。また，結膜潰瘍が発生することもある。眼瞼炎は巣状ないしび漫性の眼瞼の発赤，浮腫，痂皮形成を特徴とする。

妊娠犬

経胎盤感染は妊娠中期から後期に発生し，死産，早産，胎子のミイラ変性，虚弱な新生子の出産などの異常がみられる。

潜伏感染

おそらく神経節などに潜伏したウイルスが，ストレス，免疫抑制作用のある薬剤の使用などにより顕在化すると思われる。

実践

●CHV感染症を疑う徴候や所見

一般にCHVを疑う徴候や所見，条件は以下のとおりである。

プロフィール

2週齢程度の子犬の突然死は，CHV感染症を疑う必要がある。繁殖施設での発生が多いと考えられ[1,8]，純血

表1 CHV感染症を疑う臨床徴候，所見および診断名

全身性の徴候	局所性の徴候
流産	リンパ節腫大
死産	腟，包皮の充血
不妊	腟粘膜リンパ濾胞の腫大
失明	腟粘膜の出血
痙攣発作	前ぶどう膜炎
運動失調	肝腫大
中枢性前庭疾患	

臨床検査所見
血小板減少症（血管炎による消費亢進）
CSF中の白血球増多/蛋白増加

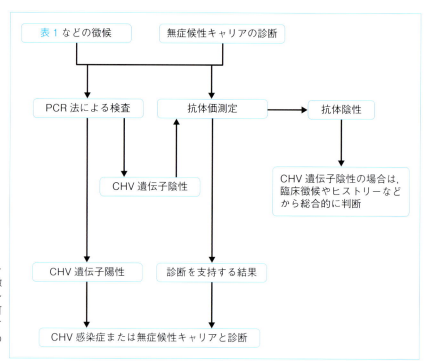

図2 CHV感染症の診断の流れ

無症候性キャリアを診断するためには，ヒストリーのみから感染が疑われる場合や，全く無徴候の場合でも検査を行う必要がある．ワクチンがないことから，特に繁殖用の個体で感染の可能性がある環境では，1回の検査で陰性であっても，必要に応じて再検査を行う．これらの検査のほかに，死亡例では病理検査も行う場合がある

種により多くみられる可能性がある．

ヒストリー

繁殖施設から入手された個体は注意する必要がある．また，雌犬は流死産を繰り返す場合がある．特に繁殖に使用する雌犬の場合，過去に呼吸器の徴候や眼病変，生殖器の病変が認められた個体では，抗体価測定により潜伏感染の有無を判断する必要がある．同居犬でこのようなヒストリーをもつものがいる場合や，このような個体と接触したことがある場合も同様である．

臨床所見

表1に，Gough[9]とThompson[10]による鑑別診断リストなどから，臨床的にCHV感染症を疑う臨床徴候，所見および診断名を抽出してまとめた．

臨床検査所見

特異的な所見は少ないが，血管炎に起因する血小板の消費亢進により，血小板減少症がみられることがある．また，髄膜脳炎を発症した例では，脳脊髄液（CSF）中の白血球増多や蛋白の増加が認められる[5]．

● 測定法

現在，日本ではCHV感染症の検査として，遺伝子検査および血中の抗体価測定を検査機関に依頼することができる．図2に診断までの概要を示す．

CHVの遺伝子検査

多くの検査機関でPCR法による単項目あるいはパネルでの検査を行うことができる．しかし，潜伏感染では分泌液などにウイルスが存在しない場合があるため，ヒストリーから感染が疑われる無徴候の個体では，抗体価測定をあわせて行う必要がある．

抗体価測定

各検査機関によって補体要求性中和試験やIFA法による検査などを実施している．

その他の特殊検査

・病理検査

CHV感染症では新生子の突然死が発生するため，死亡例では病理検査を行うことがある．肉眼所見で以下のような異常[11]がある場合は，前述の検査と並行して病理検査を依頼する．

腎臓…び漫性出血斑，巣状壊死，出血性梗塞（新生子の急性症では特徴的所見）
肺，肝臓，副腎…び漫性の出血巣，壊死巣
リンパ節…全身性に腫大
脾臓…腫大

・細菌培養同定と薬剤感受性試験

抗菌剤の使用に関しては，細菌培養同定と薬剤感受性試験を行う。

予防

●感染源への対策

CHV に対する感染対策で特に注意すべきなのは，無症候性キャリアの存在である。繁殖用の個体など，他の犬にウイルスを伝播する危険が高い個体は，抗体や遺伝子の検査を行い，感染が証明された場合は繁殖に使用しない。空気感染が発生する可能性があることから，感染の可能性がある個体の時間的・空間的隔離が必要である。

●感染経路への対策

空気感染（飛沫核）を含むすべての感染経路が成立する可能性があることから，一般的な環境消毒に加え，必要に応じて空間消毒を行う。CHV はエンベロープを有するため，環境中での抵抗性は弱く，界面活性剤や消毒用アルコールで不活化される。熱に弱く，56℃，5～10分で不活化されるため，熱湯消毒も有効である。

●感受性動物への対策

ヨーロッパでは CHV に対するワクチンが実用化されているが，日本にはない。したがって，感受性動物は必要に応じて，他の個体から隔離するなどの配慮が必要である。

各検査機関の基準値

各検査機関の基準値は p.173 を参照のこと。

（栗田吾郎）

参考文献

1) 相馬武久, 石井博, 米原善隆. イヌヘルペスウイルス抗体保有状況の免疫ペルオキシダーゼ法による調査. 日獣会誌. 1998, 51：438-441.
2) 勢籏剛, 若月章, 増渕勝夫ほか. 国内における犬呼吸器感染症の病原学的調査. 日獣会誌. 2010, 63：538-542.
3) Ledbetter. EC. State of the Art: Canine Herpesvirus-1 Ocular Disease in Mature Dogs. WSAVA WORLD CONGRESS PROCEEDINGS. 2013.〈http://www.vin.com〉2017 年 6 月現在.
4) Limcumpao JA, Horimoto T, Xuan X, Takahashi E, Mikami T. Immunological relationship between feline herpesvirus type 1 (FHV-1) and canine herpesvirus (CHV) as revealed by polyvalent and monoclonal antibodies. *Arch Virol*. 1990, 111(3-4): 165-176.
5) Greene CE. Canine Herpesvirus Infection. *In*: Infectious diseases of the dog and cat, 4th ed. Greene CE (ed). Elsevier. Missouri. 2012, pp.48-54.
6) 前田健. 犬ヘルペスウイルス感染症. 動物の感染症, 第 3 版. 明石博臣, 大橋和彦, 小沼操ほか編. 近代出版. 2011, pp.235-236.
7) Miyoshi M, Ishii Y, Takiguchi M, et al. Detection of canine herpesvirus DNA in the ganglionic neurons and the lymph node lymphocytes of latently infected dogs. *J Vet Med Sci*. 1999 Apr, 61(4): 375-379.
8) Crawford PC, Sellon RK. Canine Viral Diseases. *In*: Textbook of Veterinary Internal Medicine. Ettinger SJ, Feldman EC (eds). Saunders. Missouri. 2010, pp.958-971.
9) Gough A. *In*: Differential diagnosis in Small Animal Medicine. Blackwell Publishing. Oxford. 2007.
10) Thompson MS. *In*: Small Animal Medical Differential Diagnosis. Saunders Elsevier. Missouri. 2007.
11) Carmichael L. Canine Herpesvirus Infection. *In*: The 5-Minute Veterinary Consult: Canine and Feline Infectious Diseases and Parasitology. Barr SC, Bowman DD (eds). 2006, pp.89-93.

Chapter 3-7 犬パラインフルエンザウイルス（CPIV）

Introduction

犬パラインフルエンザウイルス（CPIV）は犬ヘルペスウイルス（CHV）や犬アデノウイルス2型（CAV-2）などとともに犬の感染性呼吸器疾患（CIRD）の病原体とされるウイルスで，日本の調査ではCIRDに関与するウイルスとしては最も検出率が高い[1]。CPIVは全世界に分布し，院内感染により多数の感染が発生した事例[2]もあり，強い伝染力をもち，急性の発咳を特徴としている。単独感染では軽症で自然治癒することが多いが，他の病原体との混合感染や免疫抑制状態の個体では重篤化する可能性がある。

本項では，犬パラインフルエンザウイルス（CPIV）の概要と検査，診断の流れについて解説する。

概論

●病原体

犬パラインフルエンザウイルス（CPIV）は犬ジステンパーウイルス（CDV）などと同じ，パラミクソウイルス科の−鎖のRNAウイルスで，エンベロープを有する。

感染経路

間接接触感染（主に飛沫）や直接接触感染が主要な経路であるが，他のCIRDに関与する病原体と同様，呼吸器症状を示すため空気感染（飛沫核）の可能性もあると考えられる。

侵入門戸

鼻粘膜と口腔粘膜である。

侵入後の病原体の動態

体内に侵入後，ウイルスは鼻腔，気管，気管支などの粘膜上皮で増殖する。その後，自然治癒し，通常はそれ以外の組織には影響しないとされる。ウイルス血症はまれである。ウイルスの排泄は感染後8〜10日間持続する[3]。脳脊髄液（CSF）や無徴候の個体の前立腺液からウイルスが分離されたとの報告もあり[4]，変異株であると考えられている[5]。

●臨床徴候

主な徴候は発咳である。高い，かすれるような音の咳が特徴とされるが，臨床徴候から鑑別することは困難である。混合感染や免疫の異常がなければ，この咳は自然治癒する。

実践

●CPIV感染症を疑う徴候や所見

CPIV感染症を疑う徴候や所見，条件は以下のとおりであるが，特異的なものはない。

プロフィール

若齢犬に多くみられる傾向がある。繁殖施設や販売施設などの密集環境において集団発生がみられることから，純血種に多いと考えられる。

ヒストリー

注射用混合ワクチンにCPIVを含む製剤があるが，CAV-2と同様に，ウイルスの主な標的部位が気道粘膜上皮であるため予防接種歴だけで除外はできない。点鼻型不活化ワクチンは注射用製剤より効果は高いと考えられるが，現時点では実際の臨床環境での予防効果に関するエビデンスレベルの高い報告がないため，どの程度の効果があるかは不明である。

臨床所見

発咳が主である。

●測定法

PCR法による遺伝子検査と抗体価測定が行われている。診断までの検査の全体の流れを図に示した。

CPIVの遺伝子検査

PCR法によりCPIVの遺伝子を確認できる。多くの検査機関で，PCR法による単項目あるいはパネルでの検査が行われている。

抗体価測定

CPIVを含むワクチンがあることから，接種歴のある動物では抗体価測定を行って診断することが困難である。

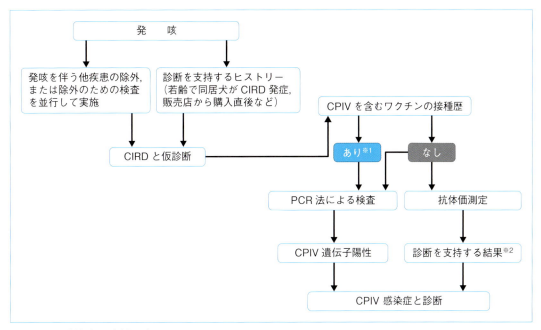

図　CPIV感染症の診断の流れ
発咳を主訴とする若齢犬は，他の個体への感染予防策を講じる必要があるため，他疾患が除外されなくとも感染症を疑って予防を行う必要がある。PCR法による検査は，現在ではパネルのうちの1病原体として検査することが多いため，ワクチン接種歴の有無に関わりなく依頼することも多い
※1　生ワクチン接種後3〜4週間以内の場合，PCR法ではワクチン株による陽性反応が発生する可能性がある。点鼻製剤でも同様であると考える
※2　依頼する各検査機関に確認すること（p.174参照）

その他の特殊検査

特に発咳を主徴とする疾患では，二次感染を防ぐために抗菌剤が使用されることが多い。抗菌剤の使用に関しては細菌培養同定と薬剤感受性試験を行う。細菌培養には通常，深咽頭スワブを用いる。

予防

●感染源への対策

空気感染が成立する可能性があるため，感染を疑う個体の時間的・空間的隔離が必要である。

●感染経路への対策

空気感染（飛沫核・塵埃）を含むすべての感染経路が成立する可能性があることから，一般的な環境消毒に加え，必要に応じて空間消毒を行う。CPIVはエンベロープを有するため環境中での抵抗性は弱く，界面活性剤や消毒用アルコールで不活化される。

●感受性動物への対策

ワクチン接種が最も重要である。注射製剤より点鼻製剤の方が効果が高いと考えられるが，国内流通の不活化製剤はまだデータが少ないため，今後の調査報告を待つ必要がある。

各検査機関の基準値

各検査機関の基準値はp.174を参照のこと。

（栗田吾郎）

参考文献

1) Mochizuki M, Yachi A, Ohshima T, et al. Etiologic Study of Upper Respiratory Infections of Household Dogs. *J Vet Med Sci*. 2008, 70:563-569.
2) Weese JS, Stull J. Respiratory disease outbreak in a veterinary hospital associated with canine parainfluenza virus infection. *Can Vet J*. 2013 Jan, 54(1): 79-82.
3) Ford RB. Canine Infectious Respiratory Disease. *In*: Infectious diseases of the dog and cat, 4th ed. Greene CE (ed). Elsevier. Missouri. 2012, pp.55-65.

4) Ellis JA, Krakowka GS. A review of canine parainfluenza virus infection in dogs. *J Am Vet Med Assoc*. 2012 Feb 1, 240(3): 273-284.

5) Greene CE. Nonrespiratory Paramyxovirus Infections of Dogs. *In*: Infectious diseases of the dog and cat, 4th ed. Greene CE (ed). Elsevier. Missouri. 2012, pp.65-67.

Chapter 3-8　犬コロナウイルス（CCoV）／犬呼吸器コロナウイルス（CRCoV）

> **Introduction**
> 現在，特殊検査によって診断が可能な犬のコロナウイルスには，犬の消化管に感染する犬コロナウイルス（CCoV）と犬呼吸器コロナウイルス（CRCoV）の2種類がある。これらは免疫学的特性も遺伝子も異なるウイルスであるため，本項では分けて解説する。

犬コロナウイルス（CCoV）

概論

●病原体
犬コロナウイルス（CCoV）はコロナウイルス科アルファコロナウイルス属で，猫のコロナウイルスと同様，グループ1に分類される＋鎖RNAウイルスで，エンベロープを有する。

CCoVは遺伝子型により従来型のII型と，新型のI型に分けられる。II型はさらにTGEV（豚伝染性胃腸炎ウイルス）様亜型のIIb型と従来型のIIa型に分けられる。II型はI型に比べ，病原性が強いとされている[1]。日本の調査でも，I型が健常例と下痢症例で検出率に有意差がなかったのに対し，II型は下痢症例で有意に多く検出されている[2]。ヨーロッパではII型全体のうち20％ほどがIIb型である[3]。日本において，下痢が認められた12週齢以下の犬に対する調査では，I型とII型の合計で46.3％という高い感染率が確認されている[4]。

CCoVは特に犬パルボウイルス（CPV）との混合感染でCPV単独の場合よりも重篤な症状を引き起こす。また，II型にはさらに高病原性の向汎性ウイルスが存在することが確認されている[5]。

感染経路
基本的には糞口感染であり，間接接触感染（飛沫および媒介物感染）と直接接触感染が成立すると考えられるが，向汎性ウイルスでは肺などにも病変がみられるため，空気感染（飛沫核）の可能性も否定できない。

侵入門戸
口腔が主である。

侵入後の病原体の動態
経口的に侵入したウイルスは，小腸の成熟した絨毛上皮細胞に感染し，その後リンパ組織に移動する。同時に絨毛上皮細胞内でウイルスが急速に増殖し，小腸内へ放出される。小腸内に放出後は刷子縁の微絨毛の短縮，歪曲，消失がみられる。最終的に感染細胞は絨毛から脱落して腸陰窩からの未熟な細胞に置き換わる。絨毛細胞は円柱ないし立方上皮となり，絨毛の萎縮や融合がみられ，固有層には単核細胞が浸潤する。これらの変化は小腸の上部2/3と，付属リンパ節を中心に発生する。

ウイルスの排泄は通常，感染後3～14日の間とされるが，PCR法による検査では発症後最長6カ月間ウイルスを排泄することが確認されており，感染対策上，注意が必要である。向汎性ウイルスは侵入後，肺や肝臓など多数の臓器に分布する[5]。

●臨床徴候
多くは嘔吐後の突然の下痢を主徴とするが，臨床徴候のみで他の疾患と鑑別することは困難である。一般に血便は少ないとされる。単独感染では致命率は低く，多くは1週間で回復する[6]。向汎性ウイルスによる自然感染では，発熱，元気消失，食欲不振，嘔吐，血便，神経症状などがみられ，2日以内に死亡するとされる[1]。

実践

●CCoV感染症を疑う徴候や所見
CCoV感染症の徴候や所見は以下のとおりであるが，直接診断に結びつく特異的なものはない。

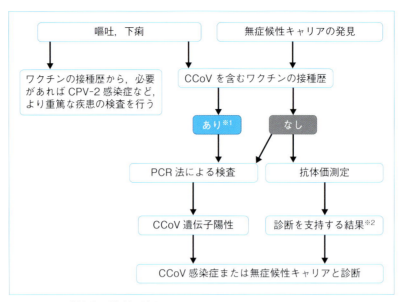

図　CCoV 感染症の診断の流れ

CPV など他の感染症が確認されているとしても，予後判定のため，できるだけ検査は行う。PCR 法による検査は，現在ではパネルのうちの 1 病原体として検査することが多いため，ワクチン接種歴の有無に関わりなく依頼することも多い

※1　生ワクチン接種後 3〜4 週間以内の場合，PCR 法ではワクチン株による陽性反応が発生する可能性がある。点鼻製剤でも同様であると考える
※2　依頼する各検査機関に確認すること（p.175 参照）

プロフィール

相馬らの調査では，下痢症状を呈した犬のうち，11 カ月齢以下の症例（n = 80）の 66.3％で，1 歳齢以上の症例（n = 29）では 6.9％で CCoV の遺伝子が確認されており，若齢犬に多いと考えられる[7]。また，この報告では品種や性別などによる発生の差はなかったとされている。

ヒストリー

注射用混合ワクチンに CCoV を含む製剤があるが，確実な効果が得られない可能性を示唆する報告もあり[4]，接種歴による除外は行えないと考えられる。

臨床所見

前述のとおり，嘔吐と下痢を主徴とする。向汎性ウイルスでは重篤な徴候がみられるが，CPV 感染との鑑別は臨床所見のみからは困難である。

●測定法

PCR 法による遺伝子検査と免疫学的検査が行われている。診断までの検査の全体の流れを図に示す。

CCoV の遺伝子検査

PCR 法で CCoV の遺伝子を確認できる。各検査機関で，PCR 法による単項目あるいはパネルでの検査が可能である。

免疫学的検査

各検査機関によって抗体価測定や抗原検査が行われている。

その他の特殊検査

向汎性ウイルスによる劇症型や，CPV など他の病原体との混合感染では血液培養が必要となる場合が多い。血液培養の方法については Chapter3-3（p.114）も参照いただきたい。

予防

●感染源への対策

臨床徴候消失後も 6 カ月程度はウイルスを排泄する可能性があることから，感染個体の把握は確実に行い，隔離など適切な対策を講じる。

●感染経路への対策

間接接触感染（飛沫，一般媒介物）が成立する。CCoV はエンベロープを有するため環境中での抵抗性は弱いが，糞便中のように夾雑物が多い環境では，消毒薬

が中心部まで到達しにくいため，消毒前には汚染の物理的除去を確実に行う．

●感受性動物への対策

現在，日本では弱毒生および不活化ワクチンが入手可能であるが，前述のようにワクチンの効果を疑問視する報告があり[4]，ワクチン接種によって完全な防御を期待することはできない可能性がある．このため，必要に応じて感受性動物の隔離を行う．

各検査機関の基準値

各検査機関の基準値は p.175 を参照のこと．

犬呼吸器コロナウイルス（CRCoV）

概論

犬呼吸器コロナウイルス（CRCoV）は，犬の CIRD の原因とされるウイルスで，CCoV とは遺伝子の相同性が低く，免疫学的交差性もない[8]．CRCoV に感染した犬は短い潜伏期間の後，発咳，鼻汁などの呼吸器症状を示す．自然感染例では，ウイルスは肺や気管支リンパ節よりも鼻腔，扁桃，気管で多く確認されている[9]．発生年齢は 1～6 歳齢が最も多く，成犬でも感染の可能性がある[8]．

実践

●測定法

PCR 法による遺伝子検査と，免疫学的検査が行われている．

CRCoV の遺伝子検査

PCR 法で CRCoV の遺伝子を確認できる．各検査機関で，単項目やパネルでの CRCoV の検査が行われている．

抗体価測定

検査機関によっては ELISA 法による抗体価測定を行っている．

予防

呼吸器型の犬ジステンパー（CD）など他の呼吸器感染症と同様である．エンベロープをもつウイルスであり，消毒薬への抵抗性は弱いが，空気感染する可能性があるため，感染源や感受性動物の隔離などを考慮する必要がある．

各検査機関の基準値

各検査機関の基準値は p.176 を参照のこと．

（栗田吾郎）

参考文献

1) Greene CE, Decaro N. Canine Viral Enteritis. *In*: Infectious diseases of the dog and cat, 4th ed. Greene CE (ed). Elsevier. Missouri. 2012, pp.67-80.
2) 相馬武久．我が国のペットショップにおける犬コロナウイルスと犬パルボウイルスⅡ型の浸潤状況．動物臨床医学．2012, 21：126-129．
3) Decaro N, Mari V, Elia G, et al. Recombinant canine coronaviruses in dogs, Europe. *Emerg Infect Dis*. 2010 Jan, 16(1): 41-47.
4) 家村龍司，塚谷律子，野中淳子ほか．下痢を呈する若齢犬における犬コロナウイルス及び犬パルボウイルスの検出状況．日獣会誌．2013, 66：61-64．
5) Buonavoglia C, Decaro N, Martella V, et al. Canine coronavirus highly pathogenic for dogs. *Emerg Infect Dis*. 2006 Mar, 12(3): 492-494.
6) 宝達勉．犬コロナウイルス感染症．動物の感染症．第3版．明石博臣，大橋和彦，小沼操ほか編．近代出版．2011, pp.236-237．
7) Soma T, Ohinata T, Ishii H, et al. Detection and genotyping of canine coronavirus RNA in diarrheic dogs in Japan. *Res Vet Sci*. 2011 Apr, 90(2): 205-207.
8) 相馬武久．新たな犬のコロナウイルス，犬呼吸器コロナウイルス．VMANEWS. 2008, 56：47-50．
9) Ford RB. Canine Infectious Respiratory Disease. *In*: Infectious diseases of the dog and cat, 4th ed. Greene CE (ed). Elsevier. Missouri. 2012, pp.55-65.

Chapter 3-9 猫コロナウイルス（FCoV）

> **Introduction**
>
> 猫コロナウイルス（FCoV）感染症は全世界でみられる猫の感染症である。FCoVはⅠ型とⅡ型に分けられ、それらはさらに比較的病原性の低い猫腸コロナウイルス（FECV）と、高い病原性をもつ猫伝染性腹膜炎ウイルス（FIPV）という2つの準種に分けられる。
> 本項では、猫コロナウイルス（FCoV）の概要と検査、診断の流れについて解説する。

以降、本項では徴候や病態の原因として考える場合はFECVとFIPVという用語を分けて用い、両方を包括的に扱う場合にはFCoVを用いる。

概論

●病原体

猫コロナウイルス（FCoV）はコロナウイルス科アルファコロナウイルス属の＋鎖RNAウイルスで、エンベロープをもつ。FCoVは抗原性によってⅠ型とⅡ型に分けられる。Ⅰ型は猫固有のウイルスであるとされるが、Ⅱ型はⅠ型と犬コロナウイルス（CCoV）との組み換えによって生じたウイルスであると考えられている[1]。一般に猫の集団ではⅠ型が多いが[1,2]、Ⅱ型の方が容易に増殖するため in vitro の研究報告ではⅡ型が用いられていることが多い。Ⅰ型とⅡ型の同時感染もある。

Ⅰ型とⅡ型のいずれにもFECVとFIPVが存在する（図1）。猫から猫に感染するのは主にFECVで、FECVが猫の体内で変異してFIPVが発生するとされる[3]。このウイルスは猫の集団の間に広く分布しており、日本では全体の約20～50%程度の猫が抗体を保有しているといわれる[4,5]。前述のとおり、FIPVはFECVの変異により発生し、ORF3c領域の遺伝子変異、特に欠失が重要であるとされている[6]。しかし、3c領域の変化はFIPの症例で常に認められるわけではないため、むしろ正常な3c領域の存在がFECVの腸での増殖と他の個体への伝播に必要であり、FIPVへの変異の必須条件ではないとする研究者もいる[7,8]。他の因子としてS遺伝子の変異が挙げられているが[9]、これも単独ではFECVをFIPVに変化させることはないとされる[8]。

感染経路

糞便からの間接接触感染が主要な経路である。

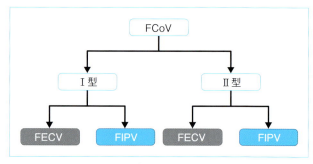

図1　FCoVの免疫型とFECVおよびFIPVとの関係
FCoVは免疫原性によってⅠ型とⅡ型に分けられ、さらにそれらは病原性の高低によってFECVとFIPVに分けられる

侵入門戸

口腔からの侵入が主であるが、鼻腔からの感染もまれに成立するとされる[10]。

侵入後の病原体の動態

侵入後は、成熟した消化管粘膜上皮に感染して局所感染が主となる場合と、単球やマクロファージに強い親和性を示して全身に広がる場合がある。前者がFECV感染症であり、後者がFIPV感染症とされる（図2）。しかし、FECVも単球やマクロファージに感染することが確認されており、これらの細胞内での増殖の速度が両ウイルスの本質的な差であると考えられる[8]。FECV感染症は感染後1週間以内に回腸、結腸および直腸からウイルスが排泄される。最終的には回復することが多いが、回復後も強い防御免疫を得にくいことから、再感染を繰り返す場合がある[6]。再感染した猫では高い抗体価を示す傾向がある。

一般に猫から猫への感染はFECVのみによるもので、FIPVでは発生しないとされているが、糞便中にFIPVが検出された症例の報告もある[11]。ウイルス排泄の期間はⅠ型とⅡ型では異なり、Ⅱ型が2週間程度であるのに対してⅠ型は65%程度の猫で2～3カ月、またはそれ以上続く[1]。感染後のウイルスの動態を図3に示す[12]。

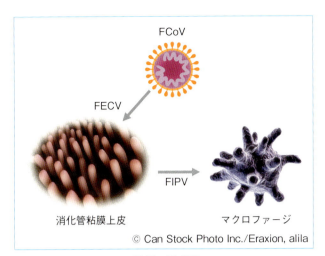

図2 FECVとFIPVの関係の模式図
実際は低病原性のFECVでも単球を介したウイルス血症は発生する。両ウイルスの差は質的なものではなく、増殖速度などの量的なものである可能性がある

FIPVが血液中の単球に感染してから最終的にFIPを発症するまでの、微小環境でのプロセスは次のように説明されている[13]。まず、血管内でウイルスに感染した単球がサイトカインを放出することで、血管内皮のアドヘシン（受容体へ結合性を示す菌体側の付着因子）発現が増加する。単球はアドヘシンに接触すると血管内皮に付着し、蛋白分解酵素であるメタロプロテアーゼを放出し、内皮細胞の結合を離開させる。これにより単球は血管外に漏出して活性化マクロファージに変化し、炎症性サイトカインを放出する。これらのサイトカインにより内皮のアドヘシン発現がさらに加速され、より多くの単球や多形核白血球やリンパ球を誘引してFIPの病変である血管周囲肉芽腫を形成する。肉芽腫の細胞は炎症性サイトカインを放出してさらに多くの単球を引き寄せ、これらの単球が大量のメタロプロテアーゼを放出することで内皮細胞の結合が破壊されて血漿が漏出し、最終的に腹腔、胸腔、心膜腔などで滲出液の貯留が発生する。

● 臨床徴候

本ウイルスに感染した猫の大部分は軽い消化器症状を呈するのみであるが、感染した猫の1～3％で致命率の高い猫伝染性腹膜炎（FIP）が発生する（図4）[1]。FIPは診断が非常に困難な疾病で、臨床診断は確率の高低をもって行われることが多い。

FECV感染症

感染初期に一過性の下痢と嘔吐が認められる。通常は自然治癒するが、まれに重症化することもある。持続感染の個体では、慢性の大腸性下痢が認められることがあるが、表面上全く徴候が認められないことも多い。

FIP

臨床的にウェットタイプとドライタイプの2型に分けられることが多いが、移行型もある。ウェットタイプでは、免疫介在性の血管炎による体液と血漿蛋白の体腔への漏出が強くみられる。ドライタイプでは、広範囲に肉芽腫性病変が発生し、その部位により多様な臨床徴候が

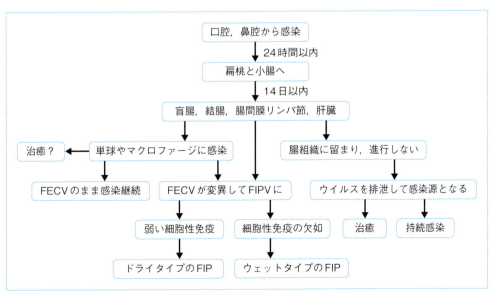

図3 感染後のFCoVの体内動態
参考文献12の記載に基づき作成

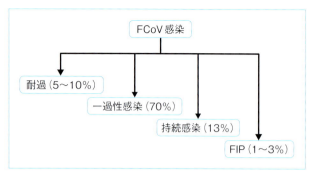

図4 感染後のFCoVによる病態とその割合
参考文献1より引用・改変

認められる。これらの型の発現には宿主の免疫状態が関与しており、細胞性免疫を欠く場合にはウェットタイプが、弱い細胞性免疫がある場合にはドライタイプが発生するとされる[12]。細胞性免疫の障害の主な原因は、感染した単球やマクロファージが産生するTNF-αなどによるリンパ球減少症である[1]。

・ウェットタイプ

腹水や胸水、心嚢水貯留など体腔での滲出液の貯留が特徴的である。滲出液は透明ないし麦藁色で、高い粘稠性を有する。血液を混ずるものや、膿、乳びなどの場合はFIPでないことも多い。滲出液は変性漏出液で、蛋白含量が高い（>3.5 g/dL）[1]。他の徴候としては、元気消失（観察されない場合も多い）、波動感を伴う腹囲膨大、発熱、削痩、呼吸困難（特に胸水貯留で）、陰嚢腫大、腹腔内腫瘤などが認められる。

・ドライタイプ

ウェットタイプより慢性経過をたどり、発症の引き金となるストレスから数週間ないし数カ月後に発生することもある。明確な徴候を示さない例が多く、軽度の発熱の持続、削痩、元気消失、食欲不振、黄疸などがみられる。腹部の触診で腸間膜リンパ節の腫大や腎臓の表面の不整、その他の臓器の結節形成などが認められる。多くの症例で眼病変がみられ、ドライタイプに特徴的であると考えられる[14]。眼病変としては、虹彩炎、前房内出血あるいは網膜の肉芽腫性病変などがある。神経症状も多くみられ、FIPの猫の約1/3〜1/4に発生するとされる。病変の発生部位により臨床徴候は多様であり、精神状態の変化、眼振、運動失調、発作、麻痺、協調運動障害、脳神経障害などが認められる。末梢神経や脊髄に肉芽腫を形成する場合は、発生部位に応じた傷害が認められる[1]。表1に両病型の病変の存在部位の比較を示す[6]。

実践

FCoV感染の診断は主として、FIPの診断と無症候性キャリア発見のためのスクリーニング検査として行われる。FECVの感染は臨床徴候に乏しいことが多いた

表1 FIPにおける病変発生部位の比較

ウェットとドライの両タイプにおける、臨床徴候発生の原因となった病変が存在した部位の割合
参考文献6より引用・改変

ウェットタイプ		ドライタイプ	
臨床徴候の原因となった病変の存在部位	発生率（%）	臨床徴候の原因となった病変の存在部位	発生率（%）
腹腔	58.0	腹腔	32.0
胸腹腔	22.0	CNS	23.0
胸腔	11.0	眼	15.0
腹腔と眼	2.8	CNSおよび眼	8.5
腹腔と中枢神経系（CNS）	1.9	腹腔と眼	7.4
胸腹腔とCNS	0.9	胸腹腔	4.3
胸腹腔と眼	0.9	胸腹腔とCNS	3.2
胸腔、CNSおよび眼	0.9	胸腹腔と眼	2.1
腹腔、CNSおよび眼	0.9	腹腔、CNSおよび眼	2.1
		胸腔	1.1
		胸腔、CNSおよび眼	1.1

め，検査を行うかどうかの判断はヒストリーに基づいて行われることが多い。

FIPを発症した場合，猫は予後不良で，特にウェットタイプでは飼い主が発症に気付いてから死亡までがきわめて短期間なことがあるために，正確で迅速な判断が必要になる。また，ドライタイプでは特徴的な徴候が少ないために，検査に依存する割合が高くなる。FIPでは病理検査以外に確実な診断方法はなく，その他の臨床検査の結果は一般にFIPを肯定あるいは否定できる確率の高低を示すものである。

● FCoV感染症を疑う徴候や所見

一般にFCoV感染症を疑う徴候や所見，条件は以下のとおりである。また，FCoV感染では表面上健康な動物を対象としたスクリーニング検査として依頼することも多い。

プロフィール

・年齢

1歳齢未満の若齢猫でも成猫と同等の感染率が認められており[15]，年齢から感染を否定することはできない。FIPの発症に関しては，3カ月齢〜2歳齢に最も多く，10歳齢を超えてから，もう1つのピークがみられる[16]。

・品種

雑種に比べて純血種に多くみられる。繁殖施設での感染が多いことも要因と考えられるが，特定の品種＊で感染率が高いことから遺伝的要因も示唆される[17]。

・性別

FIPの発症に性差はないとされることが多いが，日本では雄で有意に多いとの報告がある[18]。

ヒストリー

繁殖施設からの個体は感染率が高い。つまり，多頭飼育環境を経験した動物の方が感染が発生しやすく，単独飼育では感染の可能性は低い。同居動物に抗体陽性の個体が存在する場合は，臨床上健康であっても感染している可能性がある。FCoVの感染力は強く，多頭飼育の場合は90％以上が抗体陽性となることもある[1]。FIPでは，生活環境の変化など発症前のストレスを示唆するヒストリーがあることが多い。

臨床所見

Gough[19]とThompson[20]による鑑別診断リストから，臨床的にFCoV感染症を疑う臨床徴候，所見および診断名を逆引きにより抽出しまとめた（表2）。また，前

＊ 2012年の日本の調査では，アメリカンカール，メインクーン，ノルウェージャンフォレストキャット，ラグドール，スコティッシュフォールドで高い抗体陽性率が認められている[16]

表2 FCoV感染を疑う臨床徴候，所見
通常FECVの感染では，軽度の消化器症状とまれに呼吸器症状がみられるのみで，他の所見はほぼすべてFIPVによるものである

全身性の異常	呼吸器・胸腔の異常	神経系の異常	臨床検査所見
体重減少	胸水	精神状態の変化	非再生性貧血
食欲不振	呼吸困難（胸水による）	発作	好中球増多（±左方移動）
元気消失	縦隔炎	運動失調	リンパ球減少
発熱	心音・肺音の微弱化	失明	ALP上昇
可視粘膜褪色	下部呼吸器障害	斜頚	ALT上昇
血管周囲組織の化膿性肉芽腫性炎症	心嚢液貯留	中枢性前庭疾患	高ビリルビン血症
		慢性進行性脊髄障害	高グロブリン血症（通常ポリクローナル，まれにモノクローナル）
消化器・腹腔の異常	泌尿器系の異常	多中心性神経障害	高窒素血症（腎前性，腎性）
口内炎	腎臓の凹凸不整		高カルシウム血症
下痢	腎腫大	眼科系の異常	蛋白尿
血便	糸球体腎炎	脈絡網膜炎	コロナウイルス抗体陽性（血液，貯留液，CSF）
腹水	乏尿	虹彩毛様体炎	CSF：蛋白濃度上昇，好中球増加
脾腫	無尿	前房内フィブリン沈着	
腹囲膨大・波動感		結膜炎	画像検査所見
腹部腫瘤（腸の肉芽腫，リンパ節腫大）	繁殖系の異常		胸・腹水貯留所見
肝腫大	流産		心陰影拡大
黄疸	精巣炎・精巣上体炎		実質臓器の表面不整
			実質臓器内の結節形成

※ CSF：脳脊髄液

表3 抗体価が高いもしくは低い場合の主な可能性

抗体価が高い場合の可能性	抗体価が低い場合の可能性
・FECVに感染している（反復感染で抗体価が特に高くなる傾向がある） ・FIPVに感染している（FIPを発症している） ・豚伝染性胃腸炎（TGE）ウイルスなど免疫原性が同じの他のウイルスに感染しているか，感染したことがある ・コロナウイルスのワクチン（日本では入手できない）を接種している	・FCoVに感染したことがない ・以前FCoVに感染したが，すでにウイルスが排除されている ・FCoVを排泄していても抗体価が上昇しない個体がいる ・重症のFIPを発症した猫で，すべての抗体がウイルスと結合して遊離の抗体が血中に残っていない ・FIPを発症すると免疫機能が疲弊し，また栄養状態が悪くなることから抗体を産生できない個体がいる

述の臨床徴候も参照いただきたい。

臨床検査所見

FIPを発症した動物では，各検査値に異常が認められる。それらは単独では診断価値に乏しいが，他の所見と総合して診断を行う際に重要な情報となる。

・CBC所見

特にドライタイプで慢性炎症に伴う非再生性貧血が認められる。血小板減少がみられることもある。また，ドライタイプとウェットタイプの両方でリンパ球減少が認められる。

・生化学検査所見

高蛋白血症が特徴的である。これは高γグロブリン血症によるもので，ウェットタイプの50％，ドライタイプの70％で認められる。さらに，免疫複合体性の糸球体腎炎や血管炎に伴う血管外への喪失，肝障害による産生減少で低アルブミン血症が発生し，アルブミン／グロブリン比（A/G比）は0.8未満に減少する[21]。高γグロブリン血症は通常，ポリクローナルだが，モノクローナルの場合もある。病変の発生部位に応じて肝酵素，胆管酵素，あるいはBUN，クレアチニンの上昇などがみられるが，いずれも他疾患との鑑別が必要である。

・貯留液の所見

前述のとおり，特徴的な外観を呈する変性漏出液である。FIP発症例では蛋白濃度が高く（＞3.5 g/dL），細胞数は少ない（＜5,000/mL）。

● 測定法

現在，国内ではFCoV感染症の検査として，遺伝子検査および抗体価測定を依頼することができる。また，FIPの診断のためにはα1酸性糖蛋白（AGP，α1AG）の測定が利用可能である。剖検や生検を実施した例は，病理検査によって正確な診断を行うことができる。

FCoVの遺伝子検査

多くの検査機関で，PCR法による単項目あるいはパネルでの検査が可能である。潜伏感染では血液などの検体にウイルスが存在しないことがあるため，ヒストリーから感染が疑われる無症候の個体では，遺伝子検査で陰性であっても後述の抗体価測定も行う必要がある。

FECVからFIPVへ変化する際の複数の遺伝子変異の中でも，特にS蛋白をコードする領域に着目し，その変異を検出することでFECVとFIPVを鑑別できるとしているのがアイデックス ラボラトリーズ（株）の猫伝染性腹膜炎ウイルス（FIPV）パネルである。この検査の対象となるのはⅠ型のみで，Ⅱ型については対象外である。同社の検査案内でも述べられているように，この検査も診断の補助として扱われるべきであり，あくまでその他の所見とあわせて総合的に判断する必要がある。今後，例数が増加すればFIP診断におけるこの検査の意義について，より正確な情報が得られるものと考えられる。

抗体価測定

FECVとFIPVを抗体の検査により鑑別することは不可能なため，抗体価が上昇していることのみでFIPと診断することはできない。逆に抗体価が陰性で，特異的な徴候がみられない場合は，FIPをほぼ否定することができると考えられる[22]。表3に，抗体価が高い場合と低い場合の一般的な理由を示した。検査機関で特殊検査を受注しているが，それぞれの検査系で解釈が少しずつ異なるため，判断はそれぞれの基準に従って行う必要がある。検査結果の解釈と診断手順については，各検査機関に問い合わせのうえ確認いただきたい。

その他の特殊検査

・α1酸性糖蛋白質（AGP，α1AG）

ウイルスが感染した単球やマクロファージは，各種サイトカインを放出する。サイトカインのうち特にIL-6は，肝細胞を刺激して急性相蛋白の産生を促進するが，急性相蛋白の1つが血清のα1分画に含まれるα1AGである[1]。AGPはFIP以外の疾患でも増加するが，その数

表4 FIPを診断あるいは否定できるAGP値とその確率

マルピー・ライフテック（株）の検査系でFIP症例58頭，非FIP症例77頭の血清中AGPを統計的に解析して得られた数値
マルピー・ライフテック（株）検査案内より引用・改変

FIPと診断できるAGP値と確率		FIPを否定できるAGP値と確率	
AGP値	確率	AGP値	確率
>2,030 μg/mL	約84%	<1,830 μg/mL	約84%
>2,460 μg/mL	約93%	<1,450 μg/mL	約93%
>2,900 μg/mL	約97%	<1,070 μg/mL	約97%
>3,760 μg/mL	約100%	<320 μg/mL	約100%

値とFIP発症の可能性との間に一定の相関が認められていることから，診断のための情報として利用することができる[23]（表4）。測定法として用いられる一元放射免疫拡散法は寒天内沈降反応の一種である。抗AGP抗体を含む寒天平板上の穴に検体を入れると，周囲に拡散して沈降円が認められる。この際，沈降円の直径または面積が抗原量に比例するため，これを測定して血中濃度を算定する。

・病理検査

確定診断のためには，病理検査を行うことが望ましい。アイデックス ラボラトリーズ（株）では，診断手順として，まず，化膿性肉芽腫と血管周囲の病変形成というFIPに特徴的な所見を確認し，次に組織中のマクロファージ内のウイルス抗原の有無を免疫染色法で検査し，陽性であればFIPと確定している。病理検査は最も信頼できる診断法だが，特に生検を実施する際は病変部が確実に含まれていることを確認する必要がある。

・細菌培養同定と薬剤感受性試験

抗菌剤の使用に関しては，必ず細菌培養同定と薬剤感受性試験を行う。免疫状態が非常に悪い症例も多いことから，長期間の抗菌剤使用による耐性菌の発生には十分注意する。

予防

●感染源への対策

FCoVは環境中での抵抗性は弱く，常温では24～48時間で不活化される。しかし，乾燥した環境では最長で7週間活性を保つとされること[10]や，糞便中に排泄されるためにウイルス周囲に消毒薬の浸透を妨げる夾雑物が多くなることから，糞便などの感染源に対しては徹底した物理的除去を行う必要がある。ウイルスを排泄する個体を排除するため，無徴候であっても新しい猫を他の猫がいる環境に導入する場合は，事前に抗体価測定を行って陰性であることを確認する。

●感染経路への対策

間接接触感染（飛沫・一般媒介物）と直接接触感染が成立する。経胎盤感染も否定はできないが，まれであると思われる[1]。唾液中にウイルスが排泄される可能性もあるため，トイレだけでなく食器や全体の環境も清潔に保ち，可能であれば多頭飼育環境下でも食器の共用は避ける[21]。過剰な多頭飼育を避けることで接触頻度を下げるとともに，相互に再感染を繰り返すという状況を減らすことも重要である。FCoVはエンベロープを有するため，界面活性剤や消毒用アルコールで比較的容易に不活化される。

●感受性動物への対策

感受性動物に対する対策としては，FCoVに感染させないことと，感染した場合にFIPを発症させないようにすることが必要である[15]。

感染予防

アメリカでは実用化されているワクチンもあるが，確実な効果が期待できないため，WSAVAのガイドラインでは接種を推奨しないワクチンに分類されている[24]。FIPのワクチンを接種した動物の方が，接種していない動物よりFIPを発症しやすいという抗体依存性感染増強（anti-body-dependent enhancement：ADE）も，ワクチンの開発を困難にする要因の1つである[1]。

子猫の感染予防については，4週齢程度の早期に離乳し，母親だけでなく他の猫からも隔離すればFCoVに感染しないことが分かっている[12]。

発症予防

多くのFIP発症例でストレスを受けたと思われるヒ

ストリーがあることから，FCoV に感染した猫では極力ストレスを避ける。過剰な多頭飼育はストレスの原因となるだけではなく，反復感染により FIPV への変異を促進するウイルス増殖の頻度が高まる。また，他のウイルス性疾患が個体の免疫力を低下させて発症する可能性があるため，例えば FeLV などに対するワクチンを接種することも重要な予防手段である[15]。

各検査機関の基準値

各検査機関の基準値は p.176 を参照のこと。

（栗田吾郎）

参考文献

1) Addie DD. Feline Coronavirus Infection. *In*: Infectious diseases of the dog and cat, 4th ed. Elsevier. Greene CE (ed). Missouri. 2012, pp.92-108.
2) LittleS. UnderstandingFIP: AnUpdateonDiagnosisandNew Treatment Options. ATLANTIC COAST VETERINARY CONFERENCE 2013. 〈http://www.vin.com〉2017 年 6 月現在.
3) Vennema H, Poland A, Foley J, et al. Feline InfectiousPeritonitis Viruses Arise by Mutation from Endemic Feline Enteric Coronaviruses. *Virology*. 1998, 243: 150-157.
4) 相馬武久. 猫コロナウイルス感染症の診断〜検査の有効利用のために〜. *Vet i*. 2012, 4：51-55.
5) 宝達勉. 猫伝染性腹膜炎／猫腸コロナウイルス感染症. 動物の感染症, 第 3 版. 明石博臣, 大橋和彦, 小沼操ほか編. 近代出版. 2011, pp.241-242.
6) Pedersen NC. A review of feline infectious peritonitis virus infection: 1963-2008. *J Feline Med Surg*. 2009, 11: 225-258.
7) Bálint Á, Farsang A, Zádori Z, et al. Comparative In Vivo Analysis of Recombinant Type II Feline Coronaviruses with Truncated and Completed ORF3 Region. Plos One. 2014, 9: e88758.
8) Kipar A, Meli ML. Feline infectious peritonitis: still an enigma? *Vet Pathol*. 2014, 51: 505-526.
9) Chang H, Egberink HF, Halpin R, et al. Spike Protein Fusion Peptide and Feline Coronavirus Virulence. *Emerg Infect Dis*. 2012, 18: 1089-1095.
10) Hartmann K. Feline infectious Peritonitis. *Vet Clin Small Anim*. 2005, 35: 39-79.
11) WangY, Su B, Hsieh L. An outbreak of feline infectious peritonitis in a Taiwanese shelter: epidemiologic and molecular evidence for horizontal transmission of a novel type II feline coronavirus. *Vet Res*. 2013, 44: 57.
12) Sherk M. Feline Infectious Peritonitis: What's New? ATLANTIC COAST VETERINARY CONFERENCE 2007. 〈http://www.vin.com〉2017 年 6 月現在.
13) Addie DD. What is Feline Infectious Peritonitis (FIP)? 〈http://www.dr-addie.com/WhatIsFIP.htm〉2017 年 6 月現在.
14) Pedersen NC. Feline Coronavirus Infections (Feline Enteric Coronavirus and Feline Infectious Peritonitis). 13th ECVIM-CA Congress, 2003. 〈http://www.vin.com〉2017 年 6 月現在.
15) 相馬武久. 猫伝染性腹膜炎—その予防と診断について—. VMA NEWS. 2005, 49：52-57.
16) Scott FW. Feline Infectious Peritonitis. *In*: The 5-Minute Veterinary Consult: Canine and Feline Infectious Diseases and Parasitology. Barr SC, Bowman DD (eds). 2012, pp.6931-7091/17357.
17) Taharaguchi S, Soma T, Hara M. Prevalence of Feline Coronavirus Antibodies in Japanese Domestic Cats during the Past Decade. *J Vet Med Sci*. 2012, 74: 1355-1358.
18) Soma T, Wada M, Taharaguchi S, et al. Detection of Ascitic Feline Coronavirus RNA from Cats with Clinically Suspected Feline Infectious Peritonitis. *J Vet Med Sci*. 2013, 75: 1389-1392.
19) Gough A. *In*: Differential diagnosis in Small Animal Medicine. Blackwell Publishing. Oxford. 2007.
20) Thompson MS. *In*: Small Animal Medical Differential Diagnosis. Saunders Elsevier. Missouri. 2007.
21) Addie D, Belák S, Boucraut-Baralon C, et al. 猫伝染性腹膜炎：感染症防御および管理に関する ABCD ガイドライン. 高野友美, 宝達勉訳. *J Feline Med Surg*. 2009, 11：594-604.〈http://www.jabfid.jp/Site CollectionDocuments/abcd_feline_coronavirus.pdf〉2017 年 6 月現在.
22) 相馬武久, 川嶋舟, 長田博. 臨床例における猫コロナウイルス抗体価の検討. 環境と病気. 2012, 22：20-24.
23) Saverio P, Alessia G, Vito T, et al. Critical assessment of the diagnostic value of feline a1-acid glycoprotein for feline infectious peritonitis using the likelihood ratios approach. *J Vet Diagn Invest*. 2007, 19: 266-272.
24) WSAVA. 犬と猫のワクチネーションガイドライン.〈http://www.wsava.org/sites/default/files/WSAVA%20guideline%202015%20Japanese.pdf〉2017 年 6 月現在.

Chapter 3-10　猫汎白血球減少症ウイルス（FPLV）

Introduction

猫汎白血球減少症は，猫汎白血球減少症ウイルス（FPLV）による猫の重要な感染症である。全世界で発生がみられることから，猫カリシウイルス感染症や猫ウイルス性鼻気管炎とともにコアワクチンの対象となる疾病である[1]。病原体の環境中での抵抗性が強いことから，国内にも広く分布していると考えられる。嘔吐や下痢など急性の消化器症状が認められ，発症例の致死率は高い。なお，猫の犬パルボウイルス2型（CPV-2）の感染でも，FPLVと同様の症状がみられる場合がある。また，FPLVとCPV-2の混合感染も報告されている[2]。

本項では，猫汎白血球減少症ウイルス（FPLV）の概要と検査，診断の流れについて解説する。

概論

●病原体

猫汎白血球減少症ウイルス（FPLV）はエンベロープをもたない1本鎖DNAウイルスである。犬パルボウイルス（CPV）と近縁であり，CPV-2との組み換えも報告されている[3]。野生種を含むネコ科の動物に感染する。FPLVの増殖には細胞内のDNAポリメラーゼを必要とするため，分裂の盛んな細胞が標的となり，主にリンパ組織，骨髄，腸陰窩などの細胞内で増殖する。しかし，分裂しないプルキンエ細胞内での増殖も示唆されている。

感染経路

直接接触感染と間接接触感染（飛沫，一般媒介物）が主であるが，環境中での強い抵抗性を考えると塵埃を介した空気感染の可能性もある。

侵入門戸

口腔粘膜と鼻粘膜が主である。経胎盤感染もある。

侵入後の病原体の動態

経口ないし経鼻的に侵入したウイルスは，感染後18〜24時間で咽喉頭のリンパ組織に達し，増殖する。2〜7日でウイルス血症が発生し，分裂の盛んな細胞に感染する。リンパ組織は壊死するが，後に増殖する。このとき一過性の免疫抑制が発生する。消化管に達したウイルスは，増殖の盛んな腸の陰窩細胞に感染し，CPV感染症と同様に腸絨毛の萎縮，上皮の脱落を引き起こす。主に空回腸が傷害を受けるが，これは十二指腸では腸内細菌が少ないために二次的なダメージを受けにくく，また大腸では分裂細胞が少ないために感染を受けにくいためであるとされる。

絨毛の傷害部から腸内細菌が侵入し，敗血症や播種性血管内凝固症候群（DIC）を引き起こす（図1）[4]。経胎盤感染では妊娠3週程度までの早期には胚胎死や流産が発生するが，妊娠後期では神経組織への感染による影響が出やすい（図2）[4]。

●臨床徴候

主な病変は腸炎であることが多いが，必ずしも嘔吐や下痢が認められない場合もあり，発熱後に突然死がみられることも多い。臨床的に，消化器の徴候としては下痢より嘔吐が多いように思われる。発熱の後，元気や食欲が消失して沈うつ状態となる。嘔吐がみられるのはこの時期からであり，血液検査を行うと白血球減少が認められる。下痢は嘔吐の後1〜2日経過してからみられることが多い。嘔吐や下痢，食欲廃絶により高度の脱水が発生する[4]。重症化する例では，1週間程度でエンドトキシンショックやDICが発生して死亡する。心筋症の猫の心筋からFPLVが確認されたという報告もあり[5]，猫の心筋症の発生にこのウイルスが関与している可能性もある。経胎盤感染または分娩直後に感染した子猫では，小脳の障害に起因する運動失調が認められることがある[6]。運動失調は10〜14日齢から顕在化し，終生持続する[7]。

実践

●猫汎白血球減少症を疑う徴候や所見

一般に猫汎白血球減少症を疑う徴候や所見，条件は以下のとおりである。

プロフィール

一般に2〜6カ月齢の子猫は最も感受性が高いとされる[8]が，国内の調査ではCPV感染症と比較して加齢による変動が少ない[9,10]。好発品種や遺伝的素因はないと

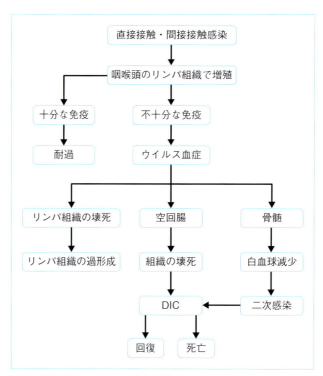

図1　感染後のFPLVの体内動態
参考文献4より引用・改変

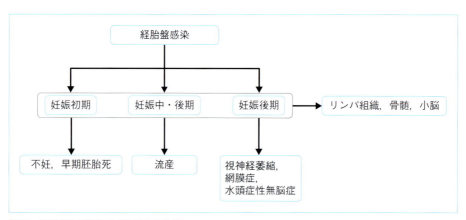

図2　経胎盤感染後のFPLVの動態
参考文献4より引用・改変

される[11]。

ヒストリー

シェルターなど感染の機会の多い場所での生活歴の有無を確認することは重要である。新しく飼い始めた個体において、ワクチン未接種あるいは最終接種が16週齢未満で特徴的な徴候がみられた場合も鑑別する必要がある。現病歴としては嘔吐、下痢の突発がある。

臨床所見

表にGough[12]、Thompson[13]の鑑別診断リストおよびSykes[14]による成書などから、臨床的に猫汎白血球減少症を疑う臨床徴候、所見および診断名を抽出してまとめた。前述の臨床徴候も参照していただきたい。

臨床検査所見

汎白血球減少が認められる。白血球は急性期には500〜3,000/μL程度まで減少する。白血球数は予後にも影響し、1,000/μL未満の症例の致死率は2,500/μLを超える症例の1.85倍であるとの報告がある[15]。猫のCPV感染症は白血球減少が軽度である反面、リンパ球減少症

表　猫汎白血球減少症で認められる主な徴候と所見
参考文献12-14より引用・改変

身体検査所見	臨床検査所見
沈うつ	汎白血球減少症
伏臥姿勢	血小板減少症
発熱	貧血
脱水	好中球減少症
	リンパ球減少症
嘔吐	
口内炎	低蛋白血症
急性下痢	低アルブミン血症
腹痛	高血糖
	BUN上昇
小脳低形成	AST上昇
運動失調（意識障害を伴わない）	低ナトリウム血症
振戦	低カリウム血症
網膜変性	低クロール血症
流産	

が重度である点で，猫汎白血球減少症と異なるとされる[4]。

● 測定法

　現在，国内では猫汎白血球減少症の検査として，遺伝子検査および血中の抗体価測定を依頼することができる。図3に診断までの概要を示す。

FPLVの遺伝子検査

　多くの検査機関で，PCR法による単項目やパネルでの検査が可能である。

その他のFPLVの検査

　各検査機関によって赤血球凝集反応（HA試験），2-メルカプトエタノール処理HI試験，赤血球凝集抑制試験（HI試験），IFA法によるIgGおよびIgMの検査，ELISA法による抗原の検査を実施している。

・2-メルカプトエタノール処理HI試験

　2-メルカプトエタノール（2-ME）は5量体であるIgM抗体のS-S結合を分離して抗原との反応性を阻害する。これを利用して，2-ME処理前と処理後の抗体活性を比較することで，IgM抗体の存在を確認することができる。つまり，2-ME処理前の抗体価が処理前より高かった場合に，検体にIgM抗体が存在していたことを間接的に証明できる方法である。

その他の特殊検査

　CPV感染症と同様，FPLVは腸陰窩の細胞に感染して腸絨毛を破壊するために粘膜から細菌感染が起こる。さらに，白血球減少による免疫不全が発生するため敗血症が発生する可能性が高い。敗血症が疑われる場合は必ず血液培養を行い，薬剤感受性試験の結果に応じた抗菌剤を選択する。子猫などで少量の採血しかできない場合は，（株）サンリツセルコバ検査センター[16]の少量採血用の血液培養ボトルを使用すれば，0.1〜1.0 mLの血液で培養が可能である。

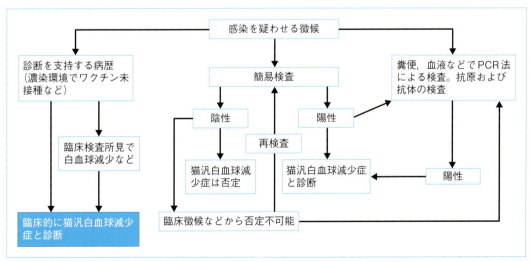

図3　猫汎白血球減少症を疑う場合の診断の流れ
簡易検査はCPVのための検査キットを用い，陽性と判断された場合にも必要に応じて特殊検査を行う。臨床的に診断された場合も特殊検査による確認が望ましい

●院内検査

FPLVはCPVと交差反応を示すことから，CPV検査用のキットが使用可能であるとされる。製品によっては「猫汎白血球減少症ウイルス（feline panleukopenia virus，FPLV）とは同程度の反応を示すことがあるので注意すること」との記載があるものもあるが，いずれにしてもFPLVに対しては適用外となるため，使用や結果の解釈については飼い主にその旨を十分説明するとともに，可能であれば検査機関で確定診断のための検査を行うことが望ましい。弱毒生ワクチン接種後の個体では糞便中に2週間程度ウイルスが排泄され，陽性反応がみられる可能性がある。

予防

●感染源への対策

不顕性感染が多いと考えられることから，表面上健康な個体でもウイルスを排泄している可能性は否定できない。また，幼若期では予防接種の効果が完全でない場合があるため，ヒストリーなどから感染の可能性がある場合は，検査で否定されるまでは十分な注意が必要である。

●感染経路への対策

FPLVはCPVと同様に，環境中での抵抗性が非常に強い。具体的な消毒法などについてはChapter3-3（p.115）を参照のこと。

●感受性動物への対策

有効なワクチンが入手可能であるが，移行抗体が20週齢程度まで持続する個体があることから，初年度のシリーズが終了しているだけでは確実な免疫が得られていない可能性もある。必要に応じて抗体価測定を行い，効果を確認すべきである。特に，FPLV感染症で猫が死亡したことがある環境では，ワクチンを接種し，確実に抗体価が上昇した個体のみを導入すべきである。

各検査機関の基準値

各検査機関の基準値はp.178を参照のこと。

（栗田吾郎）

参考文献

1) WSAVA．犬と猫のワクチネーションガイドライン．〈http://www.wsava.org/sites/default/files/ WSAVA%20guideline%202015%20Japanese.pdf〉2017年6月現在.
2) Battilani M, Balboni A, Giunti M, et al. Co-infection with feline and canine parvovirus in a cat. *Vet Ital*. 2013, 49: 127-129.
3) Ohshima T, Mochizuki M. Evidence for recombination between feline panleukopenia virus and canine parvovirus type 2. *J Vet Med Sci*. 2009, 71: 403-408.
4) Greene CE. Feline Enteric Viral Infections. *In*: Infectious diseases of the dog and cat, 4th ed. Greene CE (ed). Elsevier. Missouri. 2012, pp.80-91.
5) Meurs KM, Fox PR, Magnon AL, et al. Molecular screening by polymerase chain reaction detects panleukopenia virus DNA in formalin-fixed hearts from cats with idiopathic cardiomyopathy and myocarditis. *Cardiovascular Pathology*. 2000, 9: 119-126.
6) Truyen U, Addie D, Belák S, et al. 猫汎白血球減少症：感染症防御および管理に関するABCDガイドライン．高野友美，宝達勉訳．*J Feline Med Surg*. 2009, 11：583-546.〈http://www.jabfid.jp/SiteCollectionDocuments/FPV.pdf〉2017年6月現在.
7) Scott FW. Feline Calicivirus Infection. *In*: The 5-Minute Veterinary Consult: Canine and Feline, 4 th ed. Tilley LP, Smith FWK (eds). 2007, pp.446-477.
8) Scott FW. Feline Panleukopenia. *In*: The 5-Minute Veterinary Consult: Canine and Feline Infectious Diseases and Parasitology (Kindle version). Barr SC, Bowman DD (eds). Blackwell. 2012, pp.7329-7448/17357.
9) 相馬武久．犬と猫のパルボウイルス感染症．*Infovets*. 2000, 11：43-47.
10) 相馬武久．わが国におけるFCV, FHV-1，およびFPLVの疫学データとワクチンについての一考察．VMANEWS. 2006, 52：55-59.
11) Scott FW. Feline Panleukopenia. *In*: The 5-Minute Veterinary Consult: Canine and Feline, 4th ed. Tilley LP, Smith FWK (eds). 2007, pp.492-493.
12) Gough A. *In*: Differential diagnosis in Small Animal Medicine. Blackwell Publishing. Oxford. 2007.
13) Thompson MS. *In*: Small Animal Medical Differential Diagnosis. Saunders Elsevier. Missouri. 2007.
14) Sykes JE. Feline panleukopenia virus infection and other viral enteritides. *In*: Canine and Feline Infectious Diseases (Kindle version). Sykes JE (ed). Elsevier. 2014, pp.10633-11098/52052.
15) Kruse BD, Unterer S, Horlacher K, et al. Prognostic factors in cats with feline panleukopania. *J Vet Intern Med*. 2010, 24: 1271-1276.
16) サンリツセルコバ検査センターホームページ．〈http://sanritsu.zelkova.biz〉2017年6月現在.

Chapter 3-11　猫カリシウイルス（FCV）

Introduction

猫カリシウイルス（FCV）は，猫ヘルペスウイルス1（FHV-1）とともに猫上部呼吸器疾患（FURD）を引き起こすウイルスであり，日本ではFHV-1よりFCVの方が感染率は高い[1]。FCV感染症の病変は一般に口腔や上部気道に限局して重症化しにくいとされていたが，近年では高病原性株（VS-FCV）がヨーロッパやアメリカで報告されている[2-4]。また，慢性の口内炎[5]や特発性膀胱炎[6]の原因としても疑われており，今後新たな病原性が明らかにされる可能性もある。急性感染終息後も，無症候性キャリアとしてウイルスを排泄し続ける個体が存在する。

本項では，猫カリシウイルス（FCV）の概要と検査，診断の流れについて解説する。

概論

● 病原体

猫カリシウイルス（FCV）はカリシウイルス科に属する人のノロウイルスやサポウイルスなどと近縁のウイルスで，＋鎖RNAをもつ。エンベロープをもたないため，環境中での抵抗性は強い。抗原性や病原性が異なる多数の株がある。培養が困難なノロウイルスのモデルとして使用されることが多く，消毒薬に対する抵抗性などで詳細なデータが蓄積しつつある。

感染経路

間接接触感染（飛沫，一般媒介物）や直接接触感染が主要な経路である。猫の呼吸器感染症では一般に飛沫核による空気感染は発生しないが，人のノロウイルスで空気感染（塵埃感染）の発生が示唆されていることから，大量のFCVを含む汚物を放置すれば塵埃感染が発生する可能性もあると考えられる。

侵入門戸

口腔粘膜と鼻粘膜および結膜である。

侵入後の病原体の動態

侵入後，ウイルスは口腔，鼻腔などの組織で増殖する。株によっては肺や関節のマクロファージに感染することもあり，また，糞便や尿から分離されることもある[5]。高病原性ウイルスの感染では，皮膚，鼻粘膜，肺，膵臓などでウイルス抗原が確認されている[3]。回復後も多くは無症候性キャリアとなり，多くは30日以上，場合によっては数年間という長期間にわたってウイルスの排泄を続ける[7]。表面上，健康な猫の最大25％が無症候性キャリアであるともいわれ，これらの個体ではワクチンを接種してもウイルスの排泄が持続する[8]。高病原性ウイルスは上皮および内皮向性が強く，皮膚，膵臓，肝臓，肺，消化管などの細胞に感染し，組織障害を引き起こす[9]。図1にFCVに感染した個体の反応とウイルスの排泄状態を示す[5]。

● 臨床徴候

潜伏期間は3～4日で，発熱から始まる。猫ウイルス性鼻気管炎と比較して，元気や食欲の変化は少ないとされている[5]。眼脂や鼻汁が発生し，その後，舌や硬口蓋，口唇などに潰瘍が形成される。他の徴候なしに潰瘍だけがみられることもある。結膜炎もみられるが，角膜炎や角膜潰瘍を伴わないことが多い。関節炎に起因する跛行が発生する場合があり，これは通常移動性である。難治性の慢性の口内炎が発生する可能性も報告されている[5]。表面上，健康にみえる無症候性キャリアも多い。高病原性ウイルスの感染では気管支間質性肺炎，肝壊死，膵壊死などが発生するため，いずれも重篤で致命率は高い。このウイルスによる集団発生の多くは院内感染などの施設内感染によるものである。

実践

● FCV感染症を疑う徴候や所見

FCV感染症の徴候や所見は以下のとおりである。猫ウイルス性鼻気管炎と共通のものが多く，臨床徴候だけから鑑別することは困難であるが，元気や食欲に大きな変化がなく口腔内潰瘍などの特徴的な徴候が認められれば，推定することは可能である。表1にFCV感染症と猫ウイルス性鼻気管炎との臨床徴候の差を示す[5]。FCVは環境中での抵抗性が強いため，他の病原体によるFURDとの鑑別は消毒方法の選択のために重要であり，集団発生に遭遇した場合などには特殊検査で鑑別す

Chapter 3 ウイルス

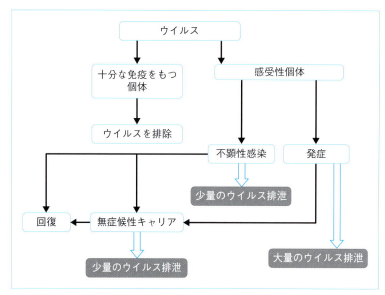

図1 FCVに感染後の個体の反応とウイルスの排泄状態
参考文献5より引用・改変

表1 FCV感染症と猫ウイルス性鼻気管炎の徴候の発生頻度の比較

発生頻度は，＋＋＋＞＋＋＞＋＞±の順である
参考文献5より引用・改変

徴候	FCV感染症	猫ウイルス性鼻気管炎
元気消失	＋	＋＋＋
くしゃみ	＋	＋＋＋
結膜炎	＋	＋＋
流涎	－※	＋＋
結膜分泌物	＋	＋＋＋
鼻汁	＋	＋＋＋
口腔内潰瘍	＋＋＋	±
角膜炎	－	＋
発咳	－	±
肺炎	±	±
跛行	＋	－

※口腔内潰瘍形成時には流涎がみられることがあるが，唾液が下顎から下垂するほどの流涎はほとんどない

べきである。

プロフィール

6週齢未満の子猫に多いが，いずれの年齢でも発症する。好発品種や遺伝的素因はないとされる。

ヒストリー

ワクチンを接種していても発症自体を予防する効果が完全でないため，ワクチン歴のみで除外することはできない。シェルターなど多頭生活環境を経験している場合は，感染リスクが高い。日本では抗原陽性率が夏場に上昇するという報告がある[1]。

臨床所見

表2にGough[10]，Thompson[11]の鑑別診断リストなどから臨床的にFCV感染症を疑う臨床徴候，所見および診断名を抽出してまとめた。前述の臨床徴候と表1[5]も参照していただきたい。

●測定法

これらの検査で注意する必要があるのは，FCVの存在が確認されても単に無症候性キャリアであることを証明しただけで，それが発生している徴候の原因ではない可能性があることである。それらを鑑別するためにも，ヒストリーや身体検査所見などのデータを十分検討して診断を行うべきである。診断までの検査の全体の流れの概要を図2に示す。

FCVの遺伝子検査

PCR法によりFCVの遺伝子を確認できる。上記のとおり，FCV感染症では無症候性キャリアが存在するため，病原体の遺伝子が陽性の場合にもその他のデータとあわせて総合的に診断する必要がある。また，無症候性キャリアであっても排泄するウイルス量が少ない例があるため，1回の検査で陰性でも直ちに否定できない場合がある[7]。

抗体価測定

FCVには複数の血清型があるため，感染している株

と検査に用いる株が一致しないと，抗体価が低いと判定されることがある。これはワクチンの効果判定でも同様であり，検査を行う場合は接種したワクチンの株に対する抗体を測定できるかどうかをワクチンメーカーと検査機関の両者に問い合わせた方が良い。

その他の特殊検査

二次感染を防ぐために抗菌剤が使用されることが多い。抗菌剤の使用に際しては，必ず細菌培養同定と薬剤感受性試験を行う。病原体の環境中での抵抗性が強く，採材に用いたスワブなどの器具は環境や他の個体への汚染源となりうるため十分注意して扱う。

FURDでは全身状態が良好で二次感染のリスクが低いと考えられる場合，耐性菌の発生を防ぐために抗菌剤は使用しないことが望ましい。

予防

●感染源への対策

無症候性キャリアが存在するため，ヒストリーなどから過去に感染の可能性が疑われる個体は，各種検査で陰性と確認されるまでは感染源として扱い，他の猫との接触制限や他の猫へのワクチン接種を確実に行う。

●感染経路への対策

空気感染（塵埃）を含むすべての感染経路が成立する可能性があるが，塵埃感染は環境を清潔に保つことで回避できるため，一般的な環境消毒が主となる。FCVはエンベロープをもたないため，環境中での抵抗性は強い。以前はアルコールは全く無効であるとされていたが，条件によりアルコールで不活化されることが確認されている[12]。しかし，アルコールは条件によって効力が低下するため，2,000 ppmの次亜塩素酸塩に相当するもの以上の消毒薬を使用するのが望ましい。使用にあたっての注意点はFPLVやCPVと同様である（p.115）。

●感受性動物への対策

ワクチン接種が最も重要である。しかし，FCVと猫ヘルペスウイルス1に対するワクチンの有効率は60～70％といわれ[13]，接種済みの個体でも感染，発症の可能

表2 FCV感染症で認められる徴候
青枠内は特に高病原性ウイルスによる感染症で認められる徴候
参考文献10, 11より引用・改変

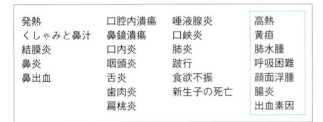

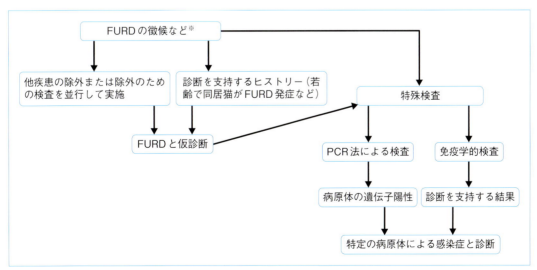

図2 猫上部呼吸器疾患（FURD）の診断の流れ
実際の臨床では仮診断のみで治療をすすめることが多いが，感染防御の観点からは病原体の特定を行うべきである。FURDの病原体は他にもいくつかあるため，FCVやFHV-1だけでなく，必要に応じて網羅的な検査を行う
※図1と表2もあわせて参照のこと

性がある．したがって，同居個体が感染している場合は必要に応じて隔離などの措置が必要である．

各検査機関の基準値

各検査機関の基準値は p.179 を参照のこと．

（栗田吾郎）

参考文献

1) 相馬武久．わが国における FCV, FHV-1, および FPLV の疫学データとワクチンについての一考察．VMANEWS. 2006, 52：55-59.
2) Battilani M, Vaccari F, Carelle MS, et al. Virulent feline calicivirus disease in a shelter in Italy: a case description. *Res Vet Sci*. 2013, 95: 283-290.
3) Radford AD, Coyne KP, Dawson S, et al. Feline calicivirus. *Vet Res*. 2007, 38: 319-335.
4) Reynolds BS, Poulet H, Pingret JL, et al. A nosocomial outbreak of feline calicivirus associated virulent systemic disease in France. *J Feline Med Surg*. 2009, 11: 633-644.
5) Gaskell RM, Dawson S, Radford A. Feline Respiratory Disease. *In*: Infectious diseases of the dog and cat, 4th ed. Greene CE (ed). Elsevier. Missouri. 2012, pp.151-162.
6) Kruger JM, Wise AG, Kaneene JB, et al. Epidemiology of Feline Calicivirus Urinary Tract Infection in Cats with Idiopathic Cystitis. ACVIM 2007.〈http://www.vin.com〉2017 年 6 月現在．
7) Radford AD, Addie D, Belák S, et al. 猫カリシウイルス感染症：感染症防御および管理に関する ABCD ガイドライン．高野友美訳．*J Feline Med Surg*. 2009, 11：556-564.〈http://www.jabfid.jp/SiteCollectionDocuments/abcd_calicivirus.pdf〉2017 年 6 月現在．
8) Scott FW. Feline Calicivirus Infection. *In*: The 5-Minute Veterinary Consult: Canine and Feline Infectious Diseases and Parasitology (Kindle version). Barr SC, Bowman DD (eds). Blackwell. 2012, pp.6438-6585/17357.
9) Foley J. Unraveling Feline Calicivirus Syndromes. British Small Animal Veterinary Congress 2008.〈http://www.vin.com〉2017 年 6 月現在．
10) Gough A. *In*: Differential diagnosis in Small Animal Medicine. Blackwell Publishing. Oxford. 2007.
11) Thompson MS. *In*: Small Animal Medical Differential Diagnosis. Saunders Elsevier. Missouri. 2007.
12) Gehrke C, Steinmann J, Goroncy-Bermes P. Inactivation of feline calicivirus, a surrogate of norovirus (formerly Norwalk-like viruses), by different types of alcohol in vitro and in vivo. *J Hosp Infect*. 2004, 56: 49-55.
13) WSAVA．犬と猫のワクチネーションガイドライン．〈http://www.wsava.org/sites/default/files/WSAVA%20guideline%202015%20Japanese.pdf〉2017 年 6 月現在．

Chapter 3-12 猫ヘルペスウイルス1（FHV-1）

> **Introduction**
> 猫ウイルス性鼻気管炎は猫ヘルペスウイルス1（FHV-1）による感染症で，このウイルスは猫カリシウイルス（FCV）とともに猫上部呼吸器疾患（FURD）の中で特に重要な病原体である。イエネコをはじめとする多くのネコ科動物が感受性を示し，全世界で発生がみられる。FCV感染症と同じく無症候性キャリアが存在することから，感染源の管理が困難な疾病である。
> 本項では，猫ヘルペスウイルス1（FHV-1）の概要と検査，診断の流れについて解説する。

概論

●病原体
猫ヘルペスウイルス1（FHV-1）はアルファヘルペスウイルスに属する2本鎖DNAウイルスで，犬のヘルペスウイルス1と遺伝的，血清学的に近縁である[1]。エンベロープを有することから環境中での抵抗性は弱く，活性を保てるのは湿潤な環境でも最大18時間である。抗原性は比較的均一であるとされ，ウイルス株の間での変異は少ないとされる。

感染経路
間接接触感染（飛沫，一般媒介物）と直接接触感染が主要な経路である。体外では容易に不活化されるため，塵埃感染は発生しないと考えられる。

侵入門戸
口腔粘膜と鼻粘膜および結膜である。

侵入後の病原体の動態
侵入後のウイルスは，主に鼻中隔，鼻甲介，鼻咽頭および扁桃の粘膜で増殖する。ウイルスの増殖至適温度は低く，主な増殖場所が上部気道であるため，衰弱した個体や新生子以外ではウイルス血症はまれであるとされる。実験感染による報告では，急性期に眼組織や神経組織で広範囲にウイルスが増殖していることが確認されている[2]。免疫状態が正常であれば，急性感染から2～3週間後には通常臨床徴候は消失するが，ウイルスは主に三叉神経節に留まり，その個体は無症候性キャリアとなる。実際には，急性感染から回復したほぼすべての個体が無症候性キャリアになると考えられる。このような個体にストレスがかかると，1週間ほど経過してからウイルスが排泄されるようになり，3週間程度続く。出産や授乳は母猫となる個体にとってストレスとなり，ウイルス排泄を引き起こすが，母猫から子猫への感染は移行抗体（MDA）のレベルに依存する。MDAが低い子猫はウイルスに感染して無症候性キャリアとなると考えられる[1]。図にFHV-1に感染した個体の反応とウイルスの体内動態の概要を示す[1]。

●臨床徴候
FURD，特に鼻炎の徴候が強く現れる。漿液性，膿性の鼻汁を伴うくしゃみが高頻度でみられ，結膜炎および角膜炎が認められる。樹枝状角膜潰瘍はこの感染症に特徴的な徴候である[3]。壊死性気管支肺炎や非化膿性髄膜脳炎などによる重篤な徴候も報告されている[4,5]。流産も発生するが，これはウイルスによる胎子への直接作用よりも母体の全身状態の悪化によるところが大きいとされる[1]。徴候は感染後2～3週間で消失するが，重度の感染の場合は粘膜病変が遺残し，慢性の鼻炎や結膜炎が後遺症として続く。

実践

●猫ウイルス性鼻気管炎を疑う徴候や所見
猫ウイルス性鼻気管炎の徴候や所見は以下のとおりである。猫カリシウイルス（FCV）感染症と多く共通しているため，臨床徴候だけから鑑別することは困難である。

プロフィール
FCV感染症と同様，子猫に多くみられるがいずれの年齢でも発生する。好発品種や遺伝的素因はないとされる[6]。

ヒストリー
FCV感染症と同様，ワクチンを接種してあっても発症自体を予防する効果が完全でないため，ワクチン歴のみで除外することはできない。シェルターなど多頭生活

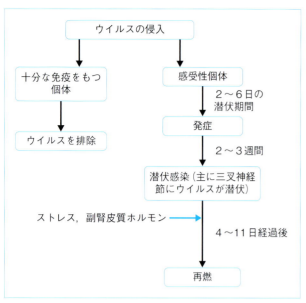

図　FHV-1に感染後の個体の反応とウイルスの体内動態
参考文献1より引用・改変

表　猫ウイルス性鼻気管炎で認められる主な徴候
参考文献8, 9より引用・改変

発熱	肺炎
元気の消失	
食欲不振～廃絶	角膜びらん・潰瘍
	樹枝状角膜潰瘍
鼻炎（くしゃみと鼻汁）	デスメ瘤
鼻出血	全眼球炎
	結膜炎
流涎	
口内炎	流産
咽頭炎	新生子の死亡
舌炎	
歯肉炎	
扁桃炎	
唾液腺炎	
口峡炎	

環境を経験している場合は感染リスクが高い。日本では，抗原陽性率が冬場に上昇するという報告がある[7]。

臨床所見

表にGough[8]，Thompson[9]の鑑別診断リストなどから臨床的に猫ウイルス性鼻気管炎を疑う臨床徴候，所見および診断名を抽出してまとめた。前述の臨床徴候も参照していただきたい。

●測定法

PCR法による遺伝子検査と免疫学的検査が行われている。

FHV-1の遺伝子検査

PCR法でFHV-1の遺伝子を確認できる。

免疫学的検査

検査機関によっては，抗原と抗体の検査を行っている。

その他の特殊検査

猫ウイルス性鼻気管炎における抗菌剤の使用や感染予防については，FCVと同様である（p.147）。

予防

●感染源への対策

臨床徴候消失後も6カ月程度はウイルスを排泄する可能性があることから，感染個体の把握は確実に行い，隔離など適切な対策を講じる。

●感染経路への対策

間接接触感染（飛沫，一般媒介物）が成立する。FHV-1はエンベロープを有するため環境中での抵抗性は弱く，不活化には低水準消毒薬だけでなく，各種洗剤も有効である。しかし，鼻汁や唾液など蛋白の多い物質に覆われることで消毒薬の浸透が妨げられることがあるため，汚染の物理的除去は確実に行う必要がある。感染力が強いウイルスであるため，環境消毒と手指衛生には十分な注意が必要である。

●感受性動物への対策

ワクチン接種が最も重要であるが，前述のようにワクチンの効果は限定的で，ワクチン接種による完全な発症防御を期待することはできない。このため，必要に応じて感受性動物の隔離を行う。

各検査機関の基準値

各検査機関の基準値はp.181を参照のこと。

（栗田吾郎）

参考文献

1) Gaskell RM, Dawson S, Radford A. Feline Respiratory Disease. *In*: Infectious diseases of the dog and cat, 4th ed. Greene CE (ed). Elsevier. Missouri. 2012, pp.151-162.
2) Townsend WM, Jacobi S, Tai Shih-Han, et al. Ocular and neural distribution of feline herpesvirus-1 during active and latent experimental infection in cats. *Vet Rec*. 2013, 9: 185.

3) Thiry E, Addie D, Belák S, et al. 猫のヘルペスウイルス感染症：感染症防御および管理に関する ABCD ガイドライン. 余戸拓也訳. *J Feline Med Surg*. 2009, 11：547-555.〈http://www.jabfid.jp/SiteCollectionDocuments/abcd_feline_herpes.pdf〉2017 年 6 月現在.
4) Hora AS, Tonietti PO, Guerra JM, et al. Felid herpesvirus1 as a causative agent of severe nonsuppurative meningoencephalitis in a domestic cat. *J Clin Microbiol*. 2013, 51: 676-679.
5) Maes S, Van Goethem B, Saunders J, et al. Pneumomediastinum and subcutaneous emphysema in a cat associated with necrotizing bronchopneumonia caused by feline herpesvirus-1. *Can Vet J*. 2011, 52: 1119-1122.
6) Norsworthy GD. Feline Rhinotracheitis Virus Infection. *In*: The 5- Minute Veterinary Consult: Canine and Feline, 4th ed. Tilley LP, Smith FWK (eds). 2007, pp.496-497.
7) 相馬武久. わが国における FCV, FHV-1, および FPLV の疫学データとワクチンについての一考察. VMANEWS. 2006, 52：55-59.
8) Gough A. *In*: Differential diagnosis in Small Animal Medicine. Blackwell Publishing. Oxford. 2007.
9) Thompson MS. *In*: Small Animal Medical Differential Diagnosis. Saunders Elsevier. Missouri. 2007.

Chapter 3-13　猫免疫不全ウイルス（FIV）

> **Introduction**
> 　猫免疫不全ウイルス（FIV）は，免疫不全による多くの感染症の原因になるだけでなく，腫瘍，腎不全，神経疾患の原因になることが示唆されているため，感染の有無を明らかにすることは猫の臨床の基本となる。多くの動物病院では，簡易検査キットや検査機関の抗FIV抗体検査により感染の有無を判別している。近年では抗体検査に加え，PCR（polymerase chain reaction）を用いた遺伝子検査が利用できるようになり，抗体検査の欠点を埋める検査として利用されるようになってきた。
> 　本項では抗体検査と遺伝子検査の違い，遺伝子検査の利点，そして遺伝子検査の精度などを中心に解説する。

概論

●病原体

　猫免疫不全ウイルス（FIV）は，レトロウイルス科レンチウイルス属のRNAウイルスである。ヒト免疫不全ウイルス（HIV：human immunodeficiency virus）の類縁のウイルスであるが，宿主種特異性が高いため人には感染しない。FIVは*env*もしくは*gag*遺伝子の配列から7つのサブタイプ（A, B, C, D, E, F, U-NZenv）に分類されている[1-4]。2010年にNakamuraらは，日本においてはサブタイプA, B, C, Dの4つが検出されたと報告している[5]。

　国内のFIVの陽性率は，臨床症状の有無により大きく異なる。1989年のIshidaらの報告によると，臨床症状が認められた個体のFIV抗体陽性率は43.9％，認められない個体では12.4％であり，臨床症状に関係なく調査を行った全個体の抗体陽性率は28.9％（960/3,323）であった[6]。2010年のNakamuraらの報告によると，症状が認められた個体のFIV抗体陽性率は28.3％（332/1,175），認められない個体では12.6％（74/586），臨床症状の有無が不明の個体では0.2％（4/9）であり，調査を行った全個体の抗体陽性率は23.2％（410/1,770）であった[5]。2つの調査からFIVの抗体陽性率は年々低下していることが示唆されるが，依然として高い値であることが分かる。

　FIVは多くの消毒薬に感受性がある。また猫の体外に出たウイルスは感染力をすぐに失うため抵抗力，感染力の強いウイルスではない。

感染経路

　FIVは感染猫の唾液に排出されるため，咬傷から感染することがほとんどである。自然界ではグルーミングなどの通常の接触では感染しないとされているが，実験的に口腔粘膜に接種したところ感染が成立したとの報告がある[7]。

　交尾による感染は少ないといわれているが，腟への実験的接種により感染したとの報告がある[7]。また，自然感染および実験感染した猫の精液からFIVが検出されたとの報告もあるため，交尾感染の可能性を完全には否定することはできない[8]。

　垂直感染については実験感染例で，妊娠中の子宮や出産時の腟，初乳を介した感染が報告されている[9,10]。一方，自然界では垂直感染の証拠はないとする報告もあるため，垂直感染についても断定的に述べるのは困難である[11]。

侵入後の病原体の動態

　病原体の動態については，Hartmannの総説を参照されたい[12]。ウイルスが猫の体内に侵入すると（図1a），CD4陽性Tリンパ球（ヘルパーT細胞）の表面に発現している受容体（CD134）と結合し，リンパ球内にウイルスの遺伝子（ウイルスRNA）や逆転写酵素が放出される（図1b）。ウイルスRNAは逆転写酵素によりDNAに変換され（図1c），インテグラーゼという酵素により猫のDNA内に組み込まれる（図1d）。組み込まれたウイルス由来のDNAをプロウイルスと呼ぶ。多くの個体ではプロウイルスの状態が長く続くが，細胞の活性化によりプロウイルスからウイルスRNAやウイルス構造蛋白が合成され（図1e），白血球からウイルスが放出される（図1f）。

●臨床徴候

　FIV感染症は，臨床症状をもとに5つの病期に分類されている。

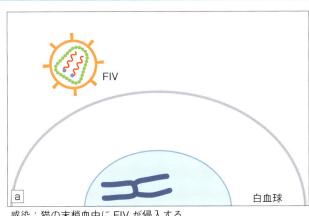
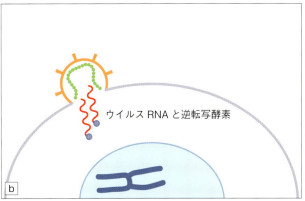
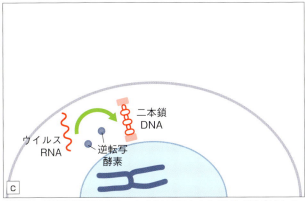
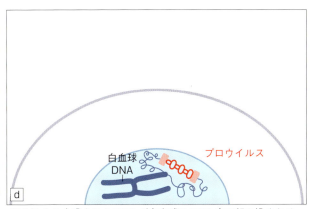
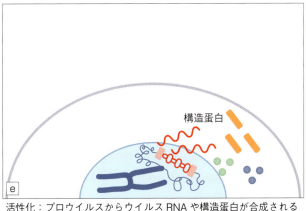
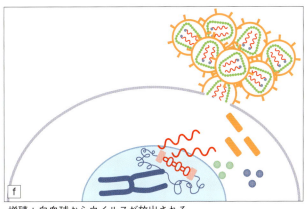

図1　猫免疫不全ウイルス（FIV）の侵入から増殖までの流れ

急性期（AP：acute phase）
　元気消失，食欲不振，発熱，リンパ節の腫脹などが認められ，感染後，数週間から数カ月続く[13]。

無症候期（AC：asymptomatic carrier）
　プロウイルスの状態が続き，FIVが原因の臨床症状は認められない。数年以上続くことが多い[14]。

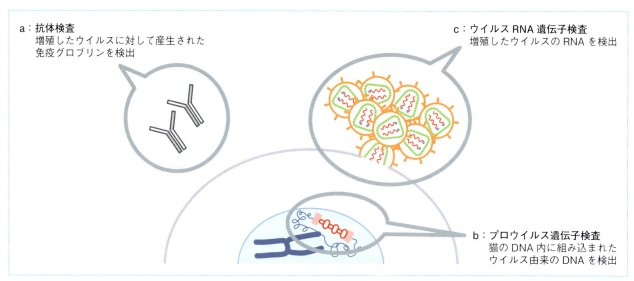

図2 FIVの検査

持続性全身性リンパ節症
(PGL：progressive generalized lymphoadenopathy)

　ウイルスの活動が活発になり，発熱や全身のリンパ節の腫大が認められる。数カ月から数年間続く。

AIDS関連症候群期（ARC：AIDS related complex）

　FIVの増殖が宿主の免疫を上回り，細菌感染などが認められる。通常は，1年程度で後天性免疫不全症候群期に移行する。

後天性免疫不全症候群期
(AIDS：acquired immunodeficiency syndrome)

　体重が著しく減少し，慢性的な歯肉口内炎や鼻炎，リンパ節腫脹など様々な臨床症状が認められる。それらの中にはFIVが原因の腫瘍，神経疾患，腎疾患なども含まれる[15-20]。

● 測定法

　現在，FIV感染症には主に3つの検査が存在する。多くの病院で利用されている簡易検査キットや検査機関で行われている検査では，猫の体内で産生された抗FIV抗体を検出している（図2a）。一方，遺伝子検査には2つの検出法が存在する。1つは白血球のDNAに組み込まれたプロウイルスをPCR法で検出する検査（プロウイルス遺伝子検査，図2b），もう1つは血液中に放出されたウイルスRNAをリアルタイムRT-PCR（reverse transcription polymerase chain reaction：逆転写ポリメラーゼ連鎖反応）法で検出する検査（ウイルスRNA遺伝子検査，図2c）である。

　FIV感染症では前述したように様々な臨床症状が認められるため，臨床症状や生化学検査のみから診断するのは困難な場合が多い。しかし，感染の有無を明らかにするには抗体検査が優れた手段となる。また，抗体検査のわずかな欠点を埋めるプロウイルス遺伝子検査も利用できるようになったため，感染の有無を判断するのに苦慮する症例は非常に少なくなってきた。さらに，発症の有無，病期予測，予後予測の手段としてウイルスRNAの遺伝子検査が有用であることが報告されている[21]。

実践

● 抗体検査の注意点

　FIV感染の有無は，抗体検査により問題なく判定できることがほとんどである。Levyらは，国内で普及している抗体検査の簡易キット（スナップ・FeLV/FIVコンボ）の感度が97.9％，特異度が99.0％と報告している[22]。しかし，抗体検査を行う際には3つの点（感染直後の検査，ワクチン接種の有無，6カ月齢以下の若齢猫の検査）に注意する必要がある。

感染直後の検査

　FIVに限らず病原体の感染直後には，猫の体内で十分な抗体が産生されておらず，抗体検査で陰性と判定される場合がある。そのため感染の可能性がある時期から1〜2カ月以上経過してからの検査や，複数回の検査が推奨されている。

ワクチン接種の有無

抗体検査では，ワクチン接種により産生された抗体と，天然（野生）株の感染により産生された抗体を区別することができない。そのため，ワクチン接種を行った個体では天然株の感染の有無を正確に判別できない（ワクチンを接種した個体は，天然株の感染がなくても「陽性」と判定される場合がある）。しかし，現在使用されているFIVワクチンは，接種しても天然株が感染したときのようなプロウイルスは形成されない。したがって，プロウイルス遺伝子検査は，ワクチンを接種した個体であっても天然株の感染を正確に判断することができる。

6カ月齢以下の若齢猫の検査

母猫がFIVに感染していると，子猫の体内に母猫の抗FIV抗体が移行することがある。移行抗体は一般的に生後6カ月まで子猫の体内に残るといわれているため，この期間に抗体検査を実施すると実際にはFIVに感染していなくても陽性反応が出る場合がある。しかし，プロウイルス遺伝子検査は移行抗体の影響を受けないため，生後間もない子猫であっても感染の有無を判断できる。つまり，移行抗体が存在していても，天然株が感染していない場合には「検出されず」と判定される。

● プロウイルス遺伝子検査の有用性

表は抗体検査とPCR法を用いたプロウイルス遺伝子検査の結果を比較したものである。Bienzleらによる解析A～Cは2度の抗体検査によりFIV陽性と確定された10症例とFIV陰性と確定された10症例を用い，PCR法による遺伝子検査の検出率を比較したものである[23]。Bienzleらが行った解析Aは，感度100％（FIV陽性症例におけるPCRの陽性率），特異度100％（FIV陰性症例におけるPCRの陰性率）であった。しかし，2つの検査機関の結果を比較した解析B，Cでは，感度がそれぞれ80％，50％，特異度がそれぞれ90％，70％と検査機関によって大きな差が出た。これらの結果より，FIV感染の有無を調べる方法として，PCR法は適当ではないと結論付けられている。しかし，2010年WangらによりFIVのサブタイプであるタイプA～Eまでを検出することが可能な方法が報告され，この時期を境にプロウイルス遺伝子検査の精度が向上している[24]。

2010年に報告された解析Dと2017年に報告された解析Eは，多くの検体を用い抗体検査とPCR法の比較を行っている[5,25]。PCRの方法が2つの解析で異なるため単純に比較することはできないが，どちらの報告もPCR法の感度と特異度が非常に高い（解析D：感度98.5％／特異度98.6％，解析E：感度89.3％／特異度92.8％）。

ちなみに筆者が所属する検査機関では，WangらやNakamuraらの報告を参考に複数の方法（複数のDNAオリゴマーを用いPCRを行っている）を用い，多様性のあるFIVをできる限り検出できるように設計しているため，表の解析D，Eの報告と同等の精度を有する[5,24]。

測定時の注意点

前述したように，PCR法を用いたプロウイルス遺伝子検査は抗体検査と同等の精度を有し，ワクチンや移行抗体の問題を解決する検査方法である。しかし，感染後プロウイルスが検出されるまでにはある程度の時間が必要であり，抗体検査と同様に感染初期には偽陰性が得られる可能性がある。RyanはFIVの感染実験を行ったところ，感染後1週間でプロウイルスは検出されず感染4週間後に検出されたと報告している[26]。この結果からもプロウイルスの検出は，抗体検査と同様に感染が予想さ

表　抗体検査とプロウイルス遺伝子検査の比較

解析A～CはBienzle[23]，解析DはNakamura[5]，そして解析EはNichols[25]の報告からデータを抜粋したものである。いずれの解析も抗体検査の陽性群と陰性群に分け，それぞれPCRの結果を比較したものである。数値の単位は％であり，括弧内の数値は検体数を示す
参考文献5，23，25より引用・改変

	抗体検査	PCR +	PCR −
解析A	+ (10)	100 (10/10)	0 (0/10)
	− (10)	0 (0/10)	100 (10/10)
解析B	+ (10)	80 (8/10)	20 (2/10)
	− (10)	10 (1/10)	90 (9/10)
解析C	+ (10)	50 (5/10)	50 (5/10)
	− (10)	30 (3/10)	70 (7/10)
解析D	+ (410)	98.5 (404/410)	1.5 (6/410)
	− (1,360)	1.4 (19/1,360)	98.6 (1,340/1,360)
解析E	+ (75)	89.3 (67/75)	10.7 (8/75)
	− (97)	7.2 (7/97)	92.8 (90/97)

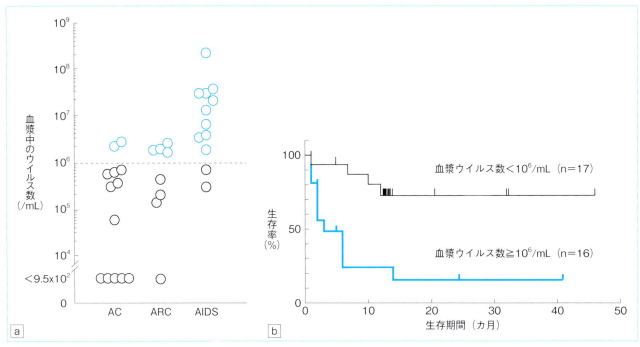

図3　血漿中のウイルスRNAの量と病期・予後の関係
a：抗体検査でFIV陽性と判定された33症例を，臨床症状から3つの病期に分類した．同時に，血漿中のウイルスRNAをリアルタイムRT-PCR法にて測定した．縦軸は血漿中のウイルス数，横軸は病期を表す
　AC：無症候期，ARC：エイズ関連症候群期，AIDS：後天性免疫不全症候群期
b：血漿中のウイルスRNA量が 10^6/mLを上回った群（青線）と，未満であった群（黒線）のKaplan-Meier生存曲線
参考文献21より引用・改変

れた時期から1カ月以上経過してから複数回行うのが望ましい．

● ウイルスRNA遺伝子検査

FIVのウイルスRNA遺伝子検査は，血漿中のウイルスRNAをリアルタイムRT-PCR法で測定する．

Gotoらは，血漿中のウイルスRNAの量が病期および予後に相関すると報告している[21]．図3aはFIV感染猫を臨床症状から3つの病期に分類し，すべての症例における血漿中のウイルスRNAを同時に測定したものである．無症候期（AC）では血漿中のウイルスRNAが 10^6/mL上回った割合は15.4％（2/13）であったが，AIDS関連症候群期（ARC）では50％（4/8），後天性免疫不全症候群期（AIDS）では83.3％（10/12）であった．これらの結果より，病期がすすむにつれ血漿中のウイルス数が増加することが示唆された[21]．

図3bは血漿中のウイルス数が 10^6/mL未満の群と以上の群に分け，生存曲線を描いたものである．10^6/mL以上検出された群では40カ月の生存率が20％を下回ったのに対し，未満の群では70％を超えていた．これらの結果から，10^6/mL以上検出された症例は予後が悪いことが示唆された[21]．

FIVの感染は，AC，ARC，AIDSへと移行するが，実際には様々な症状を呈するため臨床症状から病期を厳密に区別することは困難である．しかし，ウイルスRNAの測定を行うことでAIDSの発症を予測することが可能となり，同時に感染猫の予後を予測することも可能となった．

予防

FIVの感染は咬傷からの感染がほとんどで，通常の接触では感染の可能性は低いとされている．しかし，感染実験では接触感染，交尾感染，垂直感染の報告例があるため，感染猫と接触させないのが最も優れた予防法で

ある[7-10]。FIV ワクチンには一定の予防効果はあるが，効果について議論の余地がある[27]。

各検査機関の基準値

各検査機関の基準値は p.183 を参照のこと。

（植松洋介）

参考文献

1) Sodora DL, Schpaer EG, Kitchell BE, Dow SW, Hoover EA, Mullins JI. Identification of three feline immunodeficiency virus (FIV) env gene subtypes and comparison of the FIV and human immuno -deficiency virus type 1 evolutionary patterns. *J Virol*. 1994, 68: 2230-2238.
2) Duarte A, Tavers L. Phylogenetic analysis of Portuguese feline immunodeficiency virus sequences reveals high genetic diversity. *Vet Microbiol*. 2006, 114: 25-33.
3) Yamamoto JK, Pu RY, Sato E, Hohdatsu T. Feline immunodeficiency virus pathogenesis and development of a dual-subtype feline-immunodeficiency-virus vaccine. *AIDS*. 2007, 21: 547-563.
4) Hayward JJ, Rodrigo AG. Recombination in feline immunodeficiency virus from feral and companion domestic cats. *J Virol*. 2008, 5: 76.
5) Nakamura Y, Nakamura Y, Ura A, Hirata M, Sakuma M, Sakata Y, Nishigaki K, Tsujimoto H, Setoguchi A, Endo Y. An updated nation-wide epidemiological survey of feline immunodeficiency virus (FIV) infection in Japan. *J Vet Med Sci*. 2010, 72: 1051-1056.
6) Ishida T, Washizu T, Toriyabe K, Motoyoshi S, Tomoda I, Pedersen NC. Feline immunodeficiency virus infection in cats of Japan. *J Am Vet Med Assoc*. 1989: 221-225.
7) Moench TR, Whaley KJ, Mandrell TD, Bishop BD, Witt CJ, Cone RA. The cat/feline immunodeficiency virus model for transmucosal transmission of AIDS: nonoxynol-9 contraceptive jelly blocks transmission by an infected cell inoculum. *AIDS*. 1993, 7: 797-802.
8) Jordan HL, Howard J, Barr MC, Kennedy-Stoskopf S, Levy JK, Tompkins WA. Feline immunodeficiency virus is shed in semen from experimentally and naturally infected cats. *AIDS Res Hum Retroviruses*. 1998, 14: 1087-1092.
9) O'Neil LL, Burkhard MJ, Diehl LJ, Hoover EA. Vertical transmission of feline immunodeficiency virus. *AIDS Res Hum Retroviruses*. 1995, 11: 171-182.
10) O'Neil LL, Burkhard MJ, Hoover EA. Frequent perinatal transmission of feline immunodeficiency virus by chronically infected cats. *J Virol*. 1996, 70: 2894-2901.
11) Ueland K, Nesse LL. No evidence of vertical transmission of naturally acquired feline immunodeficiency virus infection. *Vet Immunol Immunopathol*. 1992, 33: 301-308.
12) Hartmann K. Feline immunodeficiency virus infection: an overview. *Vet J*. 1998, 155: 123-137.
13) del Fierro GM, Meers J, Thomas J, Chadwick B, Park HS, Robinson WF. Quantification of lymphadenopathy in experimentally induced feline immunodeficiency virus infection in domestic cats. *Vet Immunol Immunopathol*. 1995, 46: 3-12.
14) Ishida T, Taniguchi A, Matsumura S, Washizu T, Tomoda I. Long-term clinical observations on feline immunodeficiency virus infected asymptomatic carriers. *Vet Immunol Immunopathol*. 1992, 35: 15-22.
15) Magden E, Quackenbush SL, VandeWoude S. FIV associated neoplasms--a mini-review. *Vet Immunol Immunopathol*. 2011, 143: 227-234.
16) Phillips TR, Prospero-Garcia O, Wheeler DW, et al. Neurologic dysfunctions caused by a molecular clone of feline immunodeficiency virus, FIV-PPR. *J Neurovirol*. 1996, 2: 388-396.
17) Maingat F, Vivithanaporn P, Zhu Y, Taylor A, Baker G, Pearson K, Power C. Neurobehavioral performance in feline immunodeficiency virus infection: integrated analysis of viral burden, neuroinflammation, and neuronal injury in cortex. *J Neurosci*. 2009, 29: 8429-8437.
18) Fletcher NF, Brayden DJ, Brankin B, Callanan JJ. Feline immunodeficiency virus infection: a valuable model to study HIV-1 associated encephalitis. *Vet Immunol Immunopathol*. 2008, 123: 134-137.
19) White JD, Malik R, Norris JM, Malikides N. Association between naturally occurring chronic kidney disease and feline immunodeficiency virus infection status in cats. *J Am Vet Med Assoc*. 2010, 236: 424-429.
20) Poli A, Tozon N, Guidi G, Pistello M. Renal alterations in feline immunodeficiency virus (FIV)-infected cats: a natural model of lentivirus-induced renal disease changes. *Viruses*. 2012, 4: 1372-1389.
21) Goto Y, Nishimura Y, Baba K, Mizuno T, Endo Y, Masuda K, Ohno K, Tsujimoto H. Association of plasma viral RNA load with prognosis in cats naturally infected with feline immunodeficiency virus. *J Virol*. 2002, 76: 10079-10083.
22) LevyJK, CrawfordPC, Tucker SJ. Performance of 4 Point-of-Care Screening Tests for Feline Leukemia Virus and Feline Immunodeficiency Virus. *J Vet Intern Med*. 2017, 31: 521-526.
23) Bienzle D, Reggeti F, Wen X, Little S, Hobson J, Kruth S. The variability of serological and molecular diagnosis of feline immunodeficiency virus infection. *Can Vet J*. 2004, 45: 753-757.
24) Wang C, Johnson CM, Ahluwalia SK, Chowdhury E, Li Y, Gao D, Poudel A, Rahman KS, Kaltenboeck B. Dual-emission fluorescence resonance energy transfer (FRET) real-time PCR differentiates felineimmunodeficiency virus subtypes and discriminates infected from vaccinated cats. *J Clin Microbiol*. 2010, 48: 1667-1672.
25) Nichols J, Weng HY, Litster A, Leutenegger C, Guptill L. Commercially Available Enzyme-Linked Immunosorbent Assay and Polymerase Chain Reaction Tests for Detection of Feline Immunodeficiency Virus Infection. *J Vet Intern Med*. 2017, 31: 55-59.
26) Ryan G, Klein D, Knapp E, Hosie MJ, Grimes T, Mabruk MJ, Jarrett O, Callanan JJ. Dynamics of viral and proviral loads of feline immunodeficiency virus within the feline central nervous system during the acute phase following intravenous infection. *J Virol*. 2003, 77: 7477-7485.
27) 本川賢司. FIV 感染症ワクチンの開発経緯とその有用性. *CAP*. 2008：68-79.

Chapter 3-14　ワクチン抗体価

Introduction

病原体に対する抗体価測定は，主として感染症の診断のため，特定の個体群における病原体の蔓延状況などの調査のため，そして特定の病原体に対する個体の防御能力を判定するために行われる。その中でもワクチン抗体価の測定は，ワクチンの効果を判定するために最も重要な検査である。近年ワクチンメーカーだけでなく各検査機関でも検査が行われるようになったことから，抗体価測定は日常的な検査項目となってきている。

本項では，抗体価測定の目的や実際のワクチン接種方法，検査機関の抗体価測定について解説する。

抗体価測定の目的

ワクチン抗体価の測定は個体の防御能力の判定であり，日常の臨床では主に以下の3つの場合に行われる。

・ノンレスポンダーまたはローレスポンダーの確認
・何らかの理由でワクチンが接種できない個体の免疫状態の把握
・ワクチン接種の必要性の判定

●ノンレスポンダーまたはローレスポンダーの確認における抗体価測定

ワクチン接種後も有効な免疫を得ることができないノンレスポンダーまたはローレスポンダー（以下，ノンレスポンダーと総称する）は一定の割合で必ず存在する[1]。図1は世界小動物獣医師会（WSAVA）のワクチネーションガイドライン[1]（以下，ガイドラインとする）で推奨される抗体価測定を併用した犬のワクチネーションプログラムの一例である。ここで興味深いのは，ノンレスポンダーの可能性がある個体でも抗体陽性の個体と同様，3年以上の間隔で追加するとしていることである。これは抗体価測定のみでは細胞性免疫の能力を推定することができないため，ある程度の防御が期待できる可能性があるとの考えからである。一般的にノンレスポンダーでは，伝染性疾患の予防のためには感染経路の遮断が最も重要となる。このためには，予防歴の不明な動物との接触を避けること，そのような動物が集合する場所への立ち入りを避けることなど，病原体の伝播を予防するための対策を講じる必要がある。ノンレスポンダーが発見された場合は，これらの注意事項を可能な限り守るよう飼い主に指示するとともに，動物が伝染性疾患に感染した場合には死亡する危険が高いことを説明する。

●何らかの理由でワクチンが接種できない個体の免疫状態の把握における抗体価測定

疾病の治療中である，以前にワクチンによるアナフィラキシー反応が発生したことがあるなどの理由でワクチンの接種ができない個体では，伝染性疾患に感染するリスクを判断するために，抗体価測定を行うことがある。検査の結果，抗体が感染防御可能なレベルに達していないと判断された場合は，ノンレスポンダーと同様に，感染経路の遮断を中心に対策を行うことになる。表1に一般的な犬の混合ワクチンの説明書に記載されている，ワクチン接種の禁忌を列挙する。

●ワクチン接種の必要性の判定における抗体価測定

ワクチンは必要があるから接種するのであり，不必要な接種は避けなければならない。このためには図1で示したようなプログラムの選択も1つの方法であり，抗体価測定は不可欠である。このプログラムでは追加接種を3年以上の間隔で行うことが推奨されているが，抗体価測定はこの3年以上のどのタイミングで接種すべきかの客観的な指標にもなりうる。

ワクチンの効果に影響を与える代表的な要因を表2にまとめた[2]。個々の動物ではこれら多くの要因が複雑に影響するため，一律に追加接種の時期を決めるのではなく，動物ごとに抗体価に応じて追加接種を行うのが理想的であろう。このように接種回数を可能な限り少なくする最も大きな理由は，ワクチン接種に伴って必ず発生する副反応である。

ワクチンの副反応

表3は日本での混合ワクチンによる急性副反応（接種

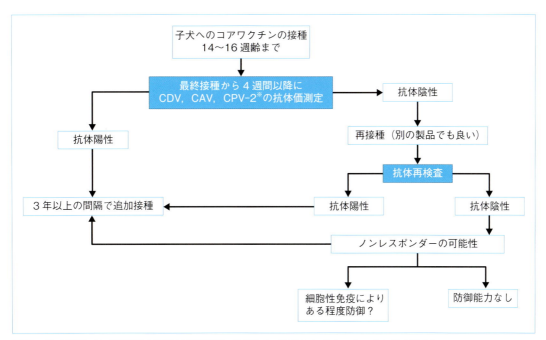

図1 ガイドラインが推奨する抗体価測定を併用した犬のワクチネーションプログラム

ここでは青く示した部分で抗体価測定を行っているが，初回の検査で母犬からの移行抗体（MDA：maternally-derived antibody）のレベルが非常に高く，ワクチンの効果が得られない個体ならびにノンレスポンダーを抗体陰性の個体（右向きの矢印）として洗い出し，2回目の検査でノンレスポンダーを鑑別している
※ CDV：犬ジステンパーウイルス，CAV：犬アデノウイルス，CPV-2：犬パルボウイルス2型

表1 一般的な犬の混合ワクチンの説明書に記載されている絶対的禁忌と相対的禁忌

絶対的禁忌	相対的禁忌
・妊娠期[※1] ・授乳期[※2] ・寄生虫性疾患 ・重篤な疾病 ・重篤な心不全 ・急性期または増悪期の腎不全状態 ・ワクチンによるアナフィラキシーなど重篤な副反応の病歴	・発熱，下痢，重度の皮膚疾患などの臨床異常 ・疾病の治療中 ・疾病の治療直後 ・明らかな栄養障害 ・高齢 ・他の薬剤投与直後 ・導入や移動直後 ・飼い主の制止でも沈静化しない強度の興奮状態 ・1年以内のてんかん様発作

※1 交配直後と分娩直前を相対的禁忌とする製剤もある
※2 授乳期を相対的禁忌とする製剤もある

表2 ワクチンの効果に影響を与える可能性のある要因

参考文献2より引用・改変

宿主の要因	製剤の要因	人的要因
・免疫不全 ・年齢：非常に若いか高齢 ・妊娠 ・ストレス ・発症中の疾病 ・発熱，低体温 ・接種時に潜伏期間であった疾病 ・細胞毒性のある薬剤やグルココルチコイドの投与 ・麻酔や手術（影響は証明されていない） ・非常に大量の病原体への曝露	・取り扱い中の劣化 ・不適切な貯蔵 ・本来100％有効なワクチンがないこと ・注射針や注射筒の消毒に使用した薬剤 ・不適当な株 ・過剰な弱毒化	・製剤の不適切な混合 ・ワクチン接種で来院した際の院内感染 ・抗菌剤や免疫抑制剤の同時使用 ・抗血清の同時使用 ・不適切な接種頻度 ・皮膚の消毒（未確認） ・不適切な投与経路 ・初年度のシリーズでの最終接種の遅れ

後数日以内に発生）の総発生件数（件数＝頭数）とアナフィラキシーの発生件数を表したものである[3,4]。アメリカではMooreらが犬と猫で後ろ向き調査[5,6]を行っているが，総副反応発生率（重複の有無は不明）は100万接種あたり犬と猫でそれぞれ1,360.0（総接種数3,439,576）と2,033.8（同1,258,712）であり，日本での報告に比較して低い数字になっている。前向きと後ろ向きという調査方法の違いを考慮すると，調査数は少ないものの，日本での調査結果がより現実に近い数値ではないかと考えられる。

人のワクチンの副反応については厚生労働省のホームページに資料[7]が掲載されているが，全体の副反応の発生率（対100万）はインフルエンザワクチンの6.4から，社会問題となった子宮頚がん予防ワクチンの245.1まで大きな差はあるものの，動物のワクチンではこれより非常に高い率で副反応が発生していることが分かる。また，特に猫で急性副反応以外の問題としてワクチン接種部位肉腫が問題になっており，その発生率は1～2/10,000であるとされている[8]。発生を予防するためにアジュバントを用いない製剤の使用がすすめられているが，アジュバントなしのワクチンでも発生が認められている[9]。

● ワクチンの接種方法

これらの副反応を回避するための最も重要な対策は，必要以上の頻度でワクチン接種を行わないことである。では，現在どのような基準で接種頻度が決定されているのだろうか。ワクチンの接種は子犬や子猫に対する初年度のシリーズと，その後の追加接種に大きく分けることができる。初年度のシリーズでは，最終接種をどの時期にするかはMDA（移行抗体：maternally-derived antibody）の量が最も大きな影響を与え，また，追加接種においては免疫持続期間（DOI：duration of immunity）が重要となる。いずれの場合も，その個体に必要なワクチンを必要最小限の頻度で接種することが肝要である。ワクチンの接種方法には次のようなものがある。

1. 製剤の使用説明書に従って接種する方法

薬剤は使用説明書に従って使用するのが一般的であるが，現在ワクチンの説明書には非常に簡単な接種方法が記されているだけで，特に犬では最近問題になっている追加接種の間隔に関してはごく一部の製品でCDV，CPV，CAV-2で3年の，またCPIVで1年の免疫持続期間を示す記述がある[10]ほかは，全く記載されていないものがほとんどである。猫では一部の製品で1年ごとの追加接種を推奨している。初年度のシリーズでは，犬も猫も2回までの接種方法が示されているのみであり，それ以上の接種については獣医師の裁量に任されているといって良い。表4，5に農林水産省のホームページ[11]に掲載されている詳細情報の中から，いくつかの製剤の接種方法に関する部分を抽出した。これらをみても分かるように，使用説明書の記載のみで接種方法を決定することが難しいため，獣医師はその他の情報から幼若期（16週齢未満）の最終接種の時期や追加接種の間隔を決めなければならない。

2. 従来の慣例に従って接種する方法

今まで日本では，ワクチンは伝統的に初年度のシリー

表3 日本での混合ワクチン接種後の急性副反応
参考文献3，4より引用・改変

動物種	総接種数	総副反応発生件数（発生率：対100万）	アナフィラキシー発生件数※（発生率：対100万）
犬[3]	57,300	359（6,265.2）	42（733）
猫[4]	10,620	133（12,523.5）	2（188）

※死亡（犬・猫各1例）を含む

表4 犬用の製剤に記載されている接種方法の例

ワクチン	対象動物	最初の接種間隔	推奨される追加接種
A社5種，6種	4週齢以上の犬	3～4週間隔で2回	記載なし
B社6種，8種	6週齢以上の犬	6週齢以上9週齢未満：3週間隔で3回 9週齢以上12週齢未満：3週間隔で2回	
C社3種，6種，8種，9種	1カ月齢以上の犬	4週間隔で2回	

表5 猫用の製剤に記載されている接種方法の例

ワクチン	対象動物	最初の接種間隔	推奨される追加接種
A社3種，5種	8週齢以上の猫	2～4週間隔で2回	1年ごとの実施を推奨
B社3種	9週齢以上の猫	3～4週間隔で2回	記載なし
C社3種，6種	2カ月齢以上の猫	3週間隔で2回	記載なし

ズが終了した後は年に1回の追加接種が行われてきており，現在も多くの病院がこのプログラムに従って接種を行っていると考えられる（図2）。初年度のシリーズは，2カ月齢程度で開始して2回接種という形式が多いようである。また，ペットショップでの預かりやシャンプー，カットなどは，毎年のワクチン接種を受け入れの条件としているところも多い。

幼若期に2回しか接種しない場合は，MDAの影響により十分な効果が得られない場合があり，また，成長後の追加接種を高頻度で行うことは，利益に見合う以上の大きなリスクを負う可能性がある。

3. 各種ガイドラインに従って接種する方法

代表的なガイドラインに，WSAVAが提唱しているものがある。このガイドラインの特徴は，ワクチンをすべての動物に接種すべきコアワクチンと，個体ごとに接種の判断を行うノンコアワクチンに分けたことである。コアワクチンでは個々の動物に必要最小限の頻度で接種を行うとともに，未接種動物を減らすことで集団免疫を高めて伝染性疾患の蔓延を防ぎ，ノンコアワクチンでは地域疫学や生活様式により接種すべき個体を選択することで，個体に対する接種の負荷の軽減を図っている。また，初年度のシリーズでは母親由来の抗体（MDA）の影響を考慮した接種プログラムが推奨されている。表6，7に犬と猫のコアワクチンと代表的なノンコアワク

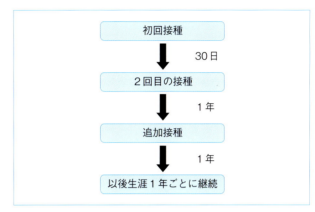

図2 日本で従来から採用されてきている接種方法

表6 犬と猫のコアワクチンの接種方法

動物種	対象とする病原体	幼若期の接種方法	追加接種の間隔
犬	犬ジステンパーウイルス（CDV） 犬パルボウイルス2型（CPV-2） 犬アデノウイルス2型（CAV-2）	6〜8週齢で接種を開始し，16週齢以上となるまで2〜4週ごと	6カ月齢または1歳齢で再接種した後は，3年未満の間隔では追加しない
犬	狂犬病ウイルス※	生後91日以降に1回のみ	初回接種の次の年度以降は，毎年3月2日から6月30日までの間に1回接種
猫	猫汎白血球減少症ウイルス（FPV）	6〜8週齢で接種を開始し，16週齢以上となるまで2〜4週ごと	6カ月齢または1歳齢で再接種した後は，3年未満の間隔では追加しない
猫	猫ヘルペスウイルス1型（FHV-1）	6〜8週齢で接種を開始し，16週齢以上となるまで2〜4週ごと	低リスク群：6カ月齢または1歳齢で再接種した後は，3年未満の間隔では追加しない
猫	猫カリシウイルス（FCV）		高リスク群：6カ月齢または1歳齢で再接種した後は，毎年追加接種

※狂犬病予防法施行規則による

表7 犬と猫のノンコアワクチンの接種方法

動物種	対象とする病原体	幼若期の接種方法	追加接種の間隔
犬	犬パラインフルエンザウイルス（CPIV）	6〜8週齢で接種を開始し，16週齢以上となるまで2〜4週ごと	6カ月齢または1歳齢で再接種した後は，毎年追加接種
犬	*Leptospira interrogans*※1	6〜8週齢で接種を開始し，16週齢以上となるまで2〜4週ごと	毎年追加接種
猫	猫白血病ウイルス（FeLV）	8週齢で接種を開始し，3〜4週間後に追加接種	1年後に再接種した後は，リスクがある個体には2〜3年以上の間隔で追加接種
猫	*Chlamydia felis*※2	9週齢以降に接種を開始し，2〜4週間後に追加接種	リスクがある個体には，毎年追加接種
猫	猫免疫不全ウイルス（FIV）	6〜8週齢で接種を開始し，2〜3週ごとに3回接種	1年後に再接種した後は，リスクがある個体には毎年追加接種

※1 *Leptospira canicola* などと呼ばれることがあるが，本来は *Leptospira interrogans* が種の名称であり，canicola や icterohaemorrhagiae などは血清型である。ここでは複数の血清型を含む病原性レプトスピラを指している
※2 2015年版から種名が *Chlamydia felis* となっている

表8 マルピー・ライフテック（株）の4カ月齢（16週齢）以上の犬の抗体価測定の項目と解釈

CDV	CPV	CAV1	コメント
≦80倍	≦20倍	≦20倍	ワクチンの効果が不十分
160～320倍	40～80倍	40～80倍	現時点ではワクチン効果が期待できるが，1年以上の効果を期待するにはもう少し高い抗体価が望ましい
≧640倍	≧160倍	≧160倍	十分なワクチン効果が得られている

表9 マルピー・ライフテック（株）の3カ月齢（12週齢）の犬の抗体価測定の項目と解釈

CDV	CPV	CAV1	コメント
≦80倍	≦20倍	≦20倍	ワクチンの効果が不十分
	40倍		移行抗体の可能性があるため，可能であれば追加接種
160～320倍	80倍	40～80倍	ワクチン効果十分と判定できる抗体価だが，移行抗体の可能性もあるため1カ月後の再検査が必要。移行抗体の場合は1/4～1/16に低下
≧640倍	≧160倍	≧160倍	十分なワクチン効果が得られている

表10 マルピー・ライフテック（株）の2カ月齢（8週齢）の犬の抗体価測定の項目と解釈

CDV	CPV	CAV1	コメント
≦80倍	≦20倍	≦20倍	ワクチンの効果が不十分
160～320倍	40～320倍	40～160倍	移行抗体の可能性があるため，可能であれば追加接種
≧640倍	≧640倍	≧320倍	十分なワクチン効果が得られている

チンの接種方法の概要をまとめた。

　現在までのエビデンスの集積を考えると，これらのうち3.のガイドラインに従って接種する方法が最も妥当であると考えられる。しかし，上記のようにそれまで当然のこととして年に1回の追加接種をしていた混合ワクチンの接種間隔を3年あるいは3年以上とする勧告を，社会的に直ちに受け入れがたい環境があるのも事実である。このような状況では抗体価測定を行ってワクチン接種の必要性を判定し，飼い主に対して十分説明することにより，比較的円滑に接種頻度の減少を達成できるのではないかと考える。

検査機関の抗体価測定

　抗体価測定は，各ワクチンメーカーでも行われているが，ここではコマーシャルベースで行われている検査機関の特殊検査について述べる。例として，表8～13にマルピー・ライフテック（株）の検査項目と月齢別の解釈を示す。

　各検査機関で実施している抗体価測定については，p.166～184の一覧を参照いただきたい。

● **検査結果の解釈**

　ワクチンは細胞性免疫と液性免疫の両方に作用して感染症に対する防御効果を発揮するが，現在，依頼検査によって確認できるのは血中抗体価，つまり液性免疫に関する部分のみである。図1にもあるように，低い抗体価は必ずしもワクチンが無効であることを示しているわけではないが，抗体価と防御能には一定の相関が認められ，これを指標としてワクチン接種の必要性を判断することは合理的である。いずれの検査機関による結果でも，低抗体価，あるいは効果が不十分とされたもの以外は抗体陽性として良いと考えられる。

　しかし，特に猫での解釈には注意を要する場合がある。例えばFCVでは複数の血清型が存在するため，製剤の種類によっては抗体価が上昇しているのに，それを捉えることができない場合がある。マルピー・ライフテック（株）では複数の株を用いてそれに対応しているが，ワクチンは年々進化しており，個々の製剤については最終的にワクチンメーカーに確認して結果の解釈を行う必要がある。また，猫上部呼吸器疾患（FURD）の原因であるFCVとFHV-1については粘膜への感染が主

表11　マルピー・ライフテック（株）の4カ月齢（16週齢）以上の猫の抗体価測定の項目と解釈

FCV	FHV1	FPV	コメント
≦4倍	≦2倍	＜10倍	ワクチンの効果が不十分
8〜16倍	4〜8倍	10〜20倍	現時点ではワクチン効果が期待できるが，1年以上の効果を期待するにはもう少し高い抗体価が望ましい
≧32倍	≧16倍	≧40倍	十分なワクチン効果が得られている

表12　マルピー・ライフテック（株）の3カ月齢（12週齢）の猫の抗体価測定の項目と解釈

FCV	FHV1	FPV	コメント
≦4倍	≦2倍	＜10倍	ワクチンの効果が不十分
8〜16倍	4〜8倍	10〜20倍	移行抗体の可能性があるため，可能であれば追加接種
32〜64倍	16倍	40倍	ワクチン効果十分と判定できる抗体価だが，移行抗体の可能性もあるため1カ月後の再検査が必要．移行抗体の場合は1/4〜1/16に低下
≧128倍	≧32倍	≧80倍	十分なワクチン効果が得られている

表13　マルピー・ライフテック（株）の2カ月齢（8週齢）の猫の抗体価測定の項目と解釈

FCV	FHV1	FPV	コメント
≦4倍	≦2倍	＜10倍	ワクチンの効果が不十分
8〜16倍	4〜8倍	10〜20倍	移行抗体の可能性があるため，可能であれば追加接種
32〜256倍	16〜64倍	40〜160倍	ワクチン効果十分と判定できる抗体価だが，移行抗体の可能性もあるため1カ月後の再検査が必要．移行抗体の場合は1/4〜1/16に低下
≧512倍	≧128倍	≧320倍	十分なワクチン効果が得られている

であり，IgGが高値であったとしても感染，発症の可能性は常にある．検査により高い抗体価が確認されても，それが直ちに高い防御効果を意味するわけではないことを飼い主にも説明する必要がある．もともとこれら2種のウイルスに対するワクチンの効果は60〜70％程度であるとされることもあり，ガイドラインでは猫の抗体価測定の適用はFPLVのみに限るべきであるとしている．犬では高い抗体価はおおむね高い防御能を意味することから，猫におけるような注意は必要ないと考えられる．日本ではTaguchiら[12,13]によりマルピー・ライフテック（株）の検査系を用いた犬の大規模な調査が行われており，CPV-2では年齢とともに抗体価が低下する，CDVでは年齢とともに抗体価が上昇する，CPV-2とCDVでは体重が軽い群は重い群に比較して高い抗体価が得られる，などの興味深い結果が得られている．今後これらのバックグラウンドを考慮して解釈することも必要となるかもしれない．図3に筆者の病院で行っている抗体価測定のフローチャートを示した．2013年から，ほぼ全頭でこの方法で必要性を判断してワクチン接種を行っているが，最初の追加接種の翌年の検査で接種が必要と判断されるのは犬も猫も5％以下である．

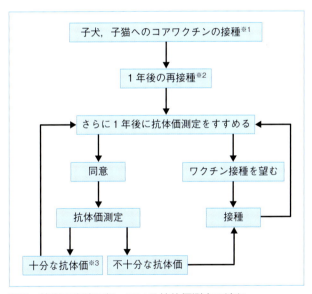

図3　筆者の病院で行っている抗体価測定の流れ

※1　初年度は犬と猫ともに16週齢を超えるまで接種している
※2　ガイドラインでは6カ月齢または1歳齢での再接種を推奨しており，移行中である
※3　以下の数値を十分な抗体価としている
　　CDV≧160倍，CPV≧40倍，CAV-1≧40倍
　　FCV≧8倍，FHV-1≧4倍，FPV≧10倍

現在，飼い主には毎年の抗体価測定を推奨しているが，一定のデータが蓄積した後は，隔年または3年に1回程度の検査で対応する予定である．これにより特に追加接種における接種頻度の減少がスムーズにすすめば，動物や飼い主にとって大きな利益になると考えている．

（栗田吾郎）

参考文献

1) WSAVA．犬と猫のワクチネーションガイドライン．〈http://www.wsava.org/sites/default/files/WSAVA%20guideline%202015%20Japanese.pdf〉2017年6月現在．
2) Greene CE, Levy JK. Immunoprophylaxis. In: Infectious diseases of the dog and cat, 4th ed. Greene CE (ed). Elsevier. Missouri. 2012. pp.1163-1205.
3) Miyaji K, Suzuki A, Shimakura H, et al. Large-scale survey of adverse reactions to canine non-rabies combined vaccines in Japan. Vet Immunol Immunopathol. 2012 Jan 15. 145(1-2): 447-452.
4) 栗田吾郎，立石識子，山本清治．猫のワクチン接種後の急性副反応に関する調査．日本獣医師会雑誌．2013．66：490-491．
5) Moore GE, Guptill LF, Ward MP, et al. Adverse events diagnosed within three days of vaccine administration in dogs. J Am Vet Med Assoc. 2005 Oct 1. 227(7): 1102-1108.
6) Moore GE, DeSantis-Kerr AC, Guptill LF, et al. Adverse events after vaccine administration in cats: 2,560 cases (2002-2005). J Am Vet Med Assoc. 2007 Jul 1, 231(1): 94-100.
7) 厚生労働省．各ワクチンの副反応報告件数．〈http://www.mhlw.go.jp/stf/shingi/2r98520000032bk8-att/2r98520000032br2.pdf〉2017年6月現在．
8) Richards JR, Elston TH, Ford RB, et al. The 2006 American Association of Feline Practitioners Feline Vaccine Advisory Panel report. J Am Vet Med Assoc. 2006 Nov 1, 229(9): 1405-41.
9) Bergman PJ. Feline Vaccine-Associated Sarcoma - Myth or Reality? ABVP 2013. 〈http://www.vin.com〉2017年6月現在．
10) ノビバック DHPPi．動物用医薬品等データベース．〈http://www.nval.go.jp/asp/asp_showDetail_DR.asp?argeCode=4488〉2017年6月現在．
11) 動物用医薬品等データベース．農林水産省動物医薬品検査所．〈http://www.nval.go.jp/asp/asp_dbDR_idx.asp〉2017年6月現在．
12) Taguchi M, Namikawa K, Maruo T, et al. Effects of body weight on antibody titers against canine parvovirus type 2, canine distemper virus, and canine adenovirus type 1 in vaccinated domestic adult dogs. Can J Vet Res. 2012 Oct, 76(4): 317-319.
13) Taguchi M, Namikawa K, Maruo T, et al. Antibody titers for canine parvovirus type-2, canine distemper virus, and canine adenovirus type-1 in adult household dogs. Can Vet J. 2011 Sep, 52(9): 983-986.

ウイルス検査一覧 _(検査機関は五十音順に掲載)

注意1：受注項目や基準値などは2017年4月時点での情報であり，変更される場合もあるので各検査機関に確認のこと
注意2：他の検査機関での受注の有無については各検査機関に確認のこと

◆犬ジステンパーウイルス（CDV）【p.104】

アイデックス ラボラトリーズ(株)

検査項目名	検体量 （保存方法／保管期間）	動物種	評価または基準値	測定法	報告日数	備考
犬ジステンパーウイルス（CDV）	神経症状：EDTA全血1mLおよび脳脊髄液（冷蔵） 消化器症状：EDTA全血1mLおよび便2〜3g（冷蔵） 呼吸器症状：深咽頭スワブおよび／または結膜スワブ（冷蔵） はっきりした症状がない場合：EDTA全血1mLおよび結膜スワブ（冷蔵）	犬	（−）：陰性	リアルタイムPCR法	1〜4日	検体はスピッツ管などの滅菌容器に入れて冷蔵で送付すること
犬下痢パネル	[項目内容] 犬腸管コロナウイルス（CECoV），犬ジステンパーウイルス（CDV），犬パルボウイルス2（CPV2），*Clostridium perfringens* α toxin, *Giardia* spp., *Cryptosporidium* spp., *Salmonella* spp., *Campylobacter jejuni*, *Campylobacter coli* [検体量（保存方法／保管期間）] 便2〜3g（冷蔵） [動物種] 犬 [評価または基準値]（−）：陰性 [測定法] リアルタイムPCR法 [報告日数] 1〜4日					
犬呼吸器疾患（CRD）パネル	[項目内容] *Bordetella bronchiseptica*, H3N8犬インフルエンザウイルス，犬ジステンパーウイルス（CDV），犬アデノウイルス2型（CAV-2），犬パラインフルエンザウイルス3型（CPIV-3），犬ヘルペスウイルス1型（CHV），犬呼吸器コロナウイルス（CRCoV），H1N1インフルエンザウイルス，H3N2犬インフルエンザウイルス，犬ニューモウイルス，*Mycoplasma cynos*, *Streptococcus equi* subsp. *zooepidemicus* [検体量（保存方法／保管期間）] 結膜スワブおよび／または深咽頭スワブ（冷蔵） [動物種] 犬 [評価または基準値]（−）：陰性 [測定法] リアルタイムPCR法 [報告日数] 1〜4日					

アドテック(株)

検査項目名	検体量 （保存方法／保管期間）	動物種	評価または基準値	測定法	報告日数	備考
犬ジステンパーウイルスPHA抗体検査（CDV-PHA）	血清または血漿0.2mL	犬	抗体価	受身赤血球凝集試験	2日	−
犬ジステンパーウイルスクラス別抗体検査（CDV-IgM/IgG）	血清または血漿0.2mL	犬	抗体価	ELISA法	2日	−

ウイルス検査一覧

検査項目名	検体量（保存方法／保管期間）	動物種	評価または基準値	測定法	報告日数	備考
犬ジステンパーウイルスPCR抗原検査（CDV-Ag・PCR）	便，眼脂，鼻汁および唾液1g（冷蔵）スワブおよび血液1mL（冷蔵）	犬	陰性／陽性	PCR法	2〜3日	—
犬ジステンパーウイルスPCR抗原型別検査（CDV-Ag・PCR（V/W））	便，眼脂，鼻汁および唾液1g（冷蔵）スワブおよび血液1mL（冷蔵）	犬	野外株／ワクチン株	PCR法	2〜3日	—

(株)ケーナインラボ

検査項目名	検体量（保存方法／保管期間）	動物種	評価または基準値	測定法	報告日数	備考
犬ジステンパーウイルス（CDV）	EDTA全血0.5mL（冷蔵），小豆大糞便（冷蔵），病変部の拭い液（冷蔵）	犬	検出されず	PCR法	4〜5営業日	-
犬下痢パネル	[項目内容] 犬ジステンパーウイルス，犬腸管コロナウイルス，犬パルボウイルス，クリプトスポリジウム属，トリコモナス，ジアルジア，サルモネラ属，Campylobacter jejuni，Campylobacter coli [検体量（保存方法／保管期間）] 小豆大糞便（冷蔵） [動物種] 犬 [評価または基準値] 検出されず [測定法] PCR法 [報告日数] 4〜5日営業日					

(株)サンリツセルコバ検査センター

検査項目名	検体量（保存方法／保管期間）	動物種	評価または基準値	測定法	報告日数	備考
犬ジステンパーウイルスPHA抗体	血清またはヘパリン血漿0.2mL（冷蔵）	犬	10未満	受身赤血球凝集試験	4〜7日	—

(株)ヒストベット

検査項目名	検体量（保存方法／保管期間）	動物種	評価または基準値	測定法	報告日数	備考
Canine Distempervirus IgG	血清0.5mL（冷蔵または冷凍）	犬	<1：80	IFA法	3〜5日	・2〜8℃で48時間以内に検査の場合は冷蔵，すぐに検査できない場合は冷凍保存のうえ送付すること ・検体には抗凝固剤を使用せず，遠心分離によって血清を分離すること
Canine Distempervirus IgG/IgM	血清0.5mL（冷凍）	犬	<1：10	IFA法	8〜10日	・3〜8℃で48時間以内に検査の場合は冷蔵，すぐに検査できない場合は冷凍保存のうえ送付すること ・検体には抗凝固剤を使用せず，遠心分離によって血清を分離すること

※検査の所要日数（報告日数）は，土日祝日を含まない日数となるので注意すること

犬ジステンパーウイルス（CDV）

富士フイルム モノリス（株）

検査項目名	検体量（保存方法／保管期間）	動物種	評価または基準値	測定法	報告日数	備考
ジステンパー IgG 抗体	血清またはヘパリン血漿 0.2 mL（冷蔵）	犬	512 倍未満	IFA 法	2 日以内	―
ジステンパー IgM 抗体	血清またはヘパリン血漿 0.2 mL（冷蔵）	犬	512 倍未満	IFA 法	2 日以内	―
ジステンパー抗原	鼻汁，眼脂，唾液または便（常温）	犬	（－）：陰性	イムノクロマト法	2 日以内	・症状の出ている部位から可能な限り材料を拭い（綿棒先端の全体に付着する以上の量），滅菌スピッツに入れて依頼する。また検体の乾燥はウイルス量の減少や測定反応を弱める可能性がある ・眼脂など乾燥状態の場合は，容器に生理食塩水を入れること。または，湿らせた綿棒で採取する

マルピー・ライフテック（株）

検査項目名	検体量（保存方法／保管期間）	動物種	評価または基準値	測定法	報告日数	備考
CDV IgG 抗体	血清または血漿 0.05 mL 脳脊髄液 0.1 mL	犬	血清抗体価／脳脊髄抗体価（S/C）値≦128 の場合，CNS（中枢神経系）への感染の可能性あり。その場合は次のリファレンス抗体検査にすすむ	免疫ペルオキシダーゼプラック染色法	3 日以内	―
リファレンス抗体	血清，血漿または脳脊髄液（CDV IgG 抗体検査と同じサンプルを使用する）。血清または血漿 0.1 mL 脳脊髄液 0.2 mL	犬	リファレンス抗体 S/C÷CDV IgG 抗体 S/C≦4 の場合，CNS への感染と診断する	CPV：HI 試験 CAV：中和試験	10 日以内	リファレンス抗体として CPV または CAV 抗体を測定する
CDV IgM 抗体	血清または血漿 0.05 mL	犬	1 カ月以内にワクチン接種がある場合は抗体価 200 倍以上で感染と診断する。1 カ月以内にワクチン接種がない場合は抗体価 25 倍以上で感染と診断する	ELISA 法	3 日以内	―
CDV 中和抗体	血清または血漿 0.2 mL	犬	ワクチン効果判定基準≧32 倍以上	中和試験	7 日以内	―
CDV 共通遺伝子（RNA）	糞便，結膜スワブまたは鼻汁適量（冷蔵）EDTA 全血 0.5 mL（冷蔵）脳脊髄液 0.3 mL（冷蔵）	CDV に感染するすべての動物	陽性の場合，感染の可能性あり。ワクチン接種後 1 カ月以内の場合は次の野外株遺伝子検査にすすむ	RT-PCR 法	5 日以内	―

ウイルス検査一覧

CDV 野外株遺伝子 (RNA)	共通遺伝子検査の PCR 産物を使用	CDV に感染するすべての動物	野外株と判定されれば感染と診断する	PCR-RFLP法/Multiplex nested PCR 法	4 日以内	ワクチン株と野外株の区別を行う検査。キャニバックは区別不可能
犬ワクチンセット検査　A セット	[項目内容] CDV，CPV [検体量(保存方法 / 保管期間)] 血清または血漿 0.1 mL [動物種] 犬 [評価または基準値] ワクチン効果判定基準。CDV：≧160 倍，CPV：≧40 倍 [測定法] CDV：IP 法，CPV：HI 試験 [報告日数] 5 日以内 [備考] ワクチン効果の確認のみに利用すること					
犬ワクチンセット検査　B セット	[項目内容] CDV，CPV，CAV-1 [検体量(保存方法 / 保管期間)] 血清または血漿 0.15 mL [動物種] 犬 [評価または基準値] ワクチン効果判定基準。CDV：≧160 倍，CPV：≧40 倍，CAV-1：≧40 倍 [測定法] CDV：IP 法，CPV：HI 試験，CAV-1：中和試験 [報告日数] 7 日以内 [備考] ワクチン効果の確認のみに利用すること					

※(株)ランスからも依頼が可能

(株)LSIメディエンス

検査項目名	検体量(保存方法 / 保管期間)	動物種	評価または基準値	測定法	報告日数	備　考
イヌジステンパーウイルス(CDV)PHA 抗体	血清または血漿 0.2 mL(冷蔵)	犬	防御レベル 80≦(倍)	PHA 法	3～6 日	―
イヌジステンパーウイルスクラス別抗体 IgM・IgG	血清または血漿 0.2 mL(冷蔵)	犬	防御レベル 100≦(倍)	ELISA 法	3～6 日	―
イヌジステンパーウイルス遺伝子検査	糞便またはスワブ，EDTA 全血 1.0 g (冷蔵)	犬	陰性	PCR 法	4～7 日	―
イヌジステンパーウイルス遺伝子検査ワクチンウイルス判別	糞便またはスワブ，EDTA またはヘパリン全血 1.0 g (冷蔵)	犬	野外株 / ワクチン株	PCR 法	4～7 日	―

◆犬パルボウイルス（CPV）【p.112】

アイデックス ラボラトリーズ(株)

検査項目名	検体量(保存方法 / 保管期間)	動物種	評価または基準値	測定法	報告日数	備　考
犬パルボウイルス 2 (CPV2)	便 2～3 g(冷蔵)	犬	(－)：陰性	リアルタイム PCR 法	1～4 日	検体はスピッツ管など滅菌容器に入れて送付すること

※犬下痢パネルにも含まれる。前述を参照のこと

アドテック(株)

検査項目名	検体量(保存方法 / 保管期間)	動物種	評価または基準値	測定法	報告日数	備　考
犬パルボウイルス HI 抗体検査(CPV-HI)	血清または血漿 0.2 mL	犬	抗体価	豚血球凝集抑制試験	3 日	―

犬パルボウイルス（CPV）
［アドテック㈱］

検査項目名	検体量	動物種	評価または基準値	測定法	報告日数	備考
犬パルボウイルス中和抗体検査（CPV-SN）	血清または血漿 0.2 mL	犬	抗体価	中和試験	15日	―
犬パルボウイルスクラス別抗体検査（CPV-IgM/IgG）	血清または血漿 0.2 mL	犬	抗体価	ELISA法	2日	―
犬パルボウイルスPCR抗原検査（CPV-Ag・PCR）	便 0.5 g～1.0 g（冷蔵）	犬	陰性/陽性	PCR法	2～3日	―
犬パルボウイルスPCR抗原タイプ別検査（CPV-Type・PCR）	便 0.5 g～1.0 g（冷蔵）	犬	オールドタイプ（ワクチン株，2型）ニュータイプ（野外株，2a型，2b型）	PCR法	2～3日	2b含有ワクチン（デュラミューンMX）など不可
犬パルボウイルスMXワクチン用PCR抗原タイプ別検査（CPV-TypeⅡ・PCR）	便 0.5 g～1.0 g（冷蔵）	犬	野外株/ワクチン株	リアルタイムPCR法	3日	2b含有ワクチン（デュラミューンMX）など可

㈱ケーナインラボ

検査項目名	検体量（保存方法/保管期間）	動物種	評価または基準値	測定法	報告日数	備考
犬パルボウイルス	小豆大糞便（冷蔵）	犬	検出されず	PCR法	4～5営業日	―

※犬下痢パネルにも含まれる。前述を参照のこと

㈱サンリツセルコバ検査センター

検査項目名	検体量（保存方法/保管期間）	動物種	評価または基準値	測定法	報告日数	備考
イヌパルボウイルスHI抗体	血清またはヘパリン血漿 0.2 mL（冷蔵）	犬	8未満	豚血球凝集抑制試験	5～8日	―
イヌパルボウイルスクラス別抗体（IgM/IgG）	血清またはヘパリン血漿 0.2 mL（冷蔵）	犬	各25未満	ELISA法	4～7日	―

富士フイルム モノリス㈱

検査項目名	検体量（保存方法/保管期間）	動物種	評価または基準値	測定法	報告日数	備考
パルボウイルスIgG抗体	血清またはヘパリン血漿 0.2 mL（冷蔵）	犬	256倍未満	IFA法	2日以内	―
パルボウイルスIgM抗体	血清またはヘパリン血漿 0.2 mL（冷蔵）	犬	256倍未満	IFA法	2日以内	―
パルボウイルス抗原	便 0.2 g（常温）	犬	（－）	イムノクロマト法	2日以内	―

マルピー・ライフテック㈱

検査項目名	検体量（保存方法/保管期間）	動物種	評価または基準値	測定法	報告日数	備考
HI抗体	血清または血漿 0.1 mL	犬	ワクチン効果判定基準≧40倍	赤血球凝集抑制試験	4日以内	―
IgM抗体	血清または血漿 0.1 mL	犬	ワクチン接種後3週間以上であれば感染と診断する	2-ME処理赤血球凝集抑制試験	4日以内	―

野外株遺伝子(DNA)	糞便適量，全血(ヘパリンまたはEDTA)，血清または血漿 0.4 mL	犬	野外株と判定されれば感染と診断する	PCR法	4日以内	ワクチン株と野外株の区別に有用。2b型ワクチンとは区別不可

※犬ワクチンセット　AセットおよびBセットにも含まれる。前述を参照のこと
　(株)ランスからも依頼が可能

(株)LSIメディエンス

検査項目名	検体量（保存方法/保管期間）	動物種	評価または基準値	測定法	報告日数	備考
イヌパルボウイルス(CPV)HI抗体	血清または血漿 0.2 mL（冷蔵）	犬	防御レベル　64≦（倍）	HI法	4〜7日	―
イヌパルボウイルスクラス別抗体IgM・IgG	血清または血漿 0.2 mL（冷蔵）	犬	防御レベル　100≦（倍）	ELISA法	3〜6日	―
イヌパルボウイルス中和抗体	血清または血漿 0.2 mL（冷蔵）	犬	防御レベル　64≦（倍）	ELISA法	14〜21日	―
イヌパルボウイルス遺伝子検査	糞便 1.0 g（冷蔵）	犬	陰性	PCR法	4〜7日	―
〈TypeⅠ〉イヌパルボウイルスPCR抗原別検査	糞便 1.0 g（冷蔵）	犬	オールドタイプ/ニュータイプ	PCR法	4〜7日	―
〈TypeⅡ〉イヌパルボウイルスPCR抗原別検査	糞便 1.0 g（冷蔵）	犬	オールドタイプ/ニュータイプ	PCR法	4〜7日	―

◆犬アデノウイルス1型（CAV-1）【p.116】

アドテック(株)

検査項目名	検体量（保存方法/保管期間）	動物種	評価または基準値	測定法	報告日数	備考
犬伝染性肝炎ウイルス中和抗体検査(CHV)	血清または血漿 0.2 mL	犬	抗体価	中和試験	7〜12日	―

富士フイルム モノリス(株)

検査項目名	検体量（保存方法/保管期間）	動物種	評価または基準値	測定法	報告日数	備考
アデノウイルスⅠ型抗体	血清またはヘパリン血漿 0.2 mL（冷蔵）	犬	3倍未満	NT法	0〜8日	―

マルピー・ライフテック(株)

検査項目名	検体量（保存方法/保管期間）	動物種	評価または基準値	測定法	報告日数	備考
CAV 1型(CAV-1)抗体	血清または血漿 0.2 mL	犬	ペア血清で上昇が確認できた場合に感染と診断する	中和試験	7日以内	―
CAV-1遺伝子(DNA)	EDTA全血または尿 0.4 mL	犬	陽性と判定されれば感染と診断する。ワクチンの影響はない	PCR法	4日以内	―

犬アデノウイルス1型(CAV-1)
[マルピー・ライフテック(株)]

検査項目名	検体量（保存方法/保管期間）	動物種	評価または基準値	測定法	報告日数	備考
CAV-1抗体とCAV-2抗体の同時検査	血清または血漿 0.2 mL	犬	CAV-1抗体価/CAV-2抗体価≧2の場合に，CAV-1感染と診断する	中和試験	7日以内	CAV-1感染診断のために利用。両抗体検査を別々に検査した場合は，結果に信頼性がない

※犬ワクチンセット　Bセットにも含まれる。前述を参照のこと
　(株)ランスからも依頼が可能

(株)LSIメディエンス

検査項目名	検体量（保存方法/保管期間）	動物種	評価または基準値	測定法	報告日数	備考
イヌ伝染性肝炎ウイルス(CHV)中和抗体【アデノ1型】	血清または血清 0.2 mL（冷蔵）	犬	防御レベル　64≦（倍）	NT法	12～19日	―

◆犬アデノウイルス2型（CAV-2）【p.121】

アイデックス ラボラトリーズ(株)

検査項目名	検体量（保存方法/保管期間）	動物種	評価または基準値	測定法	報告日数	備考
犬アデノウイルス2型(CAV-2)	結膜スワブおよび/または深咽頭スワブ（冷蔵）	犬	(－)：陰性	リアルタイムPCR法	1～4日	―

※犬呼吸器疾患(CRD)パネルにも含まれる。前述を参照のこと

アドテック(株)

検査項目名	検体量（保存方法/保管期間）	動物種	評価または基準値	測定法	報告日数	備考
犬アデノ2型ウイルス中和抗体検査(CAV2)	血清または血漿 0.2 mL	犬	抗体価	中和試験	7～12日	―

(株)サンリツセルコバ検査センター

検査項目名	検体量（保存方法/保管期間）	動物種	評価または基準値	測定法	報告日数	備考
イヌアデノ2型ウイルス中和抗体	血清またはヘパリン血漿 0.2 mL（冷蔵）	犬	2未満	中和試験	9～11日	―

富士フイルム モノリス(株)

検査項目名	検体量（保存方法/保管期間）	動物種	評価または基準値	測定法	報告日数	備考
アデノウイルスⅡ型IgG抗体	血清またはヘパリン血漿 0.2 mL（冷蔵）	犬	3倍未満	IFA法	2日以内	―
アデノウイルスⅡ型IgM抗体	血清またはヘパリン血漿 0.2 mL（冷蔵）	犬	3倍未満	IFA法	2日以内	―

マルピー・ライフテック（株）

検査項目名	検体量 (保存方法 / 保管期間)	動物種	評価または基準値	測定法	報告日数	備考
CAV 2 型(CAV-2)抗体	血清または 血漿 0.2 mL	犬	ペア血清で上昇が確認できた場合に感染と診断する	中和試験	7 日以内	―

※（株）ランスからも依頼が可能

（株）LSIメディエンス

検査項目名	検体量 (保存方法 / 保管期間)	動物種	評価または基準値	測定法	報告日数	備考
イヌアデノ 2 型ウイルス(CAV2)中和抗体	血清または血漿 0.2 mL（冷蔵）	犬	防御レベル　64≦（倍）	NT 法	12～19 日	―

◆犬ヘルペスウイルス（CHV）【p.124】

アイデックス ラボラトリーズ（株）

検査項目名	検体量 (保存方法 / 保管期間)	動物種	評価または基準値	測定法	報告日数	備考
犬ヘルペスウイルス（CHV）	結膜スワブおよび/または深咽頭スワブ（冷蔵）	犬	（―）：陰性	リアルタイム PCR 法	1～4 日	―

※犬呼吸器疾患（CRD）パネルにも含まれる。前述を参照のこと

（株）サンリツセルコバ検査センター

検査項目名	検体量 (保存方法 / 保管期間)	動物種	評価または基準値	測定法	報告日数	備考
イヌ伝染性肝炎ウイルス中和抗体	血清またはヘパリン血漿 0.2 mL（冷蔵）	犬	2 未満	中和試験	9～11 日	―

富士フイルム モノリス（株）

検査項目名	検体量 (保存方法 / 保管期間)	動物種	評価または基準値	測定法	報告日数	備考
ヘルペスウイルス IgG 抗体	血清またはヘパリン血漿 0.2 mL（冷蔵）	犬	3 倍未満	IFA 法	2 日以内	―
ヘルペスウイルス IgM 抗体	血清またはヘパリン血漿 0.2 mL（冷蔵）	犬	3 倍未満	IFA 法	2 日以内	―

マルピー・ライフテック（株）

検査項目名	検体量 (保存方法 / 保管期間)	動物種	評価または基準値	測定法	報告日数	備考
CHV 抗体	血清 0.2 mL	犬	抗体価 3 倍以上で感染と診断する	補体要求性中和試験	7 日以内	血漿では偽陽性の結果となることがある

※（株）ランスからも依頼が可能

◆犬パラインフルエンザウイルス（CPIV）【p.128】

アイデックス ラボラトリーズ(株)

検査項目名	検体量 (保存方法 / 保管期間)	動物種	評価または基準値	測定法	報告日数	備　考
犬パラインフルエンザウイルス3型(CPIV-3)	結膜スワブおよび／または深咽頭スワブ（冷蔵）	犬	（－）：陰性	リアルタイムPCR法	1～4日	－

※犬呼吸器疾患(CRD)パネルにも含まれる。前述を参照のこと

アドテック(株)

検査項目名	検体量 (保存方法 / 保管期間)	動物種	評価または基準値	測定法	報告日数	備　考
犬パラインフルエンザウイルス中和抗体検査(CPIV)	血清または血漿0.2 mL	犬	抗体価	中和試験	7～12日	－

(株)サンリツセルコバ検査センター

検査項目名	検体量 (保存方法 / 保管期間)	動物種	評価または基準値	測定法	報告日数	備　考
犬パラインフルエンザウイルス中和抗体	血清またはヘパリン血漿0.2 mL（冷蔵）	犬	2未満	中和試験	9～11日	－

富士フイルム モノリス(株)

検査項目名	検体量 (保存方法 / 保管期間)	動物種	評価または基準値	測定法	報告日数	備　考
パラインフルエンザIgG抗体	血清またはヘパリン血漿0.2 mL（冷蔵）	犬	3倍未満	IFA法	2日以内	－
パラインフルエンザIgM抗体	血清またはヘパリン血漿0.2 mL（冷蔵）	犬	3倍未満	IFA法	2日以内	－

マルピー・ライフテック(株)

検査項目名	検体量 (保存方法 / 保管期間)	動物種	評価または基準値	測定法	報告日数	備　考
CPIV抗体	血清または血漿0.2 mL	犬	ペア血清で上昇が確認できた場合に感染と診断する	中和試験	10日以内	－

※(株)ランスからも依頼が可能

(株)LSIメディエンス

検査項目名	検体量 (保存方法 / 保管期間)	動物種	評価または基準値	測定法	報告日数	備　考
イヌパラインフルエンザウイルス(CPIV)中和抗体	血清または血漿0.2 mL（冷蔵）	犬	防御レベル　64≦（倍）	NT法	12～19日	－

◆犬コロナウイルス（CCoV）【p.131】

アイデックス ラボラトリーズ(株)

検査項目名	検体量 (保存方法 / 保管期間)	動物種	評価または基準値	測定法	報告日数	備　考
犬腸管コロナウイルス(CECoV)	便 2～3 g(冷蔵)	犬	(－)：陰性	リアルタイムPCR法	1～4日	検体はスピッツ管など滅菌容器に入れて送付すること

※犬下痢パネルにも含まれる。前述を参照のこと

アドテック(株)

検査項目名	検体量 (保存方法 / 保管期間)	動物種	評価または基準値	測定法	報告日数	備　考
犬コロナウイルス中和抗体検査(CCV)	血清または血漿 0.2 mL	犬	抗体価	中和試験	7～12日	－

(株)ケーナインラボ

検査項目名	検体量 (保存方法 / 保管期間)	動物種	評価または基準値	測定法	報告日数	備　考
犬腸管コロナウイルス	小豆大糞便(冷蔵)	犬	検出されず	PCR法	4～5営業日	－

※犬下痢パネルにも含まれる。前述を参照のこと

(株)サンリツセルコバ検査センター

検査項目名	検体量 (保存方法 / 保管期間)	動物種	評価または基準値	測定法	報告日数	備　考
犬コロナウイルス中和抗体	血清またはヘパリン血漿 0.2 mL(冷蔵)	犬	2未満	中和試験	9～11日	－

富士フイルム モノリス(株)

検査項目名	検体量 (保存方法 / 保管期間)	動物種	評価または基準値	測定法	報告日数	備　考
コロナウイルス IgG抗体	血清またはヘパリン血漿 0.2 mL(冷蔵)	犬	3倍未満	IFA法	2日以内	－
コロナウイルス IgM抗体	血清またはヘパリン血漿 0.2 mL(冷蔵)	犬	3倍未満	IFA法	2日以内	－
コロナウイルス抗原	便 0.2 g(常温)	犬	(－)	イムノクロマト法	2日以内	－

マルピー・ライフテック(株)

検査項目名	検体量 (保存方法 / 保管期間)	動物種	評価または基準値	測定法	報告日数	備　考
CCoV 抗体	血清または血漿 0.1 mL(冷蔵)	犬	ペア血清で上昇が確認できた場合に感染と診断する	免疫ペルオキシダーゼプラック染色法	4日以内	－
CCoV 遺伝子(RNA)	糞便適量(冷蔵)	犬	陽性と判定されれば感染と診断する	RT-PCR法	3日以内	Ⅰ型，Ⅱ型を区別して検出

※(株)ランスからも依頼が可能

犬コロナウイルス（CCoV）

㈱LSIメディエンス

検査項目名	検体量 (保存方法/保管期間)	動物種	評価または基準値	測定法	報告日数	備　考
イヌコロナウイルス (CCV)中和抗体	血清または 血漿 0.2 mL（冷蔵）	犬	防御レベル　64≦（倍）	NT 法	12〜19 日	—

◆犬呼吸器コロナウイルス（CRCoV）【p.133】

アイデックス ラボラトリーズ㈱

検査項目名	検体量 (保存方法/保管期間)	動物種	評価または基準値	測定法	報告日数	備　考
犬呼吸器コロナウイルス(CRCoV)	結膜スワブおよび／または深咽頭スワブ（冷蔵）	犬	（−）：陰性	リアルタイムPCR法	1〜4 日	—

※犬呼吸器疾患（CRD）パネルにも含まれる。前述を参照のこと

マルピー・ライフテック㈱

検査項目名	検体量 (保存方法/保管期間)	動物種	評価または基準値	測定法	報告日数	備　考
抗体	血清または 血漿 0.1 mL	犬	抗体価≧100倍で感染と診断する	ELISA 法	4 日以内	—

※㈱ランスからも依頼が可能

◆猫コロナウイルス（FCoV）【p.134】

アイデックス ラボラトリーズ㈱

検査項目名	検体量 (保存方法/保管期間)	動物種	評価または基準値	測定法	報告日数	備　考
猫コロナウイルス(FCoV)抗体	血清または 血漿 0.2 mL （冷蔵または冷凍）	猫	抗体価	IFA 法	1〜2 日	—
猫コロナウイルス(FCoV)	便 2〜3 g（冷蔵）	猫	（−）：陰性	リアルタイムPCR法	1〜4 日	検体はスピッツ管など滅菌容器に入れて送付すること
猫伝染性腹膜炎ウイルス(FIPV)パネル	体液：胸水，腹水 0.5 mL 以上（冷蔵） 組織：病変の存在が疑われる臓器，リンパ節，大網，脾臓，腸間膜リンパ節（冷蔵）	猫	FCoV 陽性または陰性。FCoV 陽性の場合は FIPV，FECV，分類不能，検出限界以下の4パターンの結果を報告	リアルタイムPCR法	1〜4 日	末梢血中のウイルス量は少ないことから血液検体による検出頻度は低いため，血液は推奨検体ではない
猫下痢パネル	[項目内容] 猫コロナウイルス（FCoV），猫汎白血球減少症ウイルス（FPLV），*Clostridium perfringens* α toxin，*Giardida* spp.，*Cryptosporidium* spp.，*Salmonella* spp.，*Tritrichomonas foetus*，*Toxoplasma gondii*，*Campylobacter jejuni*，*Campylobacter coli* [検体量（保存方法／保管期間）] 便 2〜3 g（冷蔵） [動物種] 猫 [評価または基準値]（−）：陰性 [測定法] リアルタイム PCR 法 [報告日数] 1〜4 日					

ウイルス検査一覧

アドテック(株)

検査項目名	検体量 (保存方法 / 保管期間)	動物種	評価または基準値	測定法	報告日数	備考
猫伝染性腹膜炎ウイルス抗体検査(FIPV)	血清,血漿,胸水または腹水 0.2 mL	猫	抗体価	IPA 法	2 日	—

(株)ケーナインラボ

検査項目名	検体量 (保存方法 / 保管期間)	動物種	評価または基準値	測定法	報告日数	備考
猫コロナウイルス	EDTA 全血 0.5 mL(冷蔵),腹水・胸水・脳脊髄液 0.5 mL(冷蔵),肉芽腫の FNA(冷蔵),小豆大糞便(冷蔵)	猫	検出されず	リアルタイム RT-PCR 法 / RT-PCR 法	4～5 営業日	肉芽腫の FNA：1.0 mL の生理食塩水に組織・細胞を懸濁。FIP の診断には糞便は不適
猫下痢パネル	[項目内容] 猫コロナウイルス,猫パルボウイルス,トキソプラズマ,クリプトスポリジウム属,トリコモナス,ジアルジア,サルモネラ属,Campylobacter jejuni, Campylobacter coli [検体量(保存方法 / 保管期間)] 小豆大糞便(冷蔵) [動物種] 猫 [評価または基準値] 検出されず [測定法] PCR 法 [報告日数] 4～5 日営業日					

(株)ヒストベット

検査項目名	検体量 (保存方法 / 保管期間)	動物種	評価または基準値	測定法	報告日数	備考
FIP スクリーニング	血清または血漿 0.5 mL(冷蔵)	猫	陰性	IFT 法	1～3 日	—

※検査の所要日数(報告日数)は，土日祝日を含まない日数となるので注意すること

富士フイルム モノリス(株)

検査項目名	検体量 (保存方法 / 保管期間)	動物種	評価または基準値	測定法	報告日数	備考
猫コロナウイルス IgG 抗体(FCoV)	血清またはヘパリン血漿 0.2 mL(冷蔵)	猫	400 倍未満	IFA 法	2 日以内	—

マルピー・ライフテック(株)

検査項目名	検体量 (保存方法 / 保管期間)	動物種	評価または基準値	測定法	報告日数	備考
抗体	血清,血漿,脳脊髄液,腹水または胸水	猫	FIP である可能性 血中抗体価 　≧102,400 倍…95% 　　51,200 倍…92% 　　25,600 倍…84% 　　12,800 倍…70% 　　 6,400 倍…55% 脳脊髄液中抗体価 　≧2,560 倍…ほぼ 100% 血中抗体価 / 脳脊髄中抗体価 　≦10…ほぼ 100%	ELISA 法	3 日以内	腹水,胸水の場合は血中抗体価より低く測定される傾向あり

猫コロナウイルス（FCoV）
[マルピー・ライフテック㈱]

検査項目名	検体量 （保存方法 / 保管期間）	動物種	評価または基準値	測定法	報告日数	備 考
遺伝子（RNA）	腹水，胸水，EDTA全血または脳脊髄液（冷蔵）	猫	陽性の場合のFIPである可能性 　腹水，胸水…ほぼ100％ 　全血…75％ 　脳脊髄液…ほぼ100％	RT-PCR法	5日以内	－

※㈱ランスからも依頼が可能

㈱LSIメディエンス

検査項目名	検体量 （保存方法 / 保管期間）	動物種	評価または基準値	測定法	報告日数	備 考
ネコ伝染性腹膜炎ウイルス（FIPV）抗体	血清または血漿, 腹水, 胸水 0.2 mL（冷蔵）	猫	陽性　3,200≦（倍）	IPA法	3～6日	－

◆猫汎白血球減少症ウイルス（FPLV）【p.141】

アイデックス ラボラトリーズ㈱

検査項目名	検体量 （保存方法 / 保管期間）	動物種	評価または基準値	測定法	報告日数	備 考
猫汎白血球減少症ウイルス（FPLV）	便2～3g（冷蔵）	猫	（－）	リアルタイムPCR法	1～4日	検体はスピッツ管など滅菌容器に入れて送付すること

※猫下痢パネルにも含まれる。前述を参照のこと

アドテック㈱

検査項目名	検体量 （保存方法 / 保管期間）	動物種	評価または基準値	測定法	報告日数	備 考
猫汎白血球減少症ウイルスHI抗体検査（FPLV）	血清または血漿0.2 mL	猫	抗体価	豚血球凝集抑制試験	3日	－
猫汎白血球減少症ウイルスPCR抗原検査（FPLV-Ag・PCR）	便0.5g～1.0g（冷蔵）	猫	陰性 / 陽性	PCR法	2～3日	－

㈱ケーナインラボ

検査項目名	検体量 （保存方法 / 保管期間）	動物種	評価または基準値	測定法	報告日数	備 考
猫汎白血球減少症ウイルス	小豆大糞便（冷蔵），EDTAまたはヘパリン全血（冷蔵）	猫	検出されず	PCR法	4～5営業日	－

※猫下痢パネルにも含まれる。前述を参照のこと

富士フイルム モノリス㈱

検査項目名	検体量 （保存方法 / 保管期間）	動物種	評価または基準値	測定法	報告日数	備 考
汎白血球減少症（猫パルボ）IgG抗体	血清またはヘパリン血漿0.2 mL	猫	256倍未満	IFA法	2日以内	－
汎白血球減少症（猫パルボ）IgM抗体	血清またはヘパリン血漿0.2 mL	猫	256倍未満	IFA法	2日以内	－
汎白血球減少症（猫パルボ）抗原	便0.2g（常温）	猫	（－）	イムノクロマト法	2日以内	－

マルピー・ライフテック(株)

検査項目名	検体量 (保存方法/保管期間)	動物種	評価または基準値	測定法	報告日数	備考
HI 抗体	血清または血漿	猫	ワクチン効果判定基準≧10倍	赤血球凝集抑制試験	4日以内	―
IgM 抗体	血清または血漿	猫	ワクチン接種後3週間以上であれば感染と診断する	2-ME 処理赤血球凝集抑制試験	4日以内	―
遺伝子(DNA)	糞便,ヘパリンまたは EDTA 全血,血清または血漿	猫	陽性と判定されれば感染と診断する	PCR 法	4日以内	CPV 遺伝子もあわせて検査する
猫ワクチンセット検査 V-F9 セット	[項目内容] FPV, FCV-F9, FHV-1 [検体量(保存方法/保管期間)] 血清 [動物種] 猫 [評価または基準値] ワクチン効果判定基準 FPV：≧10倍，FCV：≧8倍，FHV-1：≧4倍以上 [報告日数] 7日以内 [備考] ワクチン効果のみに利用。血漿の場合，FHV-1 抗体検査で偽陽性の結果となることがある					
猫ワクチンセット検査 V-255 セット	[項目内容] FPV, FCV-255, FHV-1 [検体量(保存方法/保管期間)] 以降は同上					

※(株)ランスからも依頼が可能

(株)LSIメディエンス

検査項目名	検体量 (保存方法/保管期間)	動物種	評価または基準値	測定法	報告日数	備考
ネコ汎白血球減少症ウイルス(FPLV)HI 抗体	血清または血漿 0.2 mL(冷蔵)	猫	防御レベル 64≦(倍)	HI 法	4～7日	―
ネコ汎白血球減少症ウイルス遺伝子検査	糞便 1.0 g(冷蔵)	猫	陰性	PCR 法	3～6日	―

◆猫カリシウイルス (FCV) 【p.145】

アイデックス ラボラトリーズ(株)

検査項目名	検体量 (保存方法/保管期間)	動物種	評価または基準値	測定法	報告日数	備考
猫カリシウイルス(FCV)	結膜スワブおよび/または深咽頭スワブ(冷蔵)	猫	(−)：陰性	リアルタイム PCR 法	1～4日	検体はスピッツ管など滅菌容器に入れて送付すること
猫上部呼吸器疾患/猫結膜炎パネル	[項目内容] 猫ヘルペスウイルス1(FHV-1)，猫カリシウイルス(FCV)，*Chlamydophila felis*, *Mycoplasma felis*, *Bordetella bronchiseptica*, H1N1 インフルエンザ [検体量(保存方法/保管期間)] 結膜スワブおよび/または深咽頭スワブ(冷蔵) [動物種] 猫 [評価または基準値] (−)：陰性 [測定法] リアルタイム PCR 法 [報告日数] 1～4日					

猫カリシウイルス(FCV)

アドテック(株)

検査項目名	検体量(保存方法 / 保管期間)	動物種	評価または基準値	測定法	報告日数	備考
猫カリシウイルス中和抗体検査(FCV)	血清または血漿 0.2 mL	猫	抗体価	中和試験	7〜12 日	―

アマネセル(株)

検査項目名	検体量(保存方法 / 保管期間)	動物種	評価または基準値	測定法	報告日数	備考
ネコカリシウイルス(FCV)遺伝子検査	組織標本	猫	陰性	RT-PCR 法	12 日	当社で病理検査後の検体(口腔・咽頭・結膜粘膜の炎症病変)を使用

カホテクノ(株)

検査項目名	検体量(保存方法 / 保管期間)	動物種	評価または基準値	測定法	報告日数	備考
ネコカリシウイルス(FCV)遺伝子検査	粘膜(咽頭または結膜)スワブ(冷蔵)	猫	陰性	RT-PCR 法	10 日	―

(株)ケーナインラボ

検査項目名	検体量(保存方法 / 保管期間)	動物種	評価または基準値	測定法	報告日数	備考
猫カリシウイルス	病変部の拭い液(冷蔵)	猫	検出されず	RT-PCR 法	4〜5 営業日	1.0〜2.0 mL の生理食塩水を用意し,病変部を拭った綿棒の先端を切り落とす

(株)サンリツセルコバ検査センター

検査項目名	検体量(保存方法 / 保管期間)	動物種	評価または基準値	測定法	報告日数	備考
ネコカリシウイルス中和抗体	血清またはヘパリン血漿 0.2 mL(冷蔵)	猫	2 未満	中和試験	9〜11 日	―

富士フイルム モノリス(株)

検査項目名	検体量(保存方法 / 保管期間)	動物種	評価または基準値	測定法	報告日数	備考
カリシウイルス IgG 抗体	血清またはヘパリン血漿 0.2 mL(冷蔵)	猫	3 倍未満	IFA 法	2 日以内	―
カリシウイルス IgM 抗体	血清またはヘパリン血漿 0.2 mL(冷蔵)	猫	3 倍未満	IFA 法	2 日以内	―
カリシウイルス抗原	鼻汁,眼脂および唾液(冷蔵)	猫	(―)	ELISA 法	8 日以内	症状の出ている部位から可能な限り材料を拭い(綿棒先端の全体に付着する以上の量),滅菌スピッツに入れて依頼する

マルピー・ライフテック(株)

検査項目名	検体量 (保存方法/保管期間)	動物種	評価または基準値	測定法	報告日数	備考
FCV 遺伝子(RNA)	鼻汁，結膜スワブまたは唾液(冷蔵)	猫	陽性と判定されれば感染と診断する	RT-PCR 法	5 日以内	―
キャットフルセット (猫上部気道感染症セット)	[検査項目] FCV 遺伝子(RNA)，FHV-1 遺伝子(DNA)，*C. felis* 遺伝子(DNA)，*B. bronchiseptica* 遺伝子(DNA)，*M. felis* 遺伝子(DNA) [検体量(保存方法/保管期間)] 鼻汁，結膜スワブまたは唾液適量(冷蔵) [動物種] 猫 [評価または基準値] 陽性と判定されれば感染と診断する [測定法] FCV：RT-PCR 法，FHV-1，*C. felis*，*B. bronchiseptica*，*M. felis*：PCR 法 [報告日数] 4 日以内					

※猫ワクチンセット検査　V-F9 セットおよび V-255 セットにも含まれる。前述を参照のこと
　(株)ランスからも依頼が可能

(株)LSIメディエンス

検査項目名	検体量 (保存方法/保管期間)	動物種	評価または基準値	測定法	報告日数	備考
ネコカリシウイルス(FCV)中和抗体	血清または血漿 0.2 mL(冷蔵)	猫	防御レベル　64≦(倍)	NT 法	12～19 日	―

◆猫ヘルペスウイルス1（FHV-1）【p.149】

アイデックス ラボラトリーズ(株)

検査項目名	検体量 (保存方法/保管期間)	動物種	評価または基準値	測定法	報告日数	備考
猫ヘルペスウイルス1(FHV-1)	結膜スワブおよび/または深咽頭スワブ(冷蔵)	猫	(－)：陰性	リアルタイムPCR法	1～4 日	―

※猫上部呼吸器疾患/猫結膜炎パネルにも含まれる。前述を参照のこと

アドテック(株)

検査項目名	検体量 (保存方法/保管期間)	動物種	評価または基準値	測定法	報告日数	備考
猫ウイルス性鼻気管炎ウイルス中和抗体検査(FHV)	血清または血漿 0.2 mL	猫	抗体価	中和試験	7～12 日	―

アマネセル(株)

検査項目名	検体量 (保存方法/保管期間)	動物種	評価または基準値	測定法	報告日数	備考
ネコヘルペスウイルス(FHV-1)	組織標本	猫	陰性	nested-PCR 法	6 日	当社で病理検査後の検体(口腔・咽頭・結膜粘膜の炎症病変)を使用

猫ヘルペスウイルス1（FHV-1）

カホテクノ（株）

検査項目名	検体量 （保存方法 / 保管期間）	動物種	評価または基準値	測定法	報告日数	備考
ネコヘルペスウイルス（FHV-1）	粘膜（咽頭または結膜）スワブ（冷蔵）	猫	陰性	nested-PCR法	4日	—

（株）ケーナインラボ

検査項目名	検体量 （保存方法 / 保管期間）	動物種	評価または基準値	測定法	報告日数	備考
猫ヘルペスウイルスⅠ型	病変部の拭い液（冷蔵）	猫	検出されず	PCR法	4～5営業日	1.0～2.0 mLの生理食塩水を用意し，病変部を拭った綿棒の先端を切り落とす

（株）サンリツセルコバ検査センター

検査項目名	検体量 （保存方法 / 保管期間）	動物種	評価または基準値	測定法	報告日数	備考
ネコヘルペスウイルス抗原	拭い液1g（冷蔵，冷凍不可）	猫	（－）	PCR法	7～10日	綿棒で検体を採取し，生理食塩水を少量加えた滅菌スピッツに入れて送付すること

富士フイルム モノリス（株）

検査項目名	検体量 （保存方法 / 保管期間）	動物種	評価または基準値	測定法	報告日数	備考
ヘルペスウイルスIgG抗体	血清またはヘパリン血漿 0.2 mL（冷蔵）	猫	3倍未満	IFA法	2日以内	—
ヘルペスウイルスIgM抗体	血清またはヘパリン血漿 0.2 mL（冷蔵）	猫	3倍未満	IFA法	2日以内	—
ヘルペスウイルス抗原	鼻汁，眼脂，唾液（冷蔵）	猫	（－）	ELISA法	2日以内	—

マルピー・ライフテック（株）

検査項目名	検体量 （保存方法 / 保管期間）	動物種	評価または基準値	測定法	報告日数	備考
FHV-1遺伝子（DNA）	鼻汁，結膜スワブ，唾液	猫	陽性と判定されれば感染と診断する	PCR法	4日以内	—

※猫ワクチンセット検査　V-F9セットおよびV-255セット，キャットフルセット（猫上部気道感染症セット）にも含まれる。前述を参照のこと
　（株）ランスからも依頼が可能

（株）LSIメディエンス

検査項目名	検体量 （保存方法 / 保管期間）	動物種	評価または基準値	測定法	報告日数	備考
ネコ・ヘルペスウイルス抗原	ぬぐい液（冷蔵）	猫	陰性	PCR法	6～9日	—

◆猫免疫不全ウイルス（FIV）【p.152】

アイデックス ラボラトリーズ(株)

検査項目名	検体量 (保存方法 / 保管期間)	動物種	評価または基準値	測定法	報告日数	備考
猫免疫不全ウイルス (FIV)抗体	血清または血漿 0.2 mL	猫	(−):陰性	ELISA法 またはWB法	ELISA法：1〜2日 WB法：7〜14日	−
猫免疫不全ウイルス (FIV)	EDTA全血 1 mL (冷蔵)	猫	(−):陰性	リアルタイムPCR法	1〜4日	−
猫輸血ドナーパネル	[項目内容] *Anaplasma* spp., *Bartonella* spp., *Cytauxzoon felis*, *Ehrlichia* spp., 猫コロナウイルス(FCoV), 猫ヘモプラズマ(FHM), 猫白血病ウイルス(FeLV), 猫免疫不全ウイルス(FIV) [検体量(保存方法 / 保管期間)] EDTA全血 1 mL(冷蔵) [動物種] 猫 [評価または基準値] (−):陰性 [測定法] リアルタイムPCR法 [報告日数] 1〜4日					

アドテック(株)

検査項目名	検体量 (保存方法 / 保管期間)	動物種	評価または基準値	測定法	報告日数	備考
猫免疫不全ウイルス 抗体検査(FIV)	血清, 血漿または 全血 0.2 mL(冷蔵)	猫	陰性 / 陽性	ICG法	2日	−
猫免疫不全ウイルス PCR抗原検査 (FIV-Ag・PCR)	全血 0.5 mL	猫	陰性 / 陽性	PCR法	3日	−

ケーナインラボ(株)

検査項目名	検体量 (保存方法 / 保管期間)	動物種	評価または基準値	測定法	報告日数	備考
猫免疫不全ウイルス (FIV)定量検査	EDTA全血 0.5 mL (冷蔵 /2〜3日)	猫	検出されず(AIDS発症猫の多くは血漿中から 10^6/mL 以上検出される)	リアルタイムRT-PCR法	4〜5営業日	予後や病期を予測する検査
猫免疫不全プロウイルス(proFIV)定性検査	EDTA全血 0.5 mL (冷蔵 /2〜3日)	猫	検出されず	PCR法	4〜5営業日	野生株の感染の有無を判別

(株)サンリツセルコバ検査センター

検査項目名	検体量 (保存方法 / 保管期間)	動物種	評価または基準値	測定法	報告日数	備考
猫免疫不全ウイルス 抗体	血清またはヘパリン 血漿 0.2 mL(冷蔵)	猫	(−)	ICA法	2〜4日	−
猫白血病ウイルス抗原	血清またはヘパリン 血漿 0.2 mL(冷蔵)	猫	(−)	ICA法	2〜4日	−

猫免疫不全ウイルス（FIV）

富士フイルム モノリス（株）

検査項目名	検体量 （保存方法 / 保管期間）	動物種	評価または基準値	測定法	報告日数	備　考
免疫不全ウイルス抗体（FIV）	血清またはヘパリン血漿 0.2 mL（冷蔵）	猫	（－）	イムノクロマト法	2 日以内	－

マルピー・ライフテック（株）

検査項目名	検体量 （保存方法 / 保管期間）	動物種	評価または基準値	測定法	報告日数	備　考
FIV 抗体	血清，血漿，腹水または胸水	猫	5 カ月齢以上で FIV ワクチン未接種で，陽性と判定されれば感染と診断する	免疫ペルオキシダーゼ細胞的検査（IP-C）	3 日以内	－
FIV 遺伝子（プロウイルス DNA）	EDTA 全血	猫	陽性と判定されれば感染と診断する	PCR 法	5 日以内	－

※（株）ランスからも依頼が可能

（株）LSIメディエンス

検査項目名	検体量 （保存方法 / 保管期間）	動物種	評価または基準値	測定法	報告日数	備　考
ネコ免疫不全症ウイルス（FIV）抗体	血清または血漿 0.2 mL（冷蔵）	猫	陰性	ICG 法	3～6 日	－
ネコ免疫不全症ウイルス遺伝子検査	EDTA またはヘパリン全血 0.5 mL（冷蔵）	猫	陰性	PCR 法	4～7 日	－

犬のワクチン抗体価検査
（犬ワクチンセット検査）

🐾 導入事例のご紹介 🐾

犬のワクチン抗体価検査をご利用頂いている動物病院様の事例をご紹介します。

子犬への導入事例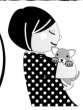

子犬のお散歩デビューを早める際の、重要な感染症に対する抵抗力を確認するためのツールとして利用！

→ 子犬の2回目のワクチン接種後にワクチン抗体価検査を導入。
重要な感染症に対する抵抗力を確認することで、
子犬のお散歩デビューを2～3週早めることが可能になりました。

成犬への導入事例

ワクチンアレルギーを経験したワンちゃん、ステロイド剤や免疫抑制剤を服用しているワンちゃんの重要な感染症に対する抵抗力をモニタリングするツールとして利用！

→ ワクチンの追加接種がためらわれるワンちゃんに対して
ワクチン抗体価検査を導入。
重要な感染症に対する抵抗力をモニタリングすることで、
ペットオーナー様に安心感をご提供できるようになります。

→ 各事例の詳細はお電話にて
下記お問い合わせ先までご連絡ください。

※動物病院様向け説明資料および
ペットオーナー様向けリーフレットも
ご用意しております。

🐾 お問い合わせ先 🐾
〒563-0011　大阪府池田市伏尾町103
TEL：072-753-0335　FAX：072-754-2208

マルピー・ライフテック株式会社
http://www.m-lt.co.jp/

動物病院用

尿ケア

新機能「トリプル・バリア・プロテクション」

 ストルバイト尿石の溶解時の管理・再発リスクの軽減

 シュウ酸カルシウム尿石の再発リスクの軽減

 尿石症や尿路感染のリスクに配慮した下部尿路ケア

新登場
プリスクリプション・ダイエット

〈犬用〉c/d™ マルチケア

尿石症のケアはもちろん、脂肪量を調整し低ナトリウム※。
犬の健康に配慮した長期給与に適した製品です。
さらに、犬が好む香り・味・食感を徹底的に調査し、
おいしさも追求しました。

+ **ストルバイト尿石の溶解時の
  管理・再発リスクの軽減のため、
  マグネシウムとリンを調整**

+ **シュウ酸カルシウム尿石の再発リスク軽減のため、
  クエン酸カリウムを配合し、
  カルシウムを調整**

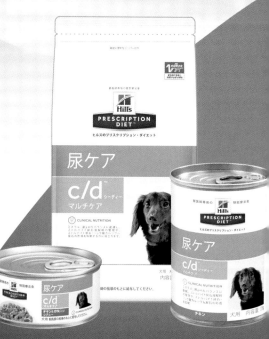

※ナトリウム約23%減（当社サイエンス・ダイエット〈プロ〉犬用【健康ガード活力】小粒と比べて）

輸入者：
日本ヒルズ・コルゲート株式会社
〒102-0084 東京都千代田区二番町5-25

独占的販売元：
DSファーマアニマルヘルス株式会社

獣医師専用の食事療法情報テレホン
0120-211-317
http://www.hills.co.jp

2017.6

尿

Chapter 4

Chapter 4-1　結石分析

> **Introduction**
> 　尿路結石症（尿石症）は，犬と猫の臨床で多く遭遇する疾患である。採取した結石（尿石）の分析は，発症原因を考え，予防や治療のための戦略をたてるうえで有効な情報をもたらす。そのため，結石が得られたなら，可能な限り結石分析を行うことを推奨する。筆者が所属している日本ヒルズ・コルゲート（株）では，アメリカのミネソタ大学附属尿石センター（ミネソタ尿石センター）と連携して尿石分析サービスを行っていることから，本項ではミネソタ尿石センターで行っている定量分析をもとに，結石分析について解説する。

概論

● 結石の種類

結石は以下の3種類に大きく分けられる。

単純結石

70％以上を同一のミネラル成分で構成された結石を指す。代表的なミネラル成分からなる単純結石を図1に示す。

混合結石

結石中に2種類以上のミネラル成分が存在し，結石中のどのミネラル成分も70％に満たない結石を混合結石と分類する（図2）。

複合結石

識別可能な内層をもち，1つ以上の異なるミネラル成分の層をもつ結石をいう（図3）。結石が多層状に形成されることが一般的である。結石の多層は，異なるミネラルの帯が交互に出現していることや結石の成長が中断せずに続いた期間などを示すことがある。連続する2層

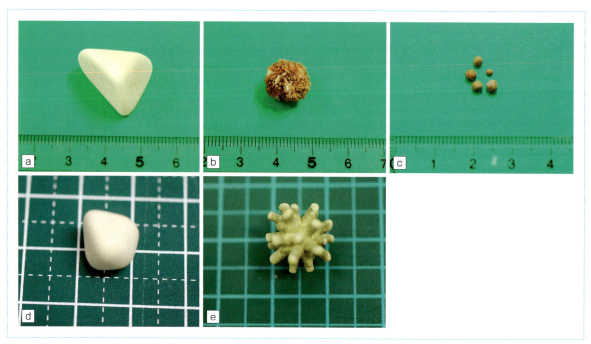

図1　単純結石
a：ストルバイトの単純結石（ミニチュア・ダックスフンドから摘出）
b：シュウ酸カルシウムの単純結石（パピヨンから摘出）
c：尿酸アンモニウムの単純結石（トイ・プードルから摘出）
d：シスチンの単純結石（Mix犬から摘出）
e：シリカの単純結石（スタンダード・プードルから摘出）

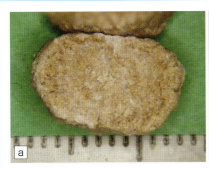
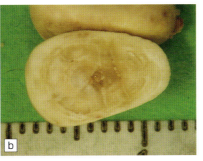

図2 混合結石
a：ストルバイトと尿酸アンモニウムの混合結石（ミニチュア・シュナウザーから摘出）
b：ストルバイトとリン酸カルシウム炭酸アパタイトの混合結石（ウェルシュ・コーギーから摘出）

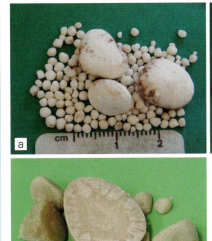
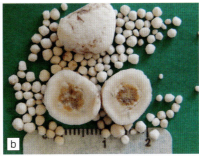
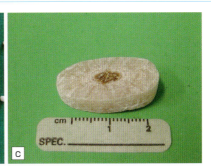
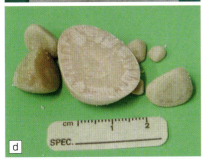

図3 複合結石
核，尿石，殻の構成は図7aを参照のこと
a：複合結石（大きな3つの石）の外観（ミニチュア・シュナウザーから摘出）
b：aの複合結石の割面。核：シュウ酸カルシウム一水和物100％，尿石：ストルバイト85％，リン酸カルシウム炭酸アパタイト15％，殻：ストルバイト95％，リン酸カルシウム炭酸アパタイト5％
c：複合結石（パグから摘出）。核：シュウ酸カルシウム一水和物100％，尿石：ストルバイト85％，リン酸カルシウム炭酸アパタイト15％，殻：ストルバイト80％，リン酸カルシウム炭酸アパタイト20％
d：複合結石（チワワから摘出）。このように，層がはっきりと分かれてみえない場合もある。核：ストルバイト80％，リン酸カルシウム炭酸アパタイト20％，尿石：ストルバイト75％，リン酸カルシウム炭酸アパタイト25％，殻：ストルバイト30％，リン酸カルシウム炭酸アパタイト70％

の外観の相違からは組成の相違が予想されるが，必ずしもそうとは限らない。

複合結石の発生は，代謝性結石（例：シュウ酸カルシウム，尿酸）によりストルバイトの形成を促す細菌による尿路感染が生じた場合などに形成されることが多い。尿石の中心部である内層（核）がシュウ酸カルシウムからなり，外層（尿石）がストルバイトで覆われている結石はその例である。また，縫合糸などの膀胱内異物の表面にミネラルの沈着が起こった場合や，結石の除去前に行った治療や食事療法によって，尿pHや結晶の溶解性に変化が起こった場合に形成されることも多い。

●測定法

結石の分析方法には，一般的に定性分析と定量分析がある。

定性分析

定性分析は，分析のため結石を粉砕して一律の成分としたうえで各ミネラル成分の割合を結果として報告するものであり，個々のミネラル層を確認することが一般的にはできない。すなわち，結石の中心部と外層が異なる構成をなす複合結石などを確認することはできないであろう[1]。

定量分析

定量分析はいくつかの物理的な結石分析方法により，結石中に存在する複数のミネラルを特定する。ミネソタ尿石センターでは，結晶光学法と赤外分光法（IR法）による定量分析技術を使用して，提出された結石のほとんどを特定している。国内の検査機関ではIR法による

Chapter 4 　尿

定量分析が行われている。

結晶光学法は偏光顕微鏡を用いて行われ，訓練を受けた技術者が実体顕微鏡を用いて結石中のいくつかの層から結晶を摘出し偏光顕微鏡で観察する。屈折率および微結晶の特性に基づいて，鉱物組成が決定される。赤外分光法は，官能基の振動特性を検出し，結石の組成を決定する。また，赤外分光法の1つである赤外拡散反射測定法（DRIFTS）や全反射測定法（ATR）は，最小量の試料（検体）で組成を決定することができる。上述した2つの方法による定量分析の結果から，既知のデータベースと比較して結石の組成を決定している。

ミネソタ尿石センターでは，鉱物組成を確定するために状況に応じて追加の定量分析技術が必要な場合，X線結晶学および電子分散分光法も利用して分析している。肉眼的観察や割面の観察により，複合結石と疑われる場合においては，最大4層まで各層ごとの組成を分析している。詳細については後述する。

なお，ミネソタ尿石センターの研究者のデータによると，同じ検体を定性分析と定量分析の両方で分析した結果，223症例中96症例（43％）しか結果が一致しなかったというデータがある[2]。尿石症の原因や再発予防および治療は，結石全体の組成と構造の理解によって決まる。結石を分析する際には，ミネラル組成に関する正確な情報を得る必要があるため，筆者は定量分析を行うことを推奨する。

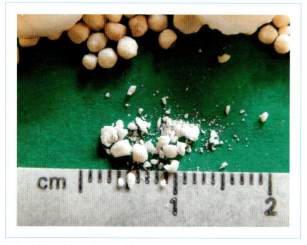

図4　分析結果の異なる結石
図3a, bの小さい石。同時に採取された大きな石と分析結果が異なる。分析結果：ストルバイト95％，リン酸カルシウム炭酸アパタイト5％

実践

●検体の取り扱い

複数の検体（結石）が採取された場合，同じ成分で構成されていないことがあるため，1つだけを提出するのではなく，複数の石を提出するのが好ましい（図4）。最大の石とサイズ，形，色の代表的な石をそれぞれ提出する。また，結石を採取した部位が異なる場合は（腎臓と膀胱など），同じ成分で構成されていないことがあるため，別々の容器に入れて採取場所を記載し提出する。

結石は，一部のみを提出するのではなく，丸ごと提出する。採取した結石の一部や小さなかけらでは，組成を反映していない可能性がある。また，結石の層の判別と識別を妨げるおそれがあるため，結石を割ったりしてはならない。

分析時には結石が乾燥している必要があるため，乾燥した状態で提出する。血液や尿などで結石が濡れている状態，また，ホルマリンに漬けた状態の検体は決して提出してはいけない。結石に血液や尿などが付着している場合は，水で血液を洗い流して血液をできる限り取り除き，余分な水分を拭き取り，結石を乾燥させて提出する。結石をホルマリンに漬けてしまうと，結石の組成がホルマリンによって変化する可能性がある。

●定量分析の結果を待つ間の管理について[3]

結石のタイプによるが，結石の形成には，通常，数日単位ではなく数週間（例：感染に起因するストルバイト）から数カ月（例：シュウ酸カルシウム）かかる。結石の急速な再発における最も一般的な原因は，手術時の不完全な除去による偽再発である。結石のミネラル組成の結果が定量分析で得られるまでの間は，次のような管理を推奨する。

画像検査による結石の確認

複数の膀胱結石が認められた動物に対する術後のX線検査と，補完的な超音波検査を実施する。術前のX線検査において結石が容易に認められなかった場合は，膀胱二重造影，超音波検査を考慮する。X線検査，超音波検査実施の際は，腎臓，尿道を含むすべての尿路を確認する。

非外科的介入による結石の除去

残った小さな結石は，カテーテルによる回収（図5）[4]または尿路水圧推進法（図6，表1）[4]による排尿のどちらかの非外科的介入で除去できる場合がある。

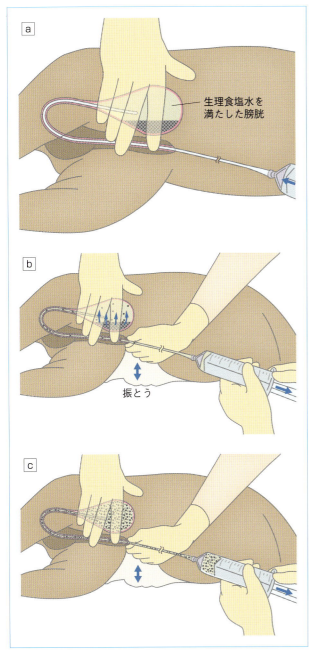

図5　カテーテルを用いた膀胱結石の回収方法
a〜cの工程で結石を回収する
a：動物を側臥位にすると結石は重力により膀胱の底に沈む
b：膀胱腔に生理食塩水を注入して拡張させる。腹部を上下に激しく動かして（振とう）結石を膀胱腔内の液体全体に拡散させる
c：腹壁を動かしながら膀胱から液体を吸引すると，1つかそれ以上の結石がカテーテルとシリンジ内に移動する
参考文献4より引用・改変

抗菌剤の使用

持続的な徴候がみられる場合は，抗菌剤を投与する前に細菌培養同定と薬剤感受性試験を行う。感染がみられる

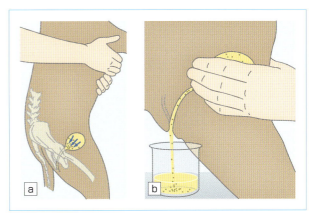

図6　尿路水圧推進法
尿路水圧推進法により膀胱結石を除去するためには，動物の脊柱がほぼ垂直になるような体位をとる（a）。膀胱を緩やかに揺り動かして膀胱結石を重力に従って膀胱頚部に移動させる。膀胱結石を排出させるには，膀胱に手指で一定の圧をかけて排尿させる（b）
参考文献4より引用・改変

表1　尿路水圧推進法
小さな結石を非外科的に除去する方法である
参考文献4より引用・改変

1. 全尿分析，尿の定量培養，X線検査を含む適切な診断のための検査を実施する。膀胱結石の位置，大きさ，表面の性状，数を確定する
2. 必要であれば動物に麻酔をかける
3. 膀胱が尿で膨満していなければ，生理食塩水やリンゲル液などを経尿道カテーテルで注入して，中等度に膨満させる。過度に膨満させないように，注入中は腹壁から膀胱を触診する。注入後はカテーテルを除去する
4. 動物の脊柱がほぼ垂直になるような体位をとる
5. 結石が重力に従って膀胱頚部に移動するように，膀胱をゆっくりと動かす
6. 手で膀胱を圧迫して排尿を促す。簡潔的に絞るのではなく，指で一定の圧をかけるようにして行う
7. 尿と結石を容器に取る。結石の数と大きさを1で撮影したX線画像と比較し，定量分析に提出する
8. X線検査で検出した数の結石が除去されるか，それ以上結石が排出されなくなるまで3〜7の過程を繰り返す
9. 膀胱に結石が残っていないことを確認するために，膀胱二重造影法を実施する。小さな結石が残っていれば，尿路水圧推進法を繰り返す
10. 3〜5日間，必要ならそれ以上の期間は，予防として抗菌剤を投与する
11. 血尿，膨尿，尿路の細菌感染，結石による尿道閉塞などの併発症が起こらないか動物を監視する
12. 排出された膀胱結石のミネラル定量分析の結果に基づいて，結石の再発を最小限にする。また，尿路に残存している結石を管理するための適切な方針をたてる

場合は，適切な抗菌剤にて治療する。尿路感染は，雌犬や尿道の外科手術を受けた動物において一般的にみられる。

食事療法

結果が出るまでの間は，結石形成を促進しないよう過

Chapter 4 尿

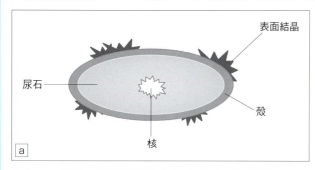
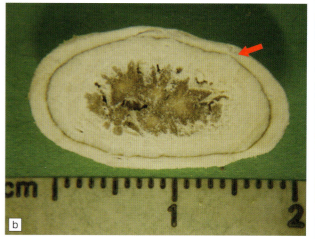
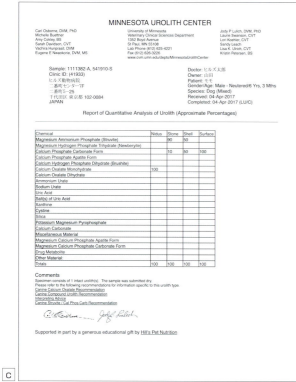

図7 ミネソタ尿石センターの検査結果
a：観察される結石の層を示した断面図
b：ジャック・ラッセル・テリアから摘出された複合結石。結石に帯状物が確認される（赤矢印）。核：ストルバイト10％，リン酸カルシウム炭酸アパタイト15％，シュウ酸カルシウム一水和物75％，尿石：ストルバイト90％，リン酸カルシウム炭酸アパタイト10％，殻：リン酸カルシウム炭酸アパタイト100％，帯状物：シュウ酸カルシウム一水和物95％，リン酸カルシウム炭酸アパタイト5％
c：ミネソタ尿石センターの分析結果報告書例

剰なミネラルを避け，中性尿pHを維持する食事〔例：プリスクリプション・ダイエット〈犬用〉c/d™マルチケア，〈猫用〉c/d™マルチケア，日本ヒルズ・コルゲート（株）〕を与える。さらに，水分摂取量を増加させるために，水分量の多い缶詰タイプを給与することが推奨される。水分摂取量が増加すると，尿が希釈され，尿中の結石形成の原因となるミネラルの尿中濃度が低下する。また，排尿回数も増加するため，結晶の排泄を促し，再発防止に効果的である。

●ミネソタ尿石センターの検査結果の解釈

定量分析報告書に掲載されている表の左側には，可能性の高いミネラルの種類が記載されている（図7c）。上部には，核，尿石，殻および表面結晶の層によって欄が分けられている。分析結果は，検体の各層におけるミネラル成分をおおよその割合（％）で示される。報告書下

結石分析 4-1

表3 一般的な犬の結石における予測的ミネラル組成
参考文献4より引用・改変

ミネラルのタイプ	予測因子									
	尿pH	結晶の外観	尿培養	X線検査密度	X線検査上の外形	血清学的異常	好発犬種	好発性別	好発年齢
リン酸アンモニウムマグネシウム	中性〜アルカリ性	三〜八面無色のプリズム	ウレアーゼ産生菌（ブドウ球菌, *Proteus* spp., *Ureaplasma* spp.）	1+〜4+（時に層状）	平滑、円形または多面体。腎盂、尿管、膀胱、尿道の形状をなすことがある	なし	ミニチュア・シュナウザー、ミニチュア・プードル、ビジョン・フリーゼ、コッカー・スパニエル	雄（>80%）	2〜9歳齢
シュウ酸カルシウム	酸性〜中性	無色の封筒型、または八面体（二水和塩）紡錘形またはアレイ型（一水和塩）	陰性	2+〜4+	粗いあるいは小棘状（二水和塩）。小さく、平滑で丸い（一水和塩）。時にジャックストーン	通常、カルシウムは正常、時に高カルシウム血症	ミニチュア・シュナウザー、スタンダード・シュナウザー、ラサ・アプソ、ヨークシャー・テリア、ミニチュア・プードル、シー・ズー、ビション・フリーゼ	雄（>70%）	5〜12歳齢
尿酸	酸性〜中性	黄褐色の非結晶形状（尿酸アンモニウム）	陰性	0〜2+	平滑（時に不整）で円形または卵円形	肝門脈体循環短絡（シャント）の犬では、血清尿素窒素とアルブミンが低値	ダルメシアン、イングリッシュ・ブルドッグ、ミニチュア・シュナウザー、ヨークシャー・テリア、シー・ズー	雄（>90%）	1〜5歳齢
リン酸カルシウム	アルカリ性〜中性（酸性尿中ではブラシ状）	非結晶性または長く薄いプリズム	陰性	2+〜4+	平滑または不整、円形または多面体	時に高カルシウム血症	ヨークシャー・テリア、ミニチュア・シュナウザー、シー・ズー	雄（>55%）	<1歳齢、6〜10歳齢
シスチン	酸性〜中性	六角形の平板	陰性	+〜2+	平滑（時に不整）、円形または卵円形	なし	イングリッシュ・ブルドッグ、ダックスフンド、バセット・ハウンド、ニューファンドランド	雄（>98%）	1〜7歳齢
シリカ	酸性〜中性	観察例なし	陰性	2+〜3+	円形の中心に放射状の棘状の突起（ジャックストーン）	なし	ジャーマン・シェパード・ドッグ、ゴールデン・レトリーバー、ミニチュア・シュナウザー、キャバリア・キング・チャールズ・スパニエル	雄（>95%）	3〜10歳齢

Chapter 4　尿

採取した際は各層ごとの組成の分析が可能な定量分析を行う必要があるといえる。

(宮崎　愛, Jody Lulich)
ジョディー ルーリッチ

参考文献

1) Osborne CA, Lulich JP, Wilson JF. 倫理的問題と尿石症におけるパラダイムの変化. In：犬と猫の尿石症の診断と治療─知っておきたい最新情報─　Osborne C.A., Lulich J.P(ed). 宮本賢治，星史雄，坂根弘：監訳. インターズー，東京. 2010. pp.87-104.
2) Osborne CA, Clinton CW, Moran HC, et al. Comparison of qualitative and quantitative analyses of canine uroliths. *Vet Clin North Am Small Anim Practice*. 1986, 16(2): 317-323.
3) ミネソタ尿石センターホームページ. What to do while waiting for results.〈https://urolithcenter.org〉2017年6月現在.
4) Osborne CA, Lulich JP, Lisa KU. 犬の尿石症：定義，病態生理，臨床徴候. In：小動物の臨床栄養学第5版. Michael SH, Craig DT, Rebecca LR, Philip Roudebush, Bruce JN. 岩﨑利郎，辻本元：監訳. インターズー，東京. 2014. pp.943-963.
5) ミネソタ尿石センターホームページ. How to interpret results.〈https://urolithcenter.org〉2017年6月現在.

Chapter 4-2 尿蛋白/クレアチニン比（UP/C）尿中アルブミン/クレアチニン比（UA/C）

— Introduction —

尿は体内の老廃物を排出する場であるが，腎臓の機能に異常を来すと本来は体内に留まるべき物質まで尿中に排出されてしまう。蛋白質はその代表的な物質であり，たとえ血漿クレアチニン値（pCre）が上昇していなくても蛋白尿が長期間続けば，慢性腎臓病（CKD）と診断される。また，蛋白尿自体が腎障害に関与することから，その抑制はCKDの治療目標にもなっている。

尿蛋白/クレアチニン比（UP/C：urinary protein/creatinine ratio）と尿中アルブミン/クレアチニン比（UA/C：urinary albumin/creatinine ratio）は，蛋白尿の診断に有用な検査項目である。ただし，この診断はゴールではなくスタートであり，シグナルメント，臨床徴候，臨床経過などから次にどのような検査を実施するべきかを考えなければならない（例えば，持続性の重度蛋白尿では，糸球体疾患の診断のために腎生検が考慮される）。蛋白尿は様々な疾患から発生するものであり，原因疾患の種類によって使用する治療薬は大きく異なる（ACEI，ARB，免疫抑制剤，ステロイド，抗生物質など）。特にCKDでは，持続的蛋白尿の有無がACEIやARBの投与を行うかどうかの決め手となる。尿蛋白の特殊検査（特にUP/C）は，尿検査においてルーチン検査の1つといっても過言ではないだろう。

本項では，UP/CとUA/Cの意義や解釈について解説する。

UP/CやUA/Cを検査に出す前に

検査に出す前に院内で十分な尿検査を実施し，その尿が特殊検査の実施に適しているかどうかを決定しなければならない。特に尿路の感染はUP/CやUA/Cに大きな影響を与えるため[1]，尿の性状を把握せずに検査結果を鵜呑みにすると誤診を招いてしまう。

●事前に行うべき院内検査

UP/CやUA/Cを測定する目的は腎性蛋白尿の診断であり，炎症や感染，過度の出血を伴う尿検体を検査に出しても正しい情報は得られない。院内の尿検査の基本は尿試験紙であるが，炎症と感染に対して尿試験紙は無力である。尿試験紙には最大10個の測定項目があり，白血球エステラーゼや亜硝酸塩の濃度で尿路の炎症や感染を診断できるように設計されているが，これらの項目は犬と猫では信頼性を欠いており診断的意義がない[2]。そのため，動物の尿で炎症や感染を評価するためには，尿沈渣の顕微鏡観察が必須となる。また，確定診断のために尿の培養検査が必要なケースも多い。

●尿試験紙との使い分け

尿試験紙は尿蛋白の検出法として最も簡便なものであり，人のアルブミンに対して30 mg/dL以上で反応するように設計されている。しかしながら，犬や猫では偽陽性が多く[3]，特に猫の尿で多い。実際に，尿試験紙で蛋白が+1（時には+2）を示しても，UP/Cが0.2以下〔IRIS（国際腎臓病研究グループ）のサブステージで非蛋白尿に相当〕の症例はよく経験される。一方で，尿試験紙で蛋白が陰性を示した場合は，通常は非蛋白尿であるとされている。図にはIRISが提唱している蛋白尿の診断アルゴリズムを示している[4]。簡単にいえば，尿試験紙で陰性であれば非蛋白尿と診断されるが，尿試験紙で陽性でも蛋白尿とは限らないのでUP/Cの検査を行ってから診断へすすむ。

検体の採取に関するポイント

●採尿法

臨床検査の基本は適切な検体の採取と処理であり，尿検査では特に重要である。どの採尿法を選ぶにしても，尿以外の物質の混入（コンタミネーション）を最小限にしなければならない。自然排尿の場合，雄犬では包皮内

Chapter 4　尿

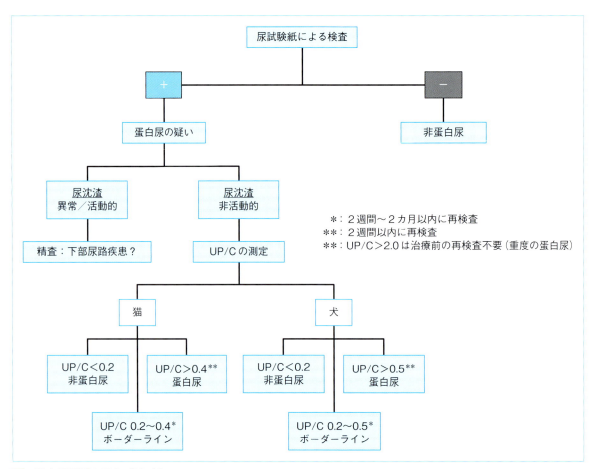

図　蛋白尿診断のアルゴリズム
参考文献4より引用・改変

の分泌物や精液が混入しないように中間尿の採取が望ましい。雌犬や猫では，土壌，トイレの敷材，外陰部周囲の汚れなどの混入に注意する必要がある。

　尿道カテーテルの挿入は雄犬では安易に行われがちであるが，無菌操作を心掛けないと医原性感染のリスクがある（CKD症例は易感染性である）。膀胱穿刺は，UP/CやUA/Cのような生化学検査では理想的な採尿法であるが，必ずしも膀胱穿刺にこだわる必要はなく，自然排尿で異常値が検出されなければ問題ない。膀胱穿刺には医原性の出血のリスクがあり，肉眼的に分かる血液混入は測定値に影響を及ぼすので注意が必要である[1]。

● 検体の取り扱い

　検体は遠心後の上清を送付した方が安心である。検査機関の指示どおり，冷蔵で送付すれば生尿でも問題ないはずだが，輸送中に誤って凍結してしまった場合には，凍結融解による尿中細胞の破壊が測定値に影響を及ぼす可能性がある。また，生尿だと輸送温度や日数によっては細菌の増殖も懸念される。

尿蛋白／クレアチニン比（UP/C）

概論

UP/Cは，犬と猫の蛋白尿の評価法のゴールドスタンダードである。尿は水和の状態や疾患の種類により濃さが異なるため，一定尿量中の蛋白質濃度（mg/dLあるいはg/dL）では蛋白尿の程度を適切に評価することができない。そのため，尿蛋白を評価するには尿の濃さに応じた補正が必要となる。通常，この補正には尿比重ではなく尿中のクレアチニン量を利用する。すなわち，尿中の総蛋白質量が10 mg/dL，尿中のクレアチニン量が100 mg/dLと測定された場合は，UP/C＝10/100＝0.1と算出される。あくまで比率（ratio）であり，単位は存在しない。なお，国内の検査機関に依頼する場合は自分で計算する必要はなく，算出された値が報告される。

●測定法

尿中の総蛋白質量は比色法で測定される。比色法とは，試薬によりサンプルを発色させ，その色調の強さから濃度を測定する方法である。蛋白質量の測定に用いられる比色法は各種あるが，尿中の蛋白質量の測定ではピロガロールレッド法が主流である。これは人の測定法と同じであり，国内の動物検査機関はすべてピロガロールレッド法を採用している。

クレアチニンの測定には酵素法と比色法であるヤッフェ（Jaffe）法があり，国内の検査機関では人，動物を問わず酵素法で測定されている。ヤッフェ法は，以前は広く用いられていたが，非特異的発色物質により高めの数値が出るという欠点があり，現在はほとんど使用されていない。

図式は成り立たない。基準値は各検査機関が独自のデータをもとに設定しており（すべての項目ではない），学会のガイドラインや成書に記載された基準値と異なることが多い。

●評価法

UP/Cの評価で重要なのは，検出された蛋白尿が腎性蛋白尿かどうかである。その評価法に関しては，すでに2004年にACVIM（米国獣医内科学会）から犬と猫の蛋白尿の診断に関するコンセンサスステートメントが発表されており[5]，これに従った評価が現在のところ最も適切と考える。簡潔にまとめると以下のとおりである。

腎性蛋白尿の診断法
・腎性以外の蛋白尿の原因を除外する
（尿路感染を除外）
・2週間以上の間隔で3回以上の検査結果から評価する（6週間以上の持続）

↓

犬でUP/C＞0.5，猫でUP/C＞0.4が持続

↓

腎性蛋白尿と診断

腎性蛋白尿は，CKDの進行の主要なリスクである。そのためIRISのCKD病期分類では，UP/Cによるサブステージを設定している（表1）[4]。CKDにおける蛋白尿の評価は，このサブステージ分類に基づいて行うのが現在のところ最も適切であろう。

実践

●検査結果の解釈

UP/Cを有効に利用するためには，蛋白尿のレベルとそれに応じた臨床対応を知っておく必要がある。検査機関の報告書には基準値が記載されるが，その情報のみで診断するべきではない。すべての臨床検査にいえることだが，基準値から外れた値＝異常＝治療という

表1　UP/CによるCKDのサブステージ分類
参考文献4より引用・改変

UP/C		サブステージ
犬	猫	
＜0.2	＜0.2	非蛋白尿
0.2〜0.5	0.2〜0.4	ボーダーライン
＞0.5	＞0.4	蛋白尿

表2 CKDのステージ分類とUP/Cによる蛋白尿の治療

参考文献6より引用・改変

ステージ	犬		猫	
	血漿Cre値（mg/dL）	UP/C	血漿Cre値（mg/dL）	UP/C
1	<1.4	ステージに関わらず 0.2〜0.5：モニター ≧0.5：治療を考慮	<1.6	ステージに関わらず 0.2〜0.4：モニター ≧0.4：治療を考慮
2	1.4〜2.0		1.6〜2.8	
3	2.1〜5.0		2.9〜5.0	
4	>5.0		>5.0	

管理

治療への応用

UP/CはCKDの治療ターゲットでもある。具体的にいうと，CKDの治療でレニン・アンジオテンシン系の阻害薬（ACEIおよびARB）を使用するかどうかの判断材料である。

この判断は，すべての症例で同じではなく，CKDのステージによって異なる。表2はIRISによるCKDの治療ガイドラインからの抜粋であり[6]，IRISによるCKDのステージ分類は，安定状態（stable）のCKDに用いるものである。すなわち，CKDのステージに関わらず，犬でUP/C≧0.5，猫でUP/C≧0.4での治療介入を推奨している。UP/Cが0.2〜0.5（0.4）のボーダーラインでは，慎重なモニタリングが必要である。

なお，クレアチニン値が短期間で変動するような状態（急性腎不全やCKDの急性増悪）で，安易にACEIやARBによる蛋白尿の治療を行うと，腎機能が低下するリスクがある。

各検査機関の基準値

各検査機関の基準値はp.210を参照のこと。

尿中アルブミン/クレアチニン比（UA/C）

概論

UA/Cは，アルブミン尿を定量的に評価する指標である。UP/Cと同じく，尿の濃さに応じた補正を尿中クレアチニン量を利用して行っている。尿中の蛋白質には，アルブミン，ミクログロブリン，ベンスジョーンズ蛋白など各種あり，一般的には高度なアルブミン尿が検出される場合に腎臓の糸球体疾患が示唆される。特に人では糖尿病性腎症でアルブミン尿の診断意義が高く，糖尿病患者の蛋白尿はUA/Cで評価されている[7]。近年，国内では犬と猫でもUA/Cの検査が可能となっており，診断の幅が広がっている。ただし，犬と猫では，UA/CはUP/Cと使い分けるものではなく，UP/Cと組み合わせて使う補足検査と考えるべきであろう。

測定法

アルブミンは動物種差の大きい蛋白質であり，その測定には各動物種に特異的な抗アルブミン抗体が必要である。抗体を用いた検査系の場合，使用する抗体がポリクローナル抗体かモノクローナル抗体かで特異度が異なるが，国内の検査で行われている測定系には犬，猫それぞれに特異的なモノクローナル抗体を使用したラテックス凝集法が採用されている。ラテックス凝集法とは，簡単にいうと，使用する抗体にラテックス粒子を結合させて感度を上げた方法である。

実践

検査結果の解釈

UA/Cは，UP/Cとは異なり，学会などから評価に関するガイドラインが発表されていない。そのため，コン

センサスのとれたカットオフ値は存在しない。人の検査値にあわせて 0.03〜0.3 を microalbuminuria（微量アルブミン尿），0.3 以上を macroalbuminuria としている論文もあるが[8]，測定方法が標準化されていないため一概に人の基準値や論文のデータと比較することはできない。現在のところ，測定値の評価は検査機関が提示している基準値に従うのが妥当と考えられるが，どの範囲をもって軽度，中等度，高度とするのかは統一見解がない。

管理

●治療への応用

UA/C の測定には 2 つの臨床的意義がある。1 つは，検出された蛋白尿がアルブミン尿であるかどうかの確認である。これは，UP/C が 2.0 以下の軽度から中等度の腎性蛋白尿で有用である。UP/C が 2.0 を超える高度な蛋白尿の場合，通常は糸球体疾患に起因するアルブミン尿である[5]。

もう 1 つは微量アルブミンの検出である。尿中微量アルブミンの検出は，血漿クレアチニン値が上昇する前に CKD を発見する早期診断法として注目されてきたが，近年は腎疾患だけでなく様々な病態でも微量アルブミン尿がみられることが分かっている[9,10]。そのため CKD の早期診断として UA/C の特異性は高いとはいえないが，蛋白尿が予想されるにも関わらず他の検査で蛋白尿が検出されなかったときには，尿中微量アルブミンの検査が考慮される[11]。ただし，治療については議論が分かれるところであり，微量アルブミン尿のみで抗蛋白尿療法を行うことにコンセンサスやエビデンスは得られていない。現在のところ，微量アルブミン尿のみで CKD と診断することもできないが，尿中微量アルブミンの検出によって早期 CKD や他の基礎疾患が示唆されることは確かであろう。

各検査機関の基準値

各検査機関の基準値は p.210 を参照のこと。

（矢吹　映）

参考文献

1) Vaden, S. L., Pressler, B. M., Lappin, M. R., and Jensen, W. A. Effects of urinary tract inflammation and sample blood contamination on urine albumin and total protein concentrations in canine urine samples. *Vet Clin Pathol*. 2004, 33: 14-19.
2) Archer, J. Urine analysis. *In*: BSAVA Manual of Canine and Feline Clinical Pathology, 2nd ed. (Villiers, E. and Blackwood, L. eds), BSAVA, Gloucester. 2005, pp. 149-168.
3) Lyon SD, Sanderson MW, Vaden SL, Lappin MR, Jensen WA, Grauer GF. Comparison of urine dipstick, sulfosalicylic acid, urine protein-to-creatinine ratio, and species-specific ELISA methods for detection of albumin in urine samples of cats and dogs. *J Am Vet Med Assoc*. 2010, 236: 874-879.
4) IRIS staging of CKD. 〈http://www.iris-kidney.com/guidelines〉2017 年 6 月現在.
5) Lees, G. E., Brown, S. A., Elliott, J., Grauer, G E., Vaden, S. L. American College of Veterinary Internal Medicine. Assessment and management of proteinuria in dogs and cats: 2004 ACVIM Forum Consensus Statement (small animal). *J Vet Intern Med*. 2005, 19: 377-385.
6) IRIS Treatment Recommendation for CKD. 〈http://www.iris-kidney.com/guidelines〉2017 年 6 月現在.
7) CKD 診療ガイドライン 2012．日本腎臓学会編．東京医学社．
8) Bacic, A., Kogika, M. M., Barbaro, K. C., Iuamoto, C. S., Simões, D. M., and Santoro, M. L. Evaluation of albuminuria and its relationship with blood pressure in dogs with chronic kidney disease. *Vet Clin Pathol*. 2010, 39: 203-209.
9) Whittemore, J. C., Miyoshi, Z., Jensen, W. A., Radecki, S. V., and Lappin, M. R. Association of microalbuminuria and the urine albumin-to-creatinine ratio with systemic disease in cats. *J Am Vet Med Assoc*. 2007, 230: 1165-1169.
10) Whittemore, J. C., Gill, V. L., Jensen, W. A., Radecki, S. V., and Lappin, M. R. Evaluation of the association between microalbuminuria and the urine albumin-creatinine ratio and systemic disease in dogs. *J Am Vet Med Assoc*. 2006, 229: 958-963.
11) Harley, L. and Langston, C. Proteinuria in dogs and cats. *Can Vet J*. 2012, 53: 631-638.

Chapter 4-3 細菌培養同定・薬剤感受性試験 尿中コルチゾル / クレアチニン比 (UCCR)

Introduction

本項では尿を検体とした特殊検査として，尿の細菌培養同定・薬剤感受性試験と尿中コルチゾル / クレアチニン比（UCCR）を取り上げる。尿の細菌培養同定・薬剤感受性試験（培養・感受性検査）は，尿路感染症の診断と治療だけでなく，猫下部尿路疾患（FLUTD）の鑑別診断にも非常に重要である。また UCCR は，副腎皮質機能亢進症（HAC）の補助診断として有用な検査である。臨床現場で有用性が高いこれらの特殊検査に関し，その意義や注意点について解説する。

細菌培養同定・薬剤感受性試験

概論

●いつ，どんな時に？

尿路感染症

尿路感染症の場合，抗菌剤の投与を行う前に検査に出すべきか，それとも抗菌剤が効かなかった場合に検査に出すべきかが問題である。尿路感染が疑われれば検査に出すのが理想だが，飼い主にとっては決して安価な検査ではなく，すべての症例で培養検査を実施することは難しい。臨床現場では以下のようにケースバイケースであるが，重篤な症例や耐性菌の存在が予想される場合は，最初から検査を実施しておいた方が良いだろう。

初発症例

一般的な抗菌剤療法を開始すると同時に，培養・感受性検査を実施しておくのが理想である。しかしながら，実際には治療に反応しない場合に検査を実施するというケースも多い。

再発症例

以前に検査を実施している場合でも，細菌の種類や薬剤感受性が前回と同じとは限らず，耐性菌である可能性が初発症例より高い（表）。そのため，再発症例では最初から検査を実施した方が良い。

臨床症状が重篤な症例

原因菌が耐性菌であった場合，検査が後手にまわると致命的なことがある。そのため，腎盂腎炎など上部尿路の感染を疑う場合は，最初から培養・感受性検査を実施するべきである。

表 多剤耐性菌による尿路感染を繰り返した猫の尿の細菌培養同定・薬剤感受性検査の結果

	初回発症	再発1回目	再発2回目	再発3回目
	大腸菌	緑膿菌	緑膿菌	肺炎桿菌
ABPC	R	R	R	R
AMPC	R		R	R
CEZ	R	R	R	R
CTRX	S		R	R
CMNX	S		R	S
CEX	R		R	R
CPDX-PR	R	R	R	R
IPM-CS	S		S	S
CVA/AMPC	I	R	R	R
GM	S		S	S
CLDM	R		R	R
TC	R		R	R
DOXY	R		R	S
OFLX	R	I	I	R
CPFX	R	S	I	R
ST	R	R	R	R
FOM	S	S	R	R

1) 検査は人の検査機関に依頼した
2) S：感性，I：中間，R：耐性
3) 本症例には基礎疾患として交通事故による排尿障害がある

猫下部尿路疾患（FLUTD）

　FLUTDでは尿路感染が疑われない場合でも，尿の培養検査を実施した方が良い。以前は，尿石症でなければたとえ細菌が検出されなくても抗菌剤の投与で経過をみるのが一般的であった。しかしながら，近年は猫特発性膀胱炎（FIC）が一般的に知られるようになり，以前とは事情が大きく異なっている。FICに関する詳細は最近の成書や記事を参照していただきたいが，特に若齢の猫ではFICの発生率が高く，FLUTDの2/3はFICが原因であるといわれている[1]。

　FICと尿路感染では，治療法が全く異なるので注意しなくてはならない。頻尿や血尿を示す猫に対して，尿路感染のチェックなしに抗菌剤を投与して症状が改善すると，それが尿路感染の治癒によるものなのか，FICに特徴的な自然寛解なのかが判断できない。そのため，FLUTDの猫では，たとえ院内の尿検査で細菌が検出されなくても尿の培養検査を実施することは重要である。ただし，頻尿の猫では尿培養に適した膀胱穿刺尿を採取できないことも多い。自然排尿で採取した検体にわずかな細菌が検出された場合は，アーチファクトの可能性もあるため，その解釈には注意が必要である。

実践

●採尿法

　尿培養には膀胱穿刺尿が最適である。すべての症例で実施できるわけではないが，可能な症例では積極的に膀胱穿刺で採尿した方が良い。カテーテルや自然排尿でしか採尿できないこともあるが，雄犬では包皮内の洗浄，長毛の動物では外陰部周囲の被毛のなでつけなど，コンタミネーションを最低限にする策を講じるべきである。

　尿はなるべく中間尿を採取する。これはカテーテル採尿でも同様である。カテーテル採尿は，医原性の尿路感染を防ぐために無菌操作を心掛けなければならない。症例が易感染性の状態（高齢，HAC，慢性腎臓病，ステロイドおよび免疫抑制療法，化学療法など）にあると予想されるときは，カテーテル採尿を安易に実施しない方が良い。膀胱穿刺尿以外で培養検査を行う場合は，コンタミネーションを考慮して診断しなければならない。

●検体の取り扱い

　尿を培養検査に出すかどうかは，院内で尿沈渣の顕微鏡観察を行い決定されることが多い。通常のウェットマウント標本の観察だけでは細菌の見逃しが多いが，これは沈渣の滴下乾燥標本を簡易ギムザあるいはグラム染色することで改善される[2]（図）。なお，尿試験紙での亜硝酸塩（感染の指標）の項目は犬や猫では信憑性がないため，尿試験紙で尿路感染を診断するべきではない。

　培養検査に出す尿は，ポリスピッツ管など適当な滅菌容器に入れてすぐさま冷蔵し（冷凍不可），可能な限り早く検査機関へ送付する。尿は細菌にとって繁殖しやすい環境にあることを忘れてはならない。医学領域では，尿の培養検査は冷蔵保存でも24時間以内に開始するべきとされている。これは獣医学領域でも同じである[3]。ただし，動物の検査機関は各県に配置されているわけで

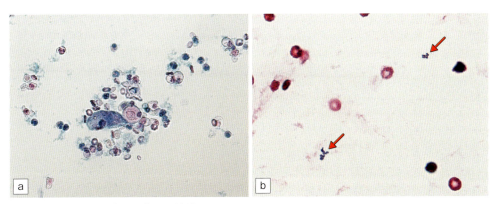

図　頻尿を主訴に来院した犬の尿沈渣
a：ステルンハイマー染色〔ラボステインS，武藤化学（株）〕。通常のウェットマウント標本では，白血球尿を認めるが細菌は観察されない
b：グラム染色〔グラムカラー，武藤化学（株）〕。沈渣の簡易グラム染色標本では，グラム陽性球菌の集塊が確認される（赤矢印）

Chapter 4 尿

はなく，迅速に輸送しても24時間以内に培養検査が開始されないことも多い。保存剤の入った専用チューブを使用すると冷蔵で72時間は保存が可能とされている[4]が，獣医学領域では一般的には使用されていない。

このような輸送時間の問題から，人の検査機関を利用している動物病院も多い。実際に，前述のFICのように細菌培養での陰性所見が診断に重要なケースでは，培養検査が迅速に実施できるかどうかが診断の鍵となる。しかしながら，人の検査機関で動物検体を検査することには，いくつかの欠点がある。例えば，動物の検査機関では必ずチェックされるエンロフロキサシンは動物薬であるため人の検査機関では試験されない（表）。また，人と動物では常在菌や病原菌の種類が同一ではないという問題もある。よって，輸送時間に大きな問題がなければ可能な限り動物の検査機関に依頼した方が良いだろう。

薬剤感受性試験は検査機関によって特色があり，CLSI（clinical and laboratory standards institute）の定めた動物用の薬剤判定基準を適用している検査機関，推奨薬剤セットを設定している検査機関，培養同定後の薬剤感受性試験と，培養同定を省略したクイック薬剤感受性試験の2通りを設定している検査機関と様々である。各検査機関とも感受性を調べたい抗菌剤を自分で選択することもできる。これらの情報はホームページでは十分に公開されていないので，不明な点は各検査機関に問い合わせた方が良いだろう。

尿を培養・感受性試験に出すときの注意点
1) 可能な限り膀胱穿刺で採取する
2) 自然排尿やカテーテル採尿では中間尿を採取する
3) 必ず遠心していない生尿を提出する（沈渣不可）*
4) すぐに冷蔵し，迅速に提出する

＊：誤診を招くだけであり，院内検査ですべてを遠心しない習慣をつけるのが重要である

各検査機関の基準値

各検査機関の基準値はp.211を参照のこと。

尿中コルチゾル／クレアチニン比（UCCR）

概論

UCCRはHACの検査の1つである。コルチゾルは血中ではほとんどが蛋白質と結合した状態で存在し，少量が蛋白質と結合していない遊離型として存在する。尿中のコルチゾルは排泄された遊離型コルチゾルを検出しており，HACではその排泄量が上昇する。尿中の遊離コルチゾル濃度を適切に評価するためには，尿の濃さに応じた補正が必要となり，その補正は尿中のクレアチニン量で行われる。

測定法

コルチゾルの測定法にはRIA法（放射免疫測定法），ELISA法（酵素免疫測定法），CLIA法（化学発光免疫測定法）およびCLEIA法（化学発光酵素免疫測定法）があり，国内の検査機関ではCLEIA法が採用されている。クレアチニンの測定は尿蛋白／クレアチニン比（UP/C）の解説のとおり，国内のすべての検査機関は酵素法で測定している。

UCCRは，尿中のコルチゾル濃度を尿中のクレアチニン濃度で割った値であり，単位は存在しない。例えば尿中のコルチゾル濃度が200 nmol/L，尿中のクレアチニン濃度が10 mmol/Lであったとする。クレアチニンの単位をコルチゾルにあわせると10×10^6 nmol/Lとなり，UCCRは$200/10 \times 10^6 = 20 \times 10^6$と計算される。このように，UCCRは$\times 10^6$で表すことが多いが，国内で受託検査を行っている富士フイルム モノリス（株）では$\times 10^5$で表記している。そのため，検査結果を成書や論文と比較するときには指数をよく確認しなければならない。

実践

採尿法と検体の取り扱い

検体は自宅での自然排尿が最適である。これは興奮やストレスがコルチゾル濃度に影響を及ぼすのを避けるためである。尿中のコルチゾルは4℃で4日間は安定しており，それ以上の保存には冷凍する必要がある[5]。冷凍

する場合，UCCRは凍結融解により尿中細胞が破壊されても検査値に大きな影響を及ぼさないが，UP/Cなど他の検査項目を同時に依頼することもあるので，遠心後の上清を冷凍した方が無難である。

● **検査結果の解釈**

UCCRはスクリーニング検査として単独で測定される場合と，デキサメサゾン抑制試験に利用される場合の2通りがある。以下のUCCRに関する記載の多くは，2013年にACVIM（米国獣医内科学会）から発表された犬のHACの診断に関するコンセンサスステートメントに従ったものである[5]。

● **UCCRの単独検査**

UCCRの単独検査は，HACに対して高感度だが特異度の低い検査である。報告により異なるが，動物病院で採取された1回尿でUCCRを測定すると，HACに対する感受性は75～100％と高いが，特異度は20～25％と非常に低い。この結果は，UCCRが基準値以下であればHACの可能性は低いが，HACが高値を示してもHACと診断されないことを示している（HAC以外でも高値を示す）。ただし，身体的・生理学的に安定化させた犬から採取した尿で診断すると感度と特異度（特に特異度）が上昇することが知られており，ACVIMのコンセンサスステートメントでは，以下のプロトコルで尿を採取することが推奨されている。

> **UCCR測定のための尿採取法**
> ・採尿は自宅で行う
> ・動物病院の受診から2日以上空けて採尿する
> ・早朝尿を採取する

UCCRに関わらず，特殊検査の結果で迷うことの1つに，学会のガイドラインや成書に記載された基準値に従って診断をすすめるべきか，各検査機関が独自のデータをもとに設定した基準値に従って診断をすすめるべきかということがある。UCCRの場合，答えは後者である。ACVIMのコンセンサスステートメントでも，コルチゾル濃度はたとえ測定方法が同じでも検査機関による違いが大きいため，基準値やカットオフ値は検査機関が独自に設定するべきと明記されている。国内でUCCRを受託検査している富士フイルム モノリス（株）では，犬で1.35×10^5未満を基準値としており，同社に検査を依頼する限りはこの値を基準にして診断を行うべきであろう。

● **UCCRによるデキサメサゾン抑制試験**

周知のとおり，デキサメサゾン抑制試験はHACの診断と鑑別に有用性の高い試験である。しかしながら，理想的には検査入院やケージレストが必要であり，採血時の動物の興奮やストレスも検査に影響するため，正しく実施するのは比較的難しい。一方，UCCRを利用すると自宅でデキサメサゾン抑制試験を行うことが可能である。この方法はACVIMのコンセンサスステートメントでも紹介されている。簡潔にまとめると以下のとおりであり，デキサメサゾン投与後のUCCRが50％以上の抑制を示すと下垂体性HAC（PDH）と診断される。ただし，PDHでも約28％の犬にはこの試験でUCCRの抑制がみられず，副腎腫瘍（AT）でも最大で基準値の44％までUCCRの抑制がみられる。よって，UCCRにデキサメサゾン投与後の抑制が起こらなくてもPDHを完全に否定することはできず，本試験からATによるHACを診断することもできない。

> **UCCRによるデキサメサゾン抑制試験** [*]
> 1）2日間連続で早朝尿を採取する（サンプル1と2）
> 2）サンプル2を採取後，デキサメサゾン（0.1 mg/kg，経口）を6～8時間間隔で3回投与する
> 3）投与翌日の早朝尿を採取する（サンプル3）
> 4）サンプル1とサンプル2のUCCRの平均値を算出し，これを基準値とする
> 5）サンプル3のUCCRを基準値と比較する
> 6）サンプル3のUCCR/基準値<0.5であれば下垂体性HAC（PDH）が強く示唆される
> [*]：すべて自宅で行い，動物病院の受診から2日以上空けて開始する

各検査機関の基準値

各検査機関の基準値はp.212を参照のこと。

培養・感受性検査とUCCRの注意点

　尿の培養・感受性検査は，日頃の診療でよく外注検査として検査機関に依頼するものの1つと思われるが，適切に検体を取り扱わないとアーチファクトで陽性になりやすい。UCCRはHACの補助診断として有効に活用したい検査項目であるが，症例の興奮やストレスにより結果が変動する可能性がある。これらの特殊検査を有効に利用するためには，何が測定値に影響を与えるのかを考えて検体を採取し，適切な方法で送付することである。これは他の特殊検査にも共通することである。不明な点は自己判断せずに積極的に検査機関に問い合わせすることも重要であろう。

（矢吹　映）

参考文献

1) Westropp, J. L. Feline idiopathic cystitis. *In*: Nephrology and Urology of Small Animals. (Bartges, J. and Polzin, D. eds), Wiley-Blackwell, Ames, Iowa. 2011, pp. 745-754.
2) O'Neil, E., Horney, B., Burton, S., Lewis, P. J., MacKenzie, A., and Stryhn, H. Comparison of wet-mount, Wright-Giemsa and Gram-stained urine sediment for predicting bacteriuria in dogs and cats. *Can Vet J*. 2013, 54: 1061-1066.
3) Lappin M. R. Microbiology and infectious diseases. *In*: Small Animal Clinical Diagnosis by Laboratory Methods, 5th ed. (Willard, M. D. and Tvedten, H. eds.), Elsevier, St. Louis, Missouri. 2012, pp. 315-336.
4) Bartges, J. Urine culture. *In*: Nephrology and Urology of Small Animals. (Bartges, J. and Polzin, D. eds), Wiley-Blackwell, Ames, Iowa. 2011, pp. 63-72.
5) Behrend, E. N., Kooistra, H. S., Nelson, R., Reusch, C. E., and Scott-Moncrieff, J. C. Diagnosis of spontaneous canine hyper-adrenocorticism: 2012 ACVIM consensus statement (small animal). *J Vet Intern Med*. 2013, 27: 1292-1304.

尿検査一覧 （検査機関は五十音順に掲載）

注意1：受注項目や基準値などは2017年4月時点での情報であり，変更される場合もあるので各検査機関に確認のこと
注意2：他の検査機関での受注の有無については各検査機関に確認のこと

◆結石分析 【p.188】

アイデックス ラボラトリーズ（株）

検査項目名	検体量 （保存方法/保管期間）	動物種	結果の解釈 （同定成分名など）	測定法	報告日数	備考
結石分析	結石10 mg（常温）	犬，猫	分析可能成分：シュウ酸カルシウム，リン酸カルシウム，リン酸水素カルシウム，炭酸カルシウム，リン酸マグネシウムアンモニウム，リン酸水素マグネシウム，炭酸マグネシウム，ケイ酸，尿酸，尿酸アンモニウム，シスチン，タンパク質，コレステロール，デオキシコール酸，ウルソデオキシコール酸，ビリルビンデオキシコール酸，中性脂肪，多糖類	赤外分光法	5〜8日	・尿路結石以外の検体（胆石，腸管結石など）の場合は，その旨を明記すること ・結石を蒸留水で洗浄後，乾燥させてから送付すること

アドテック（株）

検査項目名	検体量 （保存方法/保管期間）	動物種	結果の解釈 （同定成分名など）	測定法	報告日数	備考
結石定量検査	10 mg	—	含有成分を%表示	—	約7日	—

※詳細は問い合わせのうえ，確認のこと

（株）サンリツセルコバ検査センター

検査項目名	検体量 （保存方法/保管期間）	動物種	結果の解釈 （同定成分名など）	測定法	報告日数	備考
結石鑑別	結石10 mg（常温）	なし	含有成分を%表示	IR法	6〜9日	—

※詳細は問い合わせのうえ，確認のこと

日本ヒルズ・コルゲート(株)

検査項目名	検体量 (保存方法 / 保管期間)	動物種	結果の解釈 (同定成分名など)	測定法	報告日数	備 考
尿路結石定量分析	ケシの実サイズ(ゴマ種の半分)があれば測定可能(常温)	犬, 猫	・ストルバイト, シュウ酸カルシウム(一水和物／二水和物), リン酸カルシウム, 炭酸アパタイト, リン酸カルシウムアパタイト, リン酸水素カルシウム, 尿酸アンモニウム, 尿酸ナトリウム, 尿酸, キサンチン, シスチン, シリカ, 炭酸カルシウムなどの組成比率(%)を報告 ・肉眼的観察や割面の観察により複合結石と疑われる場合, 最大4層まで各層ごとの組成を分析	偏光顕微鏡法, 赤外分光法およびエネルギー分散型X線分光法, X線結晶解析法など	約3週間	・ミネソタ大学附属尿石センターと連携したサービスのため, アメリカへ送付した尿石サンプルは返却不可。ミネソタ尿石センターのアプリでミネラル組成の予測が可能。詳細はホームページを参照のこと(http://www.hills-vet.com) ・血液, 尿などで濡れているもの, 尿石以外のものは検査不可

富士フイルム モノリス(株)

検査項目名	検体量 (保存方法 / 保管期間)	動物種	結果の解釈 (同定成分名など)	測定法	報告日数	備 考
結石分析	尿路結石 10 mg 以上(常温)	犬, 猫	シュウ酸カルシウム, リン酸カルシウム, 炭酸カルシウム, 尿酸, 酸性尿酸アンモニウム, 酸性尿酸ナトリウム, リン酸マグネシウム・アンモニウム, リン酸水素カルシウム, ケイ酸, シスチン	赤外線吸収スペクトロフォトメトリー	4日以内	―

(株)ランス

検査項目名	検体量 (保存方法 / 保管期間)	動物種	結果の解釈 (同定成分名など)	測定法	報告日数	備 考
結石分析	結石 10 mg 以上(常温)	犬, 猫, その他	組成成分の比率を%表示	IR法	7〜9日	血液などが付着している場合は, 蒸留水で付着物を落とし, 乾燥させてから送付すること

(株)LSIメディエンス

検査項目名	検体量 (保存方法 / 保管期間)	動物種	結果の解釈 (同定成分名など)	測定法	報告日数	備 考
結石鑑別	結石 10 mg(常温)	なし	設定なし(%)	IR(KBr Wafer)法	5〜8日	―

◆尿蛋白/クレアチニン比（UP/C）【p.199】

アイデックス ラボラトリーズ(株)

検査項目名	検体量 (保存方法/保管期間)	動物種	評価または基準値	測定法	報告日数	備考
尿中蛋白/クレアチニン比(UPC)	中間尿 0.5 mL（冷蔵）	犬，猫	犬：<0.5 猫：<0.4	ピロガロールレッド法/ザルコシンオキシダーゼ・色素法	0～2日	検体は採取してから3日以内に到着するように送付すること

(株)ヒストベット

検査項目名	検体量 (保存方法/保管期間)	動物種	評価または基準値	測定法	報告日数	備考
尿蛋白/尿クレアチニン比	尿 2 mL（冷蔵）	犬，猫	犬：<0.5，猫：<0.4	CM法	1～2日	糸球体機能のモニターに有用

※検査の所要日数（報告日数）は，土日祝日を含まない日数となるので注意すること

富士フイルム モノリス(株)

検査項目名	検体量 (保存方法/保管期間)	動物種	評価または基準値	測定法	報告日数	備考
尿中タンパク/クレアチニン比(UPC)	尿 1 mL（冷蔵）	犬，猫	犬：<0.5，猫：<0.4	比色法/酵素法	即日	－

(株)ランス

検査項目名	検体量 (保存方法/保管期間)	動物種	評価または基準値	測定法	報告日数	備考
尿蛋白/クレアチニン比(UPC)	尿 1 mL（冷蔵）	犬，猫	犬：<0.5，猫：<0.4	ピロガロールレッド法/酵素法	1～3日	－

(株)LSIメディエンス

検査項目名	検体量 (保存方法/保管期間)	動物種	評価または基準値	測定法	報告日数	備考
尿蛋白/クレアチニン比(UP/C)	尿 0.5 mL（冷蔵）	犬，猫	犬：≦0.3，猫：≦0.6	計算法	1～3日	－

◆尿中アルブミン/クレアチニン比（UA/C）【p.200】

富士フイルム モノリス(株)

検査項目名	検体量 (保存方法/保管期間)	動物種	評価または基準値	測定法	報告日数	備考
尿中微量アルブミン/クレアチニン比（UAC）	尿 1 mL（冷蔵）	犬，猫	犬：0.08 未満 猫：0.02 未満	ラテックス凝集法/酵素法	2日以内	－

◆細菌培養同定・薬剤感受性試験 【p.202】

アイデックス ラボラトリーズ(株)

検査項目名	検体量 (保存方法 / 保管期間)	動物種	結果の解釈	測定法	報告日数	備 考
塗抹鏡検	詳細は問い合わせのうえ，確認のこと	犬，猫	詳細は問い合わせのうえ，確認のこと	グラム染色	2～4日	・検査材料の塗抹標本を作製し，顕微鏡検査により細菌および細胞の存在，種類や数，貪食の有無を確認 ・グラム染色により微生物形態（グラム染色性，球菌，桿菌，酵母など）を確認し，迅速な報告が可能
一般(好気)培養同定	詳細は問い合わせのうえ，確認のこと	犬，猫	詳細は問い合わせのうえ，確認のこと	用手法およびAMS法	3～10日	培養は原則として「種」まで同定。菌によっては「属名」で報告する場合もあり
嫌気性培養同定	詳細は問い合わせのうえ，確認のこと	犬，猫	詳細は問い合わせのうえ，確認のこと	嫌気チェンバー培養法	6～16日	嫌気ポーター使用にて検体送付
薬剤感受性	詳細は問い合わせのうえ，確認のこと	犬，猫	詳細は問い合わせのうえ，確認のこと	微量液体希釈法（一部はK-Bディスク法）	3～10日	―

(株)サンリツセルコバ検査センター

検査項目名	検体量 (保存方法 / 保管期間)	動物種	結果の解釈	測定法	報告日数	備 考
嫌気培養	詳細は問い合わせのうえ，確認のこと	犬，猫	詳細は問い合わせのうえ，確認のこと			―
一般細菌セット	尿または膿，耳漏，血液，便，その他	犬，猫	詳細は問い合わせのうえ，確認のこと			―
感受性MICセット	尿または膿，耳漏，血液，便，その他	犬，猫	詳細は問い合わせのうえ，確認のこと			MIC報告に対応した一般細菌検査セット

スペクトラム ラボ ジャパン(株)

検査項目名	検体量 (保存方法 / 保管期間)	動物種	結果の解釈	測定法	報告日数	備 考
becSCREEN	専用スワブに尿などを十分量採材（冷蔵 / 可能な限り速やかに検査）	犬，猫	詳細は問い合わせのうえ，確認のこと	MICおよびMBEC	10日前後	冷蔵，発払いにて送付。一般の細菌培養同定，薬剤感受性試験としても利用可能。同定された菌により検査期間が前後することがある

細菌培養同定・薬剤感受性試験

富士フイルム モノリス(株)

検査項目名	検体量 (保存方法 / 保管期間)	動物種	結果の解釈	測定法	報告日数	備考
一般細菌培養同定	尿，胸水，腹水，膿，耳漏，眼脂，鼻汁，呼吸器分泌物など(冷蔵)	犬，猫	詳細は問い合わせのうえ，確認のこと	培養法	7日以内	—
培養後薬剤感受性試験	—	犬，猫	詳細は問い合わせのうえ，確認のこと	ディスク法	2日以内	本試験は上記の一般細菌培養同定後に検査

(株)ランス

検査項目名	検体量 (保存方法 / 保管期間)	動物種	結果の解釈	測定法	報告日数	備考
好気性培養同定	尿(冷蔵/1週間)	犬，猫，その他	詳細は問い合わせのうえ，確認のこと		4～7日	滅菌スピッツあるいはスワブにて送付すること。真菌培養同定も同時受付可
嫌気性培養同定	尿(冷蔵)	犬，猫，その他	詳細は問い合わせのうえ，確認のこと		4～7日	スワブあるいは嫌気ポーターにて送付すること
薬剤感受性試験	—	犬，猫，その他	詳細は問い合わせのうえ，確認のこと	KB法	5～8日	薬剤感受性試験は細菌培養同定後の検査となる

(株)LSIメディエンス

検査項目名	検体量 (保存方法 / 保管期間)	動物種	結果の解釈	測定法	報告日数	備考
一般細菌検査セット (一般細菌培養・同定) (一般細菌嫌気培養) (一般細菌感受性試験)	尿または膿，分泌物，その他(冷蔵)，血液(常温)	犬，猫，その他	詳細は問い合わせのうえ，確認のこと		3～5日	霊長類は受注不可

◆尿中コルチゾル / クレアチニン比（UCCR）【p.204】

(株)ヒストベット

検査項目名	検体量 (保存方法 / 保管期間)	動物種	評価または基準値	測定法	報告日数	備考
尿コルチゾール /クレアチニン比	尿2 mL(冷蔵)	犬，猫	犬，猫：＜13	CLIA/CM法	1～2日	ストレスのない自然排尿検体を使い，副腎皮質機能亢進症の予備診断と治療のモニターに有用

※検査の所要日数(報告日数)は，土日祝日を含まない日数となるので注意すること

富士フイルム モノリス(株)

検査項目名	検体量 (保存方法 / 保管期間)	動物種	評価または基準値	測定法	報告日数	備考
尿中コルチゾール /クレアチニン比(UCC)	尿1 mL(冷蔵)	犬	1.35×10^{-5} 未満	CLEIA法 /酵素法	即日	—

自己免疫,薬物動態

Chapter 5

Chapter 5-1

直接クームス試験
抗核抗体（ANA）
犬リウマチ因子
抗アセチルコリンレセプター（AChR抗体）
咀嚼筋炎抗体
犬抗アストロサイト自己抗体

Introduction

　自己免疫疾患は，自己の抗原（また時には外来抗原）に対して免疫が過剰にはたらくことにより，それら抗原をもつ自己の臓器に対して傷害を起こす疾患の総称である。その傷害メカニズムとしては，CoombsとGellの過敏症の分類によると，抗体介在性過敏症であるⅡ型過敏症，抗体抗原免疫複合体を主体とした過敏症であるⅢ型過敏症，リンパ球の反応を主体としたⅣ型過敏症に分けられる。小動物における自己免疫疾患の診断検査として確立されているものの多くは，Ⅱ型もしくはⅢ型過敏症で原因となっている自己抗体を検出する検査がほとんどである。
　本項では，これら抗体が関与する検査についてそれぞれの特徴，使い方，解釈法などについて解説する。

直接クームス試験

概論

　クームス試験は，人では赤血球凝集試験ともいわれるように，免疫介在性溶血性貧血（IMHA）の原因となる，赤血球に対して産生された自己抗体を凝集試験によって検出する試験である[1]。対象動物の赤血球を直接利用して実施する試験が直接クームス試験であり，対象動物の血清（自己抗体を含む）と健常な動物の赤血球を用いて実施するのが間接クームス試験である。間接クームス試験は感度および特異度が高くないため，一般的に直接クームス試験が用いられている。
　IMHAは原発性および続発性（二次性）ともに赤血球に対して自己抗体が結合することにより，赤血球の破壊が生じる疾患である。実際に，IMHAの際に赤血球に結合する自己抗体は，IgG抗体やIgM抗体である（図1）。また場合によっては，IgG抗体やIgM抗体にさらに補体が結合することもある。したがって，直接クームス試験は，IgG抗体やIgM抗体，さらには補体が対象動物の赤血球に結合していることを検出する目的で行われる検査である。

●測定法

　直接クームス試験の方法は図2に示すとおりである。基本的には，生理食塩水により赤血球を洗浄した後，段階希釈したクームス試薬と混和し，一定時間インキュベートし，その後の赤血球の凝集度を評価する。凝集が認められたクームス試薬の希釈倍率を同定し，それぞれの検査機関が定めた倍率のカットオフ値によって，陽性または陰性の判断を行う。
　直接クームス試験で用いるクームス試薬とは，一般的に抗イヌ（ネコ）IgG抗体，抗イヌ（ネコ）IgM抗体，抗イヌ（ネコ）C3（補体の一部の呼称）抗体の混合物（多価抗体）を指す。これらを症例の赤血球と混和しインキュベートすると，赤血球に抗体が結合している場合，これらクームス試薬の成分が赤血球を凝集させることになる。したがって，クームス試験の感度や特異度は，これらクームス試薬の質，すなわちクームス試薬の

直接クームス試験，抗核抗体（ANA），犬リウマチ因子，抗アセチルコリンレセプター（AChR抗体），咀嚼筋炎抗体，犬抗アストロサイト自己抗体

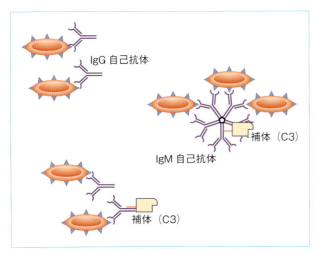

図1　IMHAにおける自己抗体
IMHAでは，赤血球上の膜蛋白に対して産生されたIgG抗体やIgM抗体が自己抗体として赤血球上に結合する。また，時にはこれら抗体に加えて補体（C3と呼ばれる成分）が結合することもある

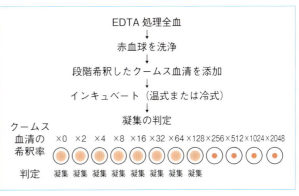

図2　直接クームス試験の手順
直接クームス試験には，EDTA処理全血を検体に用いる。最初に赤血球を生理食塩水で洗浄後，マイクロウェルプレート内で段階希釈したクームス血清に洗浄した赤血球を混和し，37℃または4℃で30分間インキュベートする。インキュベート後，マイクロウェルプレートの各ウェル内の赤血球の凝集度を比較する

発売元によるところが大きいため，それによって感度の幅が異なる。

通常，直接クームス試験のインキュベートは37℃で行われるが（温式クームス試験），一部の検査機関においては，温式と冷式の2種類の方法で実施されている。これは，単純にクームス試薬と赤血球の混和後のインキュベートを37℃で実施するか，4℃で実施するかの違いである。

実践

直接クームス試験を院内で実施している機関は，大学などを除いてそれほど多くないため，多くの病院は外注検査として検査機関に依頼している。直接クームス試験には，症例の赤血球が必要であるため，症例より採血をし，その全血を使用する。直接クームス試験は赤血球の凝集をみる試験であることから，血球の凝集を起こしやすいヘパリンは抗凝固剤としては適しておらず，EDTA処理全血を用いる必要がある。検査機関に依頼する場合，このEDTA処理全血を冷凍せずに常温または冷蔵で送付する。

●検査結果の解釈

直接クームス試験の結果は，赤血球を凝集させたクームス試薬の希釈倍率から，各検査機関の基準をもとに陽性または陰性が判断される。本検査を用いた犬のIMHAの診断の精度については数多くの報告があり，検査系により感度および特異度はバラツキがあるものの，一般的には感度は高くはない（61〜82％）が，特異度が高い（95〜100％）検査であると考えられている[2]。すなわち，陽性の場合は限りなくIMHAの診断に近いが，陰性であったとしてもIMHAを完全には否定できない，ということである。一方，猫のIMHAの診断における直接クームス試験の診断精度などの報告は，犬よりも数が少ない。IMHAの猫においては直接クームス試験陽性を示すことが多いが，その他の貧血を起こす疾患でも陽性を示すことがある[3,4]。また猫の場合，猫白血病ウイルス（FeLV）感染やMycoplasma haemofelis感染による二次性IMHAにおいても直接クームス試験陽性を示すことがあるため，注意が必要である[5]。

一般的に温式クームス試験単独よりも冷式クームス試験を同時に行うことで感度を上げることができる。すなわち，温式クームス試験で陰性である症例でも，冷式クームス試験によって陽性反応を示すことがある。また，こうした症例の場合，原発性のIMHAよりも二次性のIMHAの可能性がより高いと報告されている[6]。

管理

本検査によって診断した後，本検査を疾患の病態のモニターに使用できるか，という点について評価された報告はほとんどない。理論的には，IMHAが治療によっ

て改善し，自己抗体が減少すれば，赤血球に結合する抗体も減少するため本検査は陰転化するはずである。しかし，それについて言及された論文はなく，また免疫抑制療法をすでに実施している状況で，本検査が有効であるかどうかについても，きちんと調べられた論文はほとんどない。たとえ免疫抑制療法中であっても病状の改善が認められず，直接クームス試験は陽性のままを示す症例もいるため[2,7]，治療中であっても病状の改善が認められなければ，直接クームス試験を実施して良いのかもしれない。

各検査機関の基準値

各検査機関の基準値は p.234 を参照のこと。

抗核抗体（ANA）

概論

抗核抗体（ANA：anti-nuclear antibody）は，全身性紅斑性狼瘡（SLE：systemic lupus erythematosus）の診断の補助として用いられる検査である。SLE は，全身（複数臓器）において生じた自己免疫疾患であるが，その病態は，炎症，感染，腫瘍などによって体内で細胞の破壊が生じた際に，壊れた細胞から放出された核の成分（DNA，ヒストン，DNA 結合蛋白など）に対して免疫が過剰に反応することにより，産生された自己抗体が原因となって生じる（図3）。その核の成分に対する自己抗体を総称して抗核抗体という。

● ANA 検査の実際

実際には，それぞれ核の何らかの成分に反応して抗体が産生されるため，人医療においては ANA をさらにそれぞれの抗体が反応する成分によって，抗2本鎖DNA 抗体，抗ヒストン抗体，抗スミス（Sm）抗体，抗リボヌクレオ蛋白抗体などと細分類する。これはSLE 患者においては，その反応成分によって疾患や病態の違いがある程度判定できることが知られており，何に対して抗体が産生されているかを明らかにすることは意味があることだと考えられている。一方，犬においても，ANA が核のどの成分に反応した抗体であるかを調べた報告はいくつか存在し，病態との関連についても示唆されてはいるものの，その臨床的な意義について詳細には明らかになっていない[8]。そのため，現状はそこまで細かく分類をする必要もなく，核の成分に対する抗体（抗核抗体）が存在するかどうかのみをチェックするという意味で，検査機関においては ANA 検査のみが利用できる。

●測定法

検査機関では，症例の血清中に核の成分に対して反応する抗体が存在するかどうかを間接免疫蛍光抗体法によって検査する（図4）。すなわち，ターゲットとなる細胞（核）をスライドグラスに固定しておき，そこに段階希釈した症例の血清を添加し，インキュベートする。洗浄後，蛍光ラベルされた抗イヌ IgG 抗体を二次抗体として添加することにより，症例の血清中に ANA が存在すれば，抗イヌ IgG 抗体が結合するため，蛍光発色するという原理である。

陽性に染まった症例の血清は，その希釈率によって検査機関ごとに決定した閾値に従って，陽性と陰性の判定を行う。また，ターゲットとしては，人の ANA 検査の場合，人の喉頭癌由来培養細胞株である Hep-2 細胞が用いられるのが一般的であるが，犬でも同様の細胞を用いて ANA 検査が実施できることが報告されている[9]。

実践

ANA は，症例の血清中に核の成分に対する抗体が存在するかどうかを明らかにする検査であるため，症例の血清を採取し，冷蔵または冷凍で検査機関に送付する。先に述べたように，ANA 検査は検査機関を利用できるが，犬に対しても使用可能な人の ANA 検査用のキットが販売されているため，蛍光顕微鏡が利用可能な施設においては院内で検査することも可能である。

●検査結果の解釈

ANA 検査の結果は，ANA 陽性または ANA 陰性と判断される。ANA 検査は SLE の診断の目的で実施される検査であり，感度は報告によって異なるものの，

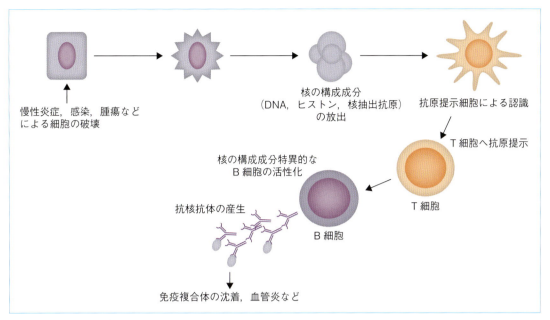

図3 抗核抗体の産生

慢性炎症,感染,腫瘍などによって体内の細胞が破壊され,核の成分が露出した際に,それらを認識するT細胞,B細胞が存在していれば,核の成分に対する抗体が産生される。これら核の成分に対する抗体を総称して抗核抗体（ANA）と呼ぶ。産生されたANAは,原因となる抗原と結合して免疫複合体をつくることで,全身性紅斑性狼瘡（SLE）の病態を起こす

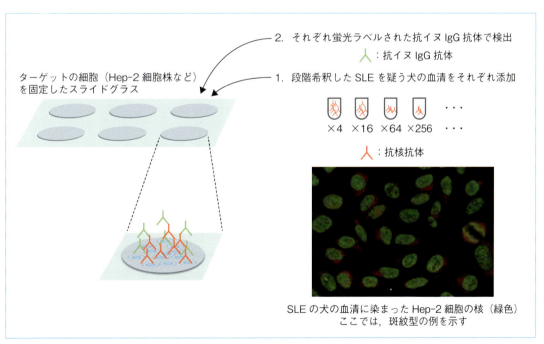

図4 抗核抗体の検査（犬の一例）

ターゲットとなる細胞（Hep2細胞株が使用されることが多い）に対して段階希釈した症例（犬）の血清を添加し,一定時間インキュベートする。蛍光ラベルされた抗イヌIgG抗体を添加することで,血清中のANAを検出する。作製したスライドグラスは,蛍光顕微鏡下で観察することにより緑色に染まった核として検出でき,それらの染色パターンによって分類されることもある

SLEの犬の97〜100％で陽性を示すと報告されている[10]。しかし，「ANA陽性＝SLE」ということには決してならないことに注意しなくてはならない。*Bartonella vinsonii* subsp. *berkhoffii*，*Ehrlichia canis*，*Leishmania infantum* などの感染症に罹患した動物などでは，ANA陽性を示すことがあるため[11]，ANA陽性の解釈は特に注意を要する。また健常動物においても，一定の割合でANA陽性を示す動物が存在することから，あくまでも自己免疫疾患が存在する動物において本検査を実施するべきであり，自己免疫疾患があるかどうか分からない状況で，本試験を実施し判断に用いるのは危険である。Smeeらは，SLEを示唆するような臨床症状や臨床病理学的な異常がない場合，ANA検査は有用ではないが，2つ以上の主症状を認め（表1），ANA検査で陽性を示す場合は，自己免疫疾患があることを強く示唆していると報告している[12]。

一方で，ANA陰性を示した場合も，必ずしもSLEを除外できるわけではない。動物のSLEの診断基準自体は明確ではなく，犬のSLEの診断基準自体様々なものが存在し，ゴールドスタンダードな診断方法というものが統一されていない[10]（表1[12]には一例を示す[13,14]）。表1にあるように，ANAが陽性を示すことは診断基準の1つに含まれているが，それ以外にも自己免疫疾患が複数存在していることを示唆する所見が重要となることが読み取れる。一方，この診断基準を使用すると，ANA陰性の場合は「SLEの可能性が高い」という判定にはなるが，決してそれはSLEを否定するものではなく，複数の自己免疫疾患が存在する場合は，たとえANA陰性であってもSLE「様」の病態として厳重に管理していく必要があるということである。したがって，SLEであるかどうか，ANAが陽性であるかどうか，というよりは，自己免疫疾患が複数存在することをいかにうまく治療していくか，それらをどのようにモニターしていくかの方がはるかに重要である。

さらに，ANA検査が陽性であった場合，その核の染色パターンの特徴によって均一型（homogeneous staining pattern），斑紋型（speckled staining pattern）などに分類することが可能である（図4）。小動物のANA検査においても，検査機関によってはその判断を行っているところはあるが，実際にその核判定自体がどういった病態と結びついているかについてはまだ十分な情報がない。しかし，Hanssonらによると，均一型の場合は多臓器における臨床症状や貧血を示すことが多く，斑紋型の場合は骨格筋疾患や発熱などを示すことが多いと報告されているため[15]，今後詳細に検討されればこうした情報による疾患分類なども可能となるかもしれない。

猫ではもともとSLEの発生がまれであり，またANA検査についての報告もほとんどないため，現状では検査を実施することは可能ではあるものの，結果の解釈について多くの情報はない。特にFeLV感染症や猫伝染性腹膜炎（FIP）で陽性が出ること，健常猫と罹患猫で抗体価の明確な区別が難しいことなどから利用価値についても未だ疑問が残る[16]。ただし，甲状腺機能亢進症のプロピルチオウラシルによる治療中にANAが陽性になりSLE様症状を示すことがあることを付け加えておく。

表1　SLEの診断基準とその一例

参考文献12より引用・改変

SLEの確定診断	2つの主症状＋血清学的検査が陽性
	1つの主症状＋2つの副症状＋血清学的検査が陽性
SLEの可能性が高い	1つの主症状＋血清学的検査が陽性
	2つの主症状＋血清学的検査が陰性

以下に一例を示す。主症状，副症状，血清学的検査の結果により総合的に判断する。ここで示すLE細胞試験は現在あまり行われない検査であり，血清学的検査はANAを用いるのが一般的である

参考文献13，14より引用・改変

主症状	副症状	血清学的検査
多発性関節炎	不明熱	抗核抗体（ANA）
SLEに一致する皮膚症状	中枢神経系の症状	LE細胞試験
糸球体腎炎	口腔内潰瘍	
多発性筋炎	リンパ節腫大	
溶血性貧血	心膜炎	
血小板減少症	胸膜炎	
好中球減少症		

管理

ANAをSLEの診断以後のモニターに用いたという報告はない。これを用いて病勢マーカーにするよりも，個々の疾患の症状の管理に重点を置く必要がある。

各検査機関の基準値

各検査機関の基準値はp.234を参照のこと。

犬リウマチ因子

概論

犬リウマチ因子検査は，犬の関節リウマチの診断に用いる検査である。犬の関節リウマチの発生率は，人と比較すると非常に少なく，免疫介在性多発性関節炎のうちの3%であり，臨床的に用いられることはそれほど多くはない。

関節リウマチは，免疫介在性の多発性関節炎のうち関節のびらんを起こす疾患であり，免疫学的に関節の破壊を伴う疾患である。ウイルスや細菌などの微生物感染などに伴ってIgG抗体が産生され，IgG抗体のFc部分が何らかの原因によって変性する。変性IgG抗体が外来抗原と認識されると，変性IgG抗体に対して自己抗体（主にIgM型）が産生される。この自己抗体がリウマチ因子である（図5）。こうして産生された自己抗体と変性IgG抗体からなる免疫複合体は，関節内で炎症反応を引き起こし，それによって関節の破壊が生じると考えられている。

●測定法

リウマチ因子の検出は，古くはローズワーラー試験（図6a）によって行われていたが，最近は比濁法やELISA法など様々な方法が開発され，検査機関によって異なる方法で検出されている。ローズワーラー試験は，ウサギIgGで感作したヒツジ赤血球と段階希釈した症例の血清を混和し，リウマチ因子が血清中に存在すると感作赤血球が凝集することで判断するという試験である。ラテックス凝集反応でも簡易的に検査を実施可能であるが，ラテックス凝集反応の場合，再現性に乏しく，特異性が低いためおすすめできない。そのほか，ローズワーラー試験に代わる検査としてはELISAを用いた検査が利用でき，それを用いた検査を実施している機関が多い（図6b）。

実践

●適用

犬リウマチ因子の検査が必要となるのは，跛行，発熱，関節の腫脹や痛みなどの徴候が認められたり，多発性の関節炎を疑うような場合である。犬関節リウマチの明確な診断基準はないが，人の診断基準をもとに判断されることが多い（表2）。表2に示すとおり，その中の1つの基準としてリウマチ因子が陽性であることが組み込まれている。したがって，犬リウマチ因子の検査は診断基準の中の1つの条件であり，これが陽性であることのみで関節リウマチと診断できるわけではない[17]。

リウマチ因子は，症例の血清中にある自己抗体を検出するための検査であるため，症例より血清を採取し，冷蔵で検査機関に送付する。リウマチ因子の多くはIgM抗体であり，凍結によって活性を失う可能性があるため，送付は冷凍ではなく，冷蔵が好ましい。

●検査結果の解釈

本検査結果は，検査機関ごとの基準に基づいて陽性または陰性として得られる。本検査は感度，特異度ともに高くなく，一般的に関節リウマチの犬の40～75%がリウマチ因子の検査結果で陽性を示すと考えられている。リウマチ因子は，健常犬では陽性を示すことはあまりないが，SLEの症例の一部では陽性を示すことが時々ある。また，もともとリウマチ因子は，抗原に結合して露出した抗体の一部分に対して産生された抗体であるため，免疫複合体が持続的に生じるような疾患，すなわち慢性炎症などの場合には，リウマチ因子が形成されやすく，偽陽性が生じてしまう。以上のことから，関節リウマチの診断は，リウマチ因子が陽性であることに頼ら

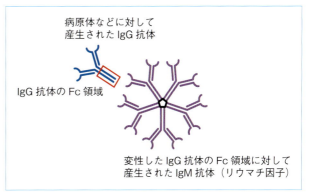

図5 リウマチ因子
ウイルスなどの病原体に対して産生されたIgG抗体の定常領域（Fc）部分が，何らかの原因により変性し，そこを異物と認識した体が産生したIgM抗体がリウマチ因子である

Chapter 5　自己免疫，薬物動態

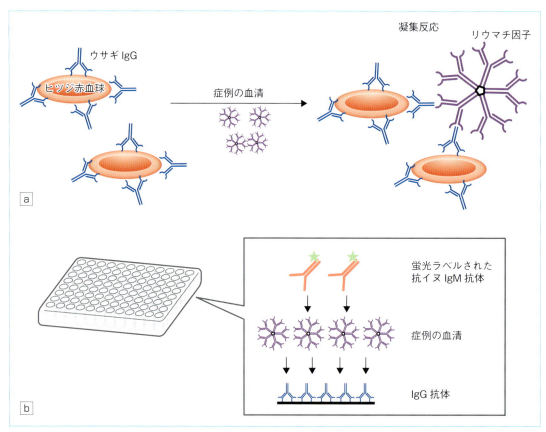

図6　リウマチ因子の検査
リウマチ因子の検査は古典的にはローズワーラー試験（a）によって実施されてきた。ローズワーラー試験は，ウサギIgGで感作したヒツジ赤血球に症例の血清を加え，症例由来血清中のIgM抗体でヒツジ赤血球が凝集するかどうかを判断する検査である。一方，近年より簡便な方法としてELISAを用いた方法が実施されることが多い（b）。ELISA法では，マイクロウェルプレートにIgGを固相化しておき，症例の血清を添加する。血清中にIgM抗体が存在すれば，固相化したIgGに結合する。さらに蛍光ラベルした抗イヌIgM抗体を添加することで，リウマチ因子の存在を証明可能である

表2　犬関節リウマチの診断基準
ゴールドスタンダードとなる犬関節リウマチの診断基準はなく，人の関節リウマチの診断基準などを応用したものが多い。ここにはその一例を示す。1～11のうち，5つが満たされた場合に診断できる。また1～5では関節症状は少なくとも6週間は続き，7，8，10のうち2つは満たす必要があると考えられている。また，これらは犬の関節リウマチに特異的と考えられている

1	休息後のこわばり
2	少なくとも1つの関節で痛みや圧痛がある
3	少なくとも1つの関節で腫脹がある（骨の増生のみによらない）
4	3カ月以内に少なくとも他の1つの関節で腫脹がある
5	対称的な関節の腫脹
6	骨の突出部位，伸筋表面，もしくは関節近傍の皮下結節
7	関節リウマチに典型的なX線画像上の破壊を伴う変化
8	血清リウマチ因子の凝集試験で陽性
9	関節液のムチン沈殿が少ない
10	滑膜の特徴的な病理学的な変化
11	肉芽腫性病巣を示す結節の特徴的な病理学的な変化

ず，先述した関節リウマチの診断基準に基づいて総合的に判断をする必要がある。

管理

関節リウマチと診断した後のモニターとしてリウマチ因子を使用するという報告はない。関節リウマチの進行については，臨床症状，関節の変化，急性相蛋白（CRP）の値などによって総合的にモニターしていく必要がある。

各検査機関の基準値

各検査の機関の基準値はp.234を参照のこと。

抗アセチルコリンレセプター（AChR）抗体

概論

抗アセチルコリンレセプター（AChR）抗体の検査は、重症筋無力症の診断に用いられる。神経筋接合部における神経終末から産生されるアセチルコリンが、筋肉側のAChRに結合することで筋肉の収縮は行われる。重症筋無力症は、そのAChRに対して自己抗体が産生され、アセチルコリンの効果が得られなくなり、筋肉の収縮が効率よく行えなくなることで症状が生じるⅡ型過敏症による疾患である（図7）。したがって、本抗体を検出することは、本疾患に罹患していることを直接的に証明できる方法である。

測定法

血清中に存在するAChRに対する抗体は、主にAChR中の細胞外領域に対して産生されているため、AChRに対する反応性によって抗体価を測定する。しかし、AChR抗体は、組み換え蛋白やペプチド、変性したAChRには反応しないため、筋肉より抽出した自然な状態のAChRとそれに結合する性質のあるα-bungarotoxinを放射性同位元素の^{125}Iでラベルした混和物に症例の血清を混ぜ、それらを免疫沈降することによって、最終的に放射線免疫定量法でAChRに対する抗体の量を測定する（図8）。

実践

本検査は、AChRに対する自己抗体を検出するが、種特異性が高いため、人の検査系は利用できず、犬または猫それぞれに対して用意された検査系を用いる。また、その方法は少し煩雑であり、国内で動物用に検査を実施しているところはない。しかし現在は、アイデックス ラボラトリーズ（株）または（株）ヒストベットに送付すれば、海外で検査してもらうことが可能である。

血清中に存在する抗AChR抗体を検出する検査のため、症状などから重症筋無力症を疑う場合は症例の血清を採取し、それらを検査機関に送付する。

検査結果の解釈

本検査は、重症筋無力症の診断の検査としては、非常に精度の高いものであり、重症筋無力症の犬の多くで陽性を示すため非常に有用な検査である。一方、わずかではあるが重症筋無力症でも本検査で抗体価が検出されない症例が存在する（血清陰性の重症筋無力症）。そうした場合は、病態の非常に早期でまだ抗体価が十分に上がっていない可能性、ステロイドなどの免疫抑制剤を使用したために抗体価が下がっている可能性などを考慮する。一方、それらを考えたうえでも重症筋無力症を強く疑うようであれば、診断に一致する臨床症状があることに加え、テンシロン試験、筋電図検査などによって診断する。また、抗体価と症状の程度に相関はないため、抗体価が高いからといって病状が悪いことを示唆しているわけではない。

猫において重症筋無力症は犬ほど一般的ではないが、まれな疾患というわけではない。猫においても犬と同様に検査することが可能である。猫では、AChR抗体で陽性を示す症例の26％、別の報告では重症筋無力症の猫の52％において前胸部に腫瘤が認められたとの報告があり[18]、犬では3％にしか前胸部に腫瘤が認められないのに対して、頻度が高いことに注意する。

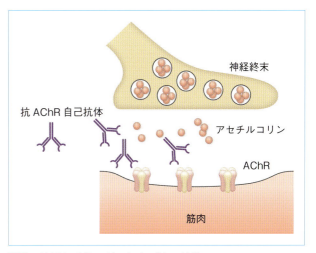

図7　抗アセチルコリンレセプター抗体
重症筋無力症では、筋肉に存在するアセチルコリンレセプター（AChR）に対して自己抗体が産生され、AChRに結合することでアセチルコリンがAChRに結合できなくなり、筋肉の収縮が生じなくなることで症状を呈する

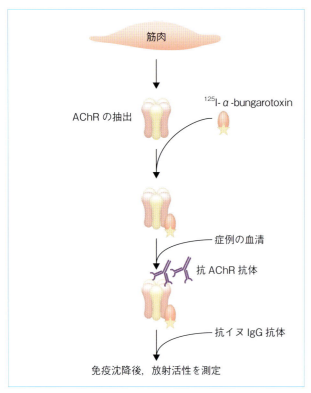

図8　抗アセチルコリンレセプター抗体の検出方法
筋肉からアセチルコリンレセプター（AChR）を抽出し，それに対して親和性をもつα-bungarotoxin（^{125}I でラベル）を結合させ，さらに症例の血清を加える．抗イヌ IgG 抗体で免疫沈降することにより，最終的に抗イヌ IgG 抗体に含まれる放射線活性を測定し，抗 AchR 抗体を定量する

管理

　本検査は，重症筋無力症の診断時に用いる．重症筋無力症は，免疫抑制療法で治療される場合もあるが，一般的には筋の収縮を促す目的でピリドスチグミンなどにより治療されることが多い．犬の重症筋無力症の多くは治療中に自然寛解することが多く，その場合は抗体価が徐々に減少してくることが知られている[19]．2〜3カ月ごとに抗体価を測定することで，自然寛解するかどうかのモニターにも使用可能である．

各検査機関の基準値

　各検査機関の基準値は p.235 を参照のこと．

咀嚼筋炎抗体

概論

　咀嚼筋炎抗体は，咀嚼筋炎の診断に用いられる検査である．咀嚼筋炎は，犬において主に認められるⅡ型過敏症である．咀嚼筋炎の病態は，咀嚼筋（顎二腹筋，咬筋，側頭筋，翼突筋）のみに存在する特殊な筋線維の型である 2M 型筋線維に対して自己抗体が産生されて生じるⅡ型過敏症である．自己抗体が結合した咀嚼筋には炎症が生じるため，症例は初期には炎症による痛みを感じ，開口困難などが認められ，また病状が進行すると筋肉に萎縮がみられるようになる．したがって，これら特徴的な臨床症状が確認された場合には，本検査を実施する．

● 測定法

　抗 2M 型筋線維抗体の抗体価は，古くは免疫組織化学染色によって行われていたが，現在は側頭筋の蛋白を用いた通常の ELISA 法によって行われる．それらの咀嚼筋炎の診断の感度および特異度は，85〜90％，100％とそれぞれ非常に高く，診断に非常に有用な検査である[20, 21]．咀嚼筋炎の自己抗体が認識する蛋白は，咀嚼筋に特異的なミオシンの重鎖と軽鎖およびミオシン結合蛋白 C ファミリーの蛋白であると報告されており[22]，これら抗体は，多発性筋炎などの他の疾患では検出されないことから，非常に特異度が高い検査となっている．

実践

　実際の検査は，症例の血清中に存在する抗2M型筋線維抗体を検出することであるため，本疾患を疑う場合，症例の血清を採取し，それらを検査機関に送付するのみである。

● **検査結果の解釈**

　本疾患と一致した臨床症状が認められ，本検査において陽性が認められた場合，咀嚼筋炎と診断される。しかし，偽陰性がわずかに生じる可能性がある。免疫抑制剤を投与されていた場合や，線維化により筋線維自体が失われているような咀嚼筋炎の末期においては，抗体が検出されない可能性もある。

各検査機関の基準値

　各検査機関の基準値は p.235 を参照のこと。

〈水野拓也〉

参考文献

1) Wardrop KJ. Coombs' testing and its diagnostic significance in dogs and cats. *Vet Clin North Am Small Anim Pract*. 2012 Jan, 42(1): 43-51.
2) Overmann JA, Sharkey LC, Weiss DJ, et al. Performance of 2 microtiter canine Coombs' tests. *Vet Clin Pathol*. 2007, 36: 179-183.
3) Kohn B, Weingart C, Eckmann V, et al. Primary immune-mediated hemolytic anemia in 19 cats: diagnosis, therapy, and outcome (1998-2004). *J Vet Intern Med*. 2006, 20: 159-166.
4) Tasker S, Murray JK, Knowles TG, et al. Coombs', haemoplasma and retrovirus testing in feline anaemia. *J Small Anim Pract*. 2010, 51: 192-199.
5) Tasker S, Peters IR, Papasouliotis K, et al. Description of outcomes of experimental infection with feline haemoplasmas: copy numbers, haematology, Coombs' testing and blood glucose concentrations. *Vet Microbiol*. 2009, 139: 323-332.
6) Warman SM, Murray JK, Ridyard A, et al. Pattern of Coombs' test reactivity has diagnostic significance in dogs with immune-mediated haemolytic anaemia. *J Small An Pract*. 2008, 49: 525-530.
7) Caviezel LL, Raj K, Giger U. Comparison of 4 direct Coombs' test methods with polyclonal antiglobulins in anemic and nonanemic dogs for in-clinic or laboratory use. *J Vet Intern Med*. 2014 Mar-Apr, 28(2): 583-591.
8) Bremer HD, Lattwein E, Renneker S, Lilliehöök I, Rönnelid J, Hansson-Hamlin H. Identification of specific antinuclear antibodies in dogs using a line immunoassay and enzyme-linked immunosorbent assay. *Vet Immunol Immunopathol*. 2015 Dec 15, 168(3-4): 233-241.
9) Hansson H, Trowald-Wigh G, Karlsson-Parra A. Detection of antinuclear antibodies by indirect immunofluorescence in dog sera: comparison of rat liver tissue and human epithelial-2 cells as antigenic substrate. *J Vet Intern Med*. 1996 Jul-Aug, 10(4): 199-203.
10) Chabanne L, Fournel C, Rigal D, Monier J-C Canine systemic lupus erythematosus II. Diagnosis and Treatment. *Comp Cont Cduc Pract Vet*. 1999, 21: 402-421.
11) Smith BE, Tompkins MB, Breitschwerdt EB. Antinuclear antibodies can be detected in dog sera reactive to Bartonella vinsonii subsp. berkhoffii, Ehrlichia canis, or Leishmania infantum antigens. *J Vet Intern Med*. 2004 Jan-Feb, 18(1): 47-51.
12) Smee NM, Harkin KR, Wilkerson MJ. Measurement of serum antinuclear antibody titer in dogs with and without systemic lupus erythematosus: 120 cases (1997-2005). *J Am Vet Med Assoc*. 2007 Apr 15, 230(8): 1180-1183.
13) Marks SL, Henry CJ. *In*: CVT update: Diagnosis and treatment of systemic lupus erythematosus. Kirk's Current Veterinary Therapy XIII Small Animal Practice. Bonagura JD, ed. WB Saunders, Philadelphia. 2000, pp. 514-516.
14) Bennett D. Immune-based non-erosive inflammatory joint disease of the dog. 1. Canine systemic lupus erythematosus. *J Small Anim Pract*. 1987, 28: 871-889.
15) Hansson-Hamlin H, Lilliehöök I, Trowald-Wigh G. Subgroups of canine antinuclear antibodies in relation to laboratory and clinical findings in immune-mediated disease. *Vet Clin Pathol*. 2006 Dec, 35(4): 397-404.
16) Gershwin LJ. Antinuclear antibodies in domestic animals. *Ann. N.Y. Acad. Sc*. 2005, 1050: 364-370.
17) Innes JF. Arthritis. *In*: Veterinary Surgery: Small Animal, 1st ed. Tobias KM and Johnston SA, ed. Elsevier Saunders. 2012, pp.1103-1104.
18) Hague DW, Humphries HD, Mitchell MA, Shelton GD. Risk Factors and Outcomes in Cats with Acquired Myasthenia Gravis (2001-2012). *J Vet Intern Med*. 2015 Sep-Oct, 29(5): 1307-1312.
19) Shelton GD, Lindstrom JM. Spontaneous remission in canine myasthenia gravis: implications for assessing human MG therapies. *Neurology*. 2001, 57: 2139-2141.
20) Melmed C, Shelton GD, Bergman R, Barton C. Masticatory muscle myositis: pathogenesis, diagnosis, and treatment. *Compend Contin Educ Pract Vet*. 2004, 26: 590-605.
21) Shelton GD, Cardinet III GH, Bandman E. Canine masticatory muscle disorders: a study of 29 cases. *Muscle Nerve*. 1987, 10: 753-766.
22) Wu X, Li Z-f, Brooks R, et al. Autoantibodies in canine masticatory muscle myositis recognize a novel myosin binding protein-C family member. *J Immunol*. 2007, 179: 4939-4944.

犬抗アストロサイト自己抗体

概論

犬の脳脊髄液（CSF）中の抗アストロサイト自己抗体は，犬の壊死性髄膜脳炎（necrotizing meningoencephalitis：NME）の診断マーカーとして，2008年頃から臨床的に利用されてきた。

犬の特発性髄膜脳炎の分類の歴史

犬ではジステンパーウイルス感染症やネオスポラ症など，中枢神経系（CNS）への感染因子の侵入による髄膜炎・脳炎が存在するが，それをはるかに超える頻度で非感染性の髄膜脳炎が存在する。最も古くから知られてきたのは肉芽腫性髄膜脳脊髄炎（granulomatous meningoencephalomyelitis：GME）であり，巣状型，播種型，眼型の3タイプに分類される。

NMEは1990年以降に報告されるようになった，比較的新しい疾患である。NMEはパグ，チワワ，マルチーズ，シー・ズー，ペキニーズ，ポメラニアン，パピヨンなど，限られた小型犬種に発生する。特にパグでは発生頻度が高く「パグ脳炎」という異名でも知られている。壊死性白質脳炎（necrotizing leukoencephalitis：NLE）はヨークシャー・テリアやチワワに発生する脳炎であり，当初はNMEの亜型として扱われていたが，2005年以降は独立した疾患として扱われるようになった。しかし，非常に最近では，犬のGME，NME，NLE，そして感染因子が特定されない他の髄膜脳炎は「病因不明の髄膜脳炎（meningoencephalitis from unknown etiology）」としてまとめて扱うことが提唱されてきている。このため，犬の特発性脳炎の分類は今後大きく再構成されるかもしれない。

抗アストロサイト自己抗体の概要

1999年，UchidaらはNMEに罹患したパグのCSF中に，アストロサイト（星状膠細胞）に対する自己抗体が存在することを報告した[1]。その後の筆者らの研究により，この抗アストロサイト自己抗体はNMEの犬のほぼ100％で陽性となり，他のCNS疾患では陽性率が低いことが示された[2]。つまり，抗アストロサイト自己抗体はNMEのマーカーになりうることが示された。抗アストロサイト抗体の標的抗原は，アストロサイトのグリア線維性酸性蛋白質（GFAP）とトランスグルタミナーゼ2（または6）であることが分かっている[3]。

測定法

検査機関では，抗アストロサイト自己抗体は，犬またはマウスの大脳凍結切片上での間接免疫蛍光法（IFA）によって検査されている（図9）。

実践

抗アストロサイト自己抗体の臨床応用

抗アストロサイト自己抗体の試料はCSFに限られる。血漿や血清では非特異反応のために正確な検査が不可能である。したがって，ほとんどの症例では麻酔下で脳MRI検査（またはCT検査）を実施する際に，同時に採取したCSFが検査に供される。

抗アストロサイト自己抗体はNME以外の症例でも陽性になることがある（GMEおよびNLEの5％程度，脳腫瘍の3％程度）。また，健康なパグの15％程度でも陽性となる。したがって，抗アストロサイト自己抗体をNMEの診断に応用するには，必ず脳MRI検査の所見（大脳皮質の壊死・軟化）を確認しておく必要がある。

NME以外の犬で抗アストロサイト自己抗体が陽性になった場合の臨床的意義は不明であり，特にCNS疾患の予後や病態に大きく影響することはないようである。筆者は，健康なパグで陽性になった場合でも，その後にNMEを発症した例は経験していない。一方，NME好発犬種で抗アストロサイト自己抗体が陰性であった場合は，NMEは否定的である（陰性的中率はきわめて高い）。

各検査機関の基準値

各検査機関の基準値はp.236を参照のこと。

まとめ

犬抗アストロサイト自己抗体検査は，日本のみで行わ

直接クームス試験，抗核抗体（ANA），犬リウマチ因子，抗アセチルコリンレセプター（AChR抗体），咀嚼筋炎抗体，犬抗アストロサイト自己抗体

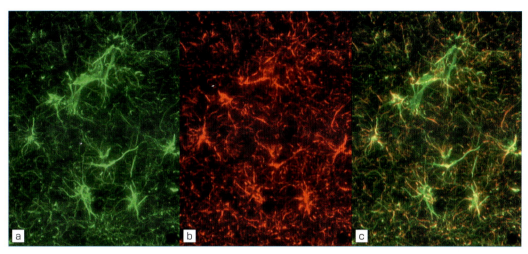

図9　抗体反応の様子
犬の大脳凍結切片にNME症例の脳脊髄液を反応させた間接免疫蛍光法（a），同じ切片をアストロサイトのマーカーであるグリア線維性酸性蛋白質（GFAP）に対する抗体で染色したもの（b），そしてaとbを重ねたもの（c）。NME症例の脳脊髄液に存在する抗体が，アストロサイトに反応していることが観察できる

れており，世界的なコンセンサスの得られた検査ではない。しかし，NMEの診断あるいは否定には有用な検査であると考えられる。

（松木直章）

参考文献

1) Uchida K, Hasegawa T, Ikeda M, et al. Detection of an autoantibody from Pug dogs with necrotizing encephalitis (Pug dog encephalitis). *Vet Pathol*. 1999, 36(4): 301-307.
2) N Matsuki, et al. Prevalence of Autoantibody in Cerebrospinal Fluids From Dogs With Various CNS Diseases. *J Vet Med Sci*. 2004, 66(3): 295-297.
3) M Tanaka, et al. Transglutaminase 2: A Novel Autoantigen in Canine Idiopathic Central Nervous System Inflammatory Diseases. *J Vet Med Sci*. 2012, 74(6): 733-737.

Chapter 5-2　ゾニサミド　フェノバルビタール　臭化カリウム

─ Introduction ─

てんかんは，犬でよくみられる中枢神経疾患の1つである。「アニコム家庭どうぶつ白書2013[1]」によれば，国内の犬のてんかん有病率（多くは特発性てんかんだと考えられる）は，犬全体の約1.3％と見積もられている。その中で，イタリアン・グレーハウンドとボストン・テリアの有病率はいずれも4％台であり，国内のてんかん好発犬種といえる。猫では，犬と比較するとてんかんの有病率は低く，猫全体の0.3〜0.5％程度と見積もられている。内訳としては脳炎や脳腫瘍による症候性てんかんが多く，特発性てんかんは少ない。

犬・猫ともに，特発性てんかんに対しては，抗てんかん薬を用いて発作を予防する内科療法が一般的である。また，症候性てんかんでは脳炎や脳腫瘍といった基礎疾患の治療が主体となるが，臨床症状としてのてんかん発作をコントロールする目的で抗てんかん薬が使用される。小動物獣医療で広く用いられている抗てんかん薬のうち，ゾニサミド，フェノバルビタール，臭化カリウムについては多くの検査機関が血中濃度測定を受託している。

本項では，これら3つの抗てんかん薬について，薬物血中濃度の検査を含めた使用法を解説する。なお，小動物獣医療では，他にもレベチラセタム，ガバペンチン，プレガバリン，ジアゼパムなどの抗てんかん薬やマイナートランキライザーが使用されるが，これらの薬物の血中濃度検査は一般的ではないので，本項では割愛する。

てんかんに対する薬剤の選択

● 犬の場合

特発性てんかんの犬では，ゾニサミドを第一選択薬にすると良い。ゾニサミドは，犬の特発性てんかんの治療薬として承認され，動物用医薬品として市販されている。犬の特発性てんかんに対するゾニサミドの有効性は十分に高く，十分な用量で長期投与しても臓器障害などの重篤な副作用が少ない。この特長から，犬の特発性てんかん治療では「発作ゼロ・副作用ゼロ」を目指すことが容易になった。また，ゾニサミド単剤では発作が十分にコントロールできない犬でも，臭化カリウムを併用することで抗てんかん作用の増強が期待できる。ゾニサミドと臭化カリウムの併用療法もまた，重篤な副作用が少ない優れた治療法である。

一方，脳炎や脳腫瘍を基礎疾患とする症候性てんかんでは，筆者はフェノバルビタールを第一選択薬としている。症候性てんかんの症例では，基礎疾患の増悪や脳圧上昇などにより，てんかん重積を起こすことがしばしばある。筆者は，てんかん重積の治療にはペントバルビタールの持続点滴を好んで用いている。もともとフェノバルビタールを投与していた犬では，同じバルビツール系薬剤であるペントバルビタールの効果が予測しやすいというメリットがある。同様に，ペントバルビタールでてんかん重積を脱した犬では，その後のフェノバルビタールの投与量が設定しやすく，効果も予測しやすい。フェノバルビタールには肝毒性があるため，特発性てんかんの犬に使用することはためらわれるが，筆者は症候性てんかんの犬ではデメリットを超えたメリットがあると考えている。

● 猫の場合

猫では，特発性てんかんと症候性てんかんのいずれの場合も，フェノバルビタールが第一選択薬として使用される。その理由として，猫では犬よりもフェノバルビタールの副作用が現れにくいことや，フェノバルビタールが古くから使用されているため，効果が予想しやすいことが挙げられる。近年は猫の特発性てんかんにゾニサミドが応用されつつある。猫に対するゾニサミドの使用は，抗てんかん作用はフェノバルビタールとほぼ同等であるが，副作用として食欲不振が現れやすい欠点がある。何らかの副作用のためフェノバルビタールが使用できない猫には，ゾニサミドは良い代替薬である。

抗てんかん薬の血中濃度に影響する因子

てんかんの薬物療法を長期間にわたって安全かつ有効に行うためには，適切なタイミングを選んで抗てんかん薬の血中濃度をモニタリングする必要がある。例えば，同じ体重の犬に同じ用量の抗てんかん薬を投与したとしても，薬剤の生物学的利用率や代謝能，併用薬の影響などにより，血中濃度の上がり方には個体差がある。

ゾニサミドは，主として未変化体として腎臓から排泄され，一部が肝臓で代謝される。このため，腎機能が低下した動物ではゾニサミドの排泄が遅延し，血中濃度が上昇する可能性がある。フェノバルビタールは肝臓のチトクローム酵素を誘導し，その酵素によって自らが代謝される。したがって，肝機能の低下している動物ではフェノバルビタールの代謝が遅延し，血中濃度が上昇する可能性がある。臭化カリウムの臭化物イオンは腎臓で排泄されるため，多飲多尿の動物では血中濃度が上がりにくい場合がある。

すでに何らかの薬物療法が行われている動物に，新規で抗てんかん薬の投与を開始する場合は，薬物相互作用に注意しなければならない。例えば，チトクローム酵素を阻害する薬剤（エリスロマイシン，クラリスロマイシン，クロラムフェニコール，ケトコナゾール，イトラコナゾールなど）とフェノバルビタールを併用すると，フェノバルビタールの代謝が遅延して血中濃度が中毒域まで上昇する可能性がある。また，フェノバルビタールが薬物代謝酵素を誘導することにより，肝代謝を受ける他の薬物の血中濃度が低下する可能性がある。ゾニサミドは肝臓の薬物代謝酵素を誘導しないが，チトクローム酵素阻害物質によって血中濃度が影響される可能性がある。臭化カリウムは，利尿剤など腎機能に影響を与える薬物によって血中濃度が影響される可能性がある。

抗てんかん薬の血中濃度測定

抗てんかん薬の血中濃度を測定することが望ましいのは，主に次のタイミングである。

- 抗てんかん薬を開始したとき
- 抗てんかん薬の投与量を変更したとき
- 抗てんかん薬の副作用と考えられる症状が現れたとき
- 他の併用薬を開始したとき

● 抗てんかん薬を開始したとき

抗てんかん薬を開始量（表）で投与した場合，ゾニサミドは5日，フェノバルビタールは10～14日で血中濃度が定常化（安定）する（図）。これらの薬剤は定常化してから血中濃度を測定する。定常化したゾニサミドやフェノバルビタールの血中濃度は，ピーク（頂点）とトラフ（底）を1日2回ずつ繰り返している。採血と検査に適切なのはトラフの時間帯（投薬から8～12時間後：

表　抗てんかん薬の投与量

薬剤	開始量	最大投与量
ゾニサミド	犬：2.5～5.0 mg/kg，1日2回 猫：1.25～2.5 mg/kg，1日2回	10 mg/kg/回程度 10 mg/kg/回程度
フェノバルビタール	犬：2.0～3.0 mg/kg，1日2回 猫：1.0～2.0 mg/kg，1日2回	6.0 mg/kg/回程度 6.0 mg/kg/回程度
臭化カリウム	犬：20～40 mg/kg，1日1回 猫：使用しない	血中濃度と効果により増減

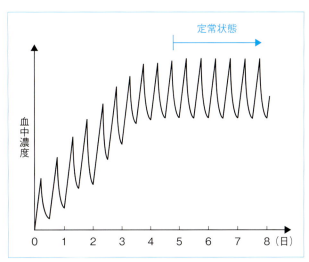

図　ゾニサミドを1日2回投与開始したときの血中濃度の模式図

投与開始からほぼ5日後に血中濃度が定常状態となる

あるいは次の投薬の前）である．しかし，これらの薬剤は動物体内での半減期が十分に長く，ピークとトラフの血中濃度に極端な差がないため，採血時間を厳密に設定する必要はないという意見もある．採血後は，検査機関の指示に従って血清または血漿を分離し，適切に保管し，検査を依頼する．

　薬物血中濃度は，依頼する検査機関の治療域（基準範囲）を目安とする．ただし，血中濃度が治療域未満であっても，てんかん発作が消失し，治療が有効だと考えられる場合には，あえて抗てんかん薬を増量する必要はない．逆に，開始量の抗てんかん薬を投与しているにも関わらず，血中濃度が治療域を超えて中毒域に達している場合は，その症例の薬剤代謝能力に重大な問題が隠れていると考えられるため，投与を中止して他の薬剤に切り換える必要がある．

　臭化カリウムは血中濃度の定常化に2〜4カ月を要する．このため，血中濃度は投与開始から少なくとも3〜4週間経過してから測定する．それ以前に血中濃度を測定するのはほぼ無意味である．

●抗てんかん薬の投与量を変更したとき

　抗てんかん薬が開始量で有効であり，発作が消失すれば，投与量の変更は必要ない．しかし，発作を繰り返す場合には，十分な効果が得られるまで抗てんかん薬を漸増する．抗てんかん薬の投与量を変更した場合も，ゾニサミドは5日，フェノバルビタールは10〜14日で血中濃度が定常化するので，定常化してから血中濃度を測定する．何らかの理由で抗てんかん薬を減量した場合も同様である．

●抗てんかん薬の副作用と考えられる症状が現れたとき

　抗てんかん薬を投与中に副作用と考えられる症状が現れた場合には，念のため血中濃度を測定すると良い．同じ投与量を継続していても，何らかの理由で薬剤の代謝が変化し，血中濃度が中毒域に達しているかもしれない．あるいは，血中濃度は適切であり，副作用を否定して他の理由を考える材料になるかもしれない．しかし，例えばフェノバルビタール不耐性の犬でみられる壊死性皮膚炎のように，投与量が少量でも副作用が現れる可能性はいつも考慮しなければならない．

●他の併用薬を開始したとき

　抗てんかん薬を使用中の動物に，他の薬物投与を開始したら，数日後に抗てんかん薬の血中濃度を測定すると良い．特に，チトクローム酵素を阻害する薬物（前述）や，チトクローム酵素を誘導する薬物（グルココルチコイド，オメプラゾールなど）は，ゾニサミドやフェノバルビタールの血中濃度に影響する可能性がある．

各検査機関の基準値

　各検査機関の基準値は p.236 を参照のこと．

まとめ

　抗てんかん薬は数カ月から数年にわたって連続投与されるため，適切なタイミングで血中濃度を測定し，副作用を避けながら適切な効果を得ることが重要である．

（松木直章）

参考文献
1) アニコム　家庭どうぶつ白書 2013.〈https://www.anicom-page.com/hakusho/book/pdf/book_131118.pdf〉2017 年 6 月現在.

Chapter 5-3　ジゴキシン

Introduction

薬物治療では，薬物相互作用によって血中濃度が予測より増加あるいは減少することで，薬物の効果を過小評価したり，副作用を過大評価してしまうケースがある。適切な治療を行うためには，十分な知識を得て他の薬剤との相互作用について考慮することが大切である。特に血中濃度が変動しやすい性質をもつ薬剤は，容易に中毒を起こしやすいことから，使用の際は十分な注意が必要となる。

本項では，古くから心不全の治療薬として臨床現場で利用されているジギタリス製剤であるジゴキシンについて解説する。

概論

ジギタリスは，ゴマノハグサ科あるいはオオバコ科に分類されるヨーロッパ，北東アフリカ〜中央アジア原産の植物である。ジギタリスは，心臓病治療薬の1つである強心配糖体（糖，ステロイド，ラクトンの3つから構成される）として今日まで広く知られている。強心配糖体のうち，糖にジギトキソース（2位と6位の糖鎖にヒドロキシ基を有さない）をもつものをジギタリス配糖体として特に区別している。現在獣医療では，ジギタリス製剤として，ジゴキシンとメチルジゴキシンが利用されている。近年では，ピモベンダンなどの別の作用機序を有する経口強心薬の登場により，ジゴキシンそのものの薬効範囲が見直されている。しかし，ジゴキシンは長期のデータ蓄積により得られたエビデンスからも，その重要性が変わることはない。

これらは陽性変力作用，抗不整脈作用，神経体液性因子の改善作用などを有し，様々な薬効を示す。しかしながら，本剤は薬剤の治療域濃度と中毒域濃度が接近しており，各種薬剤との相互作用などにより血中濃度が変動しやすい性質をもつため，容易に中毒を起こしやすく，使用に際してはその作用機序や適応，投薬方法，禁忌などについて十分に把握する必要がある。

● ジゴキシンの主な作用

ジゴキシンの主な作用としては以下のものが挙げられる。

心筋収縮増強作用（強心作用）

心臓に対するジゴキシンの薬理作用は，ナトリウムポンプを維持する膜結合性酵素である$Na^+ \cdot K^+$-ATPaseを阻害することによるものである。$Na^+ \cdot K^+$-ATPaseは，Naを細胞外に出し，Kを細胞内に取り込む作用をもつが，阻害されると細胞内にNaが増加する。$Na^+ \cdot K^+$-ATPaseを20〜40%抑制させることで薬理作用を発現させ，さらに別経路の$Na^+ \cdot Ca^{2+}$交換輸送系（交換機構）＊を代償的に，通常とは逆方向へ亢進させる。$Na^+ \cdot Ca^{2+}$交換機構は細胞外のNa^+が低下すると活発にはたらかなくなり，その結果，心筋細胞内のCa^{2+}が増加して，筋小胞体内へのCa^{2+}の貯蔵量が増加することになる（図）。細胞内のCa^{2+}は心収縮力を決める大きな要素であるため，心筋収縮の際に筋小胞体から放出されるCa^{2+}量が増大することで，最終的に陽性変力作用が発揮される。また，陽性変力作用により心拍出量が増加し，腎血流量も増加することで利尿作用を示す。

電気生理学的作用は，心房筋，心室筋で活動電位持続時間が短縮するため不応期が短縮する。細胞内K^+の低下から，静止膜電位が脱分極の閾値により近づくことから容易に脱分極するようになる。

自律神経に対する作用機序

迷走神経活動の亢進，そしてカテコールアミンに対する感受性の低下により心房内の伝導遅延，房室結節の不応期延長，プルキンエ線維の伝導遅延を引き起こし，上室由来の頻拍性不整脈に対し，抗不整脈作用（陰性変時作用）を発揮する。

神経体液性因子に対する作用機序

腎臓への直接作用あるいは交感神経の抑制により，血漿中レニン活性を抑制し，減弱した圧受容体を賦活化させる。また，心房性ナトリウム利尿ペプチド（ANP）の濃度を調節することで，神経体液性因子の改善作用を発揮する。

＊　$Na^+ \cdot Ca^{2+}$交換輸送系（交換機構）：細胞外のNa^+量に依存し，Na^+を細胞内へ取り込み，Ca^{2+}を細胞外に押し出すシステムをいう

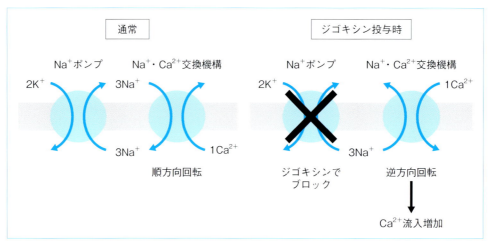

図　Na^+ポンプと$Na^+ \cdot Ca^{2+}$交換機構のしくみ

実践

●犬の場合

犬に対するジゴキシンの薬用量は，0.005〜0.02 mg/kg（日量）である。一般的には0.01 mg/kg（日量），すなわち0.005 mg/kgの1日2回の投与とし，症例の年齢，心不全の程度，合併症，栄養状態（水和状態），併用薬，来院頻度などを考慮して調節する[4,5]。特に高齢，肥満，腹水や胸水の貯留が認められる動物や嘔吐の傾向がある動物は，少ない投薬量から処方すると良い。なお，エリキシル剤は，消化管からの吸収が良い（約75〜90％が吸収される）ために常に20〜30％減量して使用する[3,5]。

犬の血清半減期は23〜39（24〜36）時間であり，12時間間隔で投与した場合，血中濃度は2〜4.5日で治療域に達する[3,5]。

●猫の場合

猫の血清半減期は33〜58時間であり，48時間間隔でのジゴキシン投与により至適血中濃度が得られ，約10日間で安定状態に達する。0.01 mg/kgを48時間間隔で投与した場合，約50％の猫で中毒症状が発現するとされるため，0.005 mg/kgを48時間間隔で投与する方法が推奨されている[2]。しかしながら，新薬も開発されている今日の状況下において，猫へのジゴキシン投与の必要性は疑問が多い。

●測定のタイミング

ジゴキシンは治療を開始して3〜5日後かつ，最終投与6〜8時間後に血中濃度を測定する。

なお，ジゴキシンは代謝を受けずに腎臓から排泄されるため，腎機能が低下した症例は体内でジゴキシンが蓄積することにより容易に中毒を起こす。心不全の動物の中には腎機能が低下した個体が多いため，血中濃度の測定は定期的（最低でも6カ月ごと，理想では3カ月ごと）に行うべきである。

●投与時の注意点と副作用

ジゴキシンの血中濃度として，2.0 ng/mL以上は中毒量（中毒域）とされる。猫においては不明な点が多い。

ジゴキシン投与後は血中濃度を測定し，以下のように投与量の調整を行う。

・2.5 ng/mL以上ならジゴキシンの投与を1〜2日間中止し，減量する。
・1.0 ng/mL以下ならジゴキシンの投与を増量する。

ジギタリス中毒の症状で，最も早期に出現するものとして食欲不振，嘔吐，下痢などの消化器症状が挙げられる。これらの症状は個体差があるが，血中濃度が2.0 ng/mL程度から出現し始め，ジゴキシンの投与中止から数日内に症状が回復する。嘔吐や悪心は，第1脳室底に存在する化学受容器引き金帯（CTZ）をジゴキシンが直接刺激することにより発生するものである。また，ジゴキシンの胃粘膜への直接作用も考えられてい

表1 投与されたジゴキシンの血中濃度が増加する病態

病態	原因	対処
腎機能低下あるいは腎不全	腎排泄の遅延	ジゴキシン用量の減量
肥満	脂肪へのジゴキシン分布がない	ジゴキシン用量の減量
悪液質	ジゴキシン分布が多い骨格筋量の減少	ジゴキシン用量の減量
腹水貯留	腹水へのジゴキシン分布が少ない	ジゴキシン用量の減量

表2 ジゴキシンと相互作用のある薬剤

薬剤名	ジゴキシンの血中濃度	相互作用
アミオダロン キニジン フレカイニド	↑	ジゴキシンの腎排泄抑制,抗不整脈効果の増強
非ステロイド系抗炎症剤	↑	ジゴキシンの腎排泄抑制
シクロスポリン	↑	ジゴキシンの腎排泄抑制
スピロノラクトン	↑	ジゴキシンの腎排泄抑制
イトコナゾール	↑	ジゴキシンの腎排泄抑制
ST合剤	↑	ジゴキシンの腎排泄抑制
ジルチアゼム	↑	ジゴキシンの腎排泄抑制
エリスロマイシン クロリスロマイシン テトラサイクリン	↑	腸内細菌叢への影響によるジゴキシン代謝の抑制,P糖蛋白質を介したジゴキシンの排泄抑制
抗コリン薬	↑	腸管蠕動運動の抑制により吸収率の増加
メトクロプラミド	↓	腸管蠕動運動の亢進によりジゴキシン吸収率の低下
スクラルファート	↓	吸着による腸管のジゴキシン吸収率の低下
水酸化アルミニウム 水酸化マグネシウム	↓	吸着による腸管のジゴキシン吸収率の低下
ビタミンD製剤		カルシウムの作用の増大
カルシウム製剤		細胞内Ca^{2+}濃度の上昇によるジゴキシン作用の増強
交感神経作動薬		頻脈型の不整脈の誘発・増強
副腎皮質ホルモン		血中カリウム濃度の低下によるジゴキシン作用の増強
ループ利尿薬		血中カリウム濃度の低下によるジゴキシン作用の増強
β遮断薬		徐脈が存在する場合はその助長

る。下痢は,ジゴキシンの作用の1つである迷走神経活動の亢進作用も関与していると考えられている。

　一方,循環器系に出現する副作用(不整脈)は,Na^+・K^+-ATPaseが60〜80％阻害されたときに生じる。不整脈には大きく徐脈型と頻脈型とに分類可能だが,ジギタリス中毒ではその両者が認められる。徐脈型では,洞結節や房室結節などに対する迷走神経活動の亢進,そしてカテコールアミン感受性の低下に起因する洞機能不全(高度の徐脈,洞停止,洞房ブロックなど)や,房室ブロックが認められる。頻脈型では,細胞内Ca^{2+}過負荷による上室,ならびに心室起源の頻拍が認められる。この細胞内Ca^{2+}過負荷により,①活動電位第4相における脱分極速度の促進と活動電位持続時間の短縮(＝自動能の亢進),②撃発活動(遅延性後脱分極)が引き起こされる。頻脈型の不整脈のうち,二段脈の出現は古くからジギタリス中毒の1つとして広く知られている。

　これらの症状は血中濃度が3.0 ng/mL程度から出現し始めるが,前述の消化器症状を伴っていることが多く,予測可能であると思われる。

管理

　高窒素血症,低カリウム血症を併発している場合や,ある種の薬剤との併用によりジギタリス中毒は発現しやすくなる。それゆえ,ジゴキシンを用いて治療を行う際には,腎機能および血清電解質の監視が重要である。一般的にBUNが50 mg/dL以上の症例には,処方を中止するか投与量を減じるなど慎重に対応すべきである。低カリウム血症では,Na^+・K^+-ATPaseによる細胞内へのK^+取り込み量がさらに減じるため,ジゴキシンの薬効が増強され,中毒が起こりやすくなる(結果的にNa^+・Ca^{2+}交換機構を通常と逆方向へと亢進させ,さらなる細胞内Ca^{2+}過負荷を引き起こす)。

　臨床で最も留意すべきことは,フロセミドをはじめとした利尿剤の併用による低カリウム血症である。高カルシウム血症や低マグネシウム血症もまた,細胞内Ca^{2+}過負荷を引き起こす原因となり,ジギタリス中毒の発現を増強させる。

　ジゴキシンの使用は,いくつかの動物の状況下(表1)あるいは薬剤(表2)により血中濃度が増強するため注意を要する。また,犬や猫においては,ジゴキシンの作用に個体差が大きいことにも注意しなければならない。

各検査機関の基準値

各検査機関の基準値は p.238 を参照のこと。

（福島隆治，山田修作）

参考文献

1) Stephen J. Ettinger, Edward C. Feldman. Textbook of Veterinary Internal Medicine. 7th ed. Saunders, USA. 2010.
2) Richard W Nelson. Small Animal Internal Medicine. 4th ed. Elsevier Health Sciences, USA. 2008.
3) Nagashima Y, et al. Plasma digoxin concentrateon in dogs with mitral regurgitaion. *J Vet Med Sci*. 2001, 63: 1199-1202.
4) 浅野隆司．2章　循環器系用薬　強心配糖体．小動物の臨床薬理学．インターズー．東京．2003．pp.76-87.
5) 尾崎博．西村亮平．小動物の臨床薬理学．文永堂出版．2003．pp.95-96.
6) Plumb D. C. et al. Plumb's Veterinary Drug Handbook. 6th ed. Wiley-Blackwell, St. Louis. 2008.

自己免疫，薬物動態検査一覧 (検査機関は五十音順に掲載)

注意1：受注項目や基準値などは2017年4月時点での情報であり，変更される場合もあるので各検査機関に確認のこと
注意2：他の検査機関での受注の有無については各検査機関に確認のこと

◆直接クームス試験 【p.214】

アイデックス ラボラトリーズ(株)

検査項目名	検体量(保存方法/保管期間)	動物種	評価または基準値	測定法	報告日数	備考
直接クームス試験	EDTA 全血 2 mL (冷蔵)	犬，猫	(−)：陰性	試験管法	0～2日	−

(株)ヒストベット

検査項目名	検体量(保存方法/保管期間)	動物種	評価または基準値	測定法	報告日数	備考
クームス検査	EDTA 全血 1 mL (冷蔵)	犬，猫	陰性	HA 法	3～5日	−

※検査の所要日数(報告日数)は，土日祝日を含まない日数となるので注意すること

富士フイルム モノリス(株)

検査項目名	検体量(保存方法/保管期間)	動物種	評価または基準値	測定法	報告日数	備考
クームステスト	EDTA 全血 1 mL (常温)	犬，猫	64 倍未満	凝集法	即日	−

◆抗核抗体（ANA） 【p.216】

アイデックス ラボラトリーズ(株)

検査項目名	検体量(保存方法/保管期間)	動物種	評価または基準値	測定法	報告日数	備考
抗核抗体(ANA)	血清または血漿 0.2 mL (冷蔵または冷凍)	犬，猫	(−)：陰性	IFA 法	2～4日	−

富士フイルム モノリス(株)

検査項目名	検体量(保存方法/保管期間)	動物種	評価または基準値	測定法	報告日数	備考
抗核抗体(ANA)	血清 0.3 mL (冷凍)	犬，猫	10 倍(−)，100 倍(−)	IFA 法	2日以内	−

◆犬リウマチ因子 【p.219】

アイデックス ラボラトリーズ(株)

検査項目名	検体量(保存方法/保管期間)	動物種	評価または基準値	測定法	報告日数	備考
犬リウマチ因子	血清 0.3 mL (冷蔵)	犬	(−)：陰性	スライド凝集反応	2～3日	−

(株)ヒストベット

検査項目名	検体量 (保存方法 / 保管期間)	動物種	評価または基準値	測定法	報告日数	備考
リューマチ因子	血清1mL(冷蔵)	犬	陰性	ELISA法	1〜2日	ステロイドあるいはNSAIDsを服用していると，検査結果に影響するおそれあり

※検査の所要日数(報告日数)は，土日祝日を含まない日数となるので注意すること

富士フイルム モノリス(株)

検査項目名	検体量 (保存方法 / 保管期間)	動物種	評価または基準値	測定法	報告日数	備考
犬リウマチ因子(RF)	血清0.3mL(冷蔵)	犬	(−)：陰性	スライド凝集法	3日以内	−

◆抗アセチルコリンレセプター（AChR）抗体 【p.221】

アイデックス ラボラトリーズ(株)

検査項目名	検体量 (保存方法 / 保管期間)	動物種	評価または基準値	測定法	報告日数	備考
アセチルコリンレセプター抗体(Ach-R抗体)検査	血清0.5mL (冷蔵または冷凍)	犬，猫	犬：0〜0.6 nmol/L 猫：0〜0.3 nmol/L	RIA法	7〜14日	−

(株)ヒストベット

検査項目名	検体量 (保存方法 / 保管期間)	動物種	評価または基準値	測定法	報告日数	備考
抗イヌアセチルコリン抗体	血清1mL(冷蔵)	犬	0〜0.6 nmol/L	IRIA法	14〜16日 (外注)	−

※検査の所要日数(報告日数)は，土日祝日を含まない日数となるので注意すること

◆咀嚼筋炎抗体 【p.222】

アイデックス ラボラトリーズ(株)

検査項目名	検体量 (保存方法 / 保管期間)	動物種	評価または基準値	測定法	報告日数	備考
犬咀嚼筋筋炎抗体	血清0.5mL (冷蔵または冷凍)	犬	100倍未満：陰性	ELISA法	7〜14日	−

(株)ヒストベット

検査項目名	検体量 (保存方法 / 保管期間)	動物種	評価または基準値	測定法	報告日数	備考
咀嚼筋筋炎抗体	血清1mL(冷蔵)	犬	陰性	HCRT法	14〜16日 (外注)	−

※検査の所要日数(報告日数)は，土日祝日を含まない日数となるので注意すること

◆犬抗アストロサイト自己抗体 【p.224】

富士フイルム モノリス(株)

検査項目名	検体量 (保存方法 / 保管期間)	動物種	評価または基準値	測定法	報告日数	備考
犬抗アストロサイト自己抗体	脳脊髄液 0.2 mL（冷蔵）	犬	（－）：陰性	IFA 法	10 日以内	－

◆ゾニサミド 【p.226】

富士フイルム モノリス(株)

検査項目名	検体量 (保存方法 / 保管期間)	動物種	評価または基準値	測定法	報告日数	備考
ゾニサミド	血清 0.3 mL（冷蔵）	犬，猫	犬：10～40 μg/mL 猫：10～30 μg/mL	HPLC 法	3 日以内	－

マルピー・ライフテック(株)

検査項目名	検体量 (保存方法 / 保管期間)	動物種	評価または基準値	測定法	報告日数	備考
ゾニサミド	EDTA 血漿	犬，猫	治療域 10～40 μg/mL	高速液体クロマトグラフィー	7 日以内	・送付方法指定なし ・血清分離剤入り採血管を使用すると，検査結果が低値となることがある

(株)ランス

検査項目名	検体量 (保存方法 / 保管期間)	動物種	評価または基準値	測定法	報告日数	備考
ゾニサミド	血清またはヘパリン血漿 0.2 mL（冷蔵）	犬，猫	犬，猫：10～40 μg/mL	LA 法	1～2 日	－

(株)LSIメディエンス

検査項目名	検体量 (保存方法 / 保管期間)	動物種	評価または基準値	測定法	報告日数	備考
ゾニサミド	血清またはヘパリン血漿 0.2 mL（冷蔵）	犬，猫	犬，猫：10～40 μg/mL（有効血中濃度）	ラテックス凝集法	1～3 日	分離剤入り容器は使用しないこと

◆フェノバルビタール 【p.226】

アイデックス ラボラトリーズ(株)

検査項目名	検体量 (保存方法 / 保管期間)	動物種	評価または基準値	測定法	報告日数	備考
フェノバルビタール	血清 0.3 mL（冷蔵または冷凍）	犬，猫	犬：15～45 μg/mL 猫：15～30 μg/mL	CLEIA 法	0～2 日	－

アドテック(株)

検査項目名	検体量 (保存方法/保管期間)	動物種	評価または基準値	測定法	報告日数	備考
フェノバルビタール (フェノバル)	血清 0.4 mL		詳細は問い合わせのうえ，確認のこと		5日	―

(株)ヒストベット

検査項目名	検体量 (保存方法/保管期間)	動物種	評価または基準値	測定法	報告日数	備考
フェノバルビタール	血清 1 mL(冷蔵)	犬，猫	犬，猫：15～40 μg/dL	CM法	1日	―

※検査の所要日数(報告日数)は，土日祝日を含まない日数となるので注意すること

富士フイルム モノリス(株)

検査項目名	検体量 (保存方法/保管期間)	動物種	評価または基準値	測定法	報告日数	備考
フェノバルビタール	血清 0.3 mL(冷蔵)	犬，猫	犬，猫：15～30 μg/mL	比色法	2日以内	―

マルピー・ライフテック(株)

検査項目名	検体量 (保存方法/保管期間)	動物種	評価または基準値	測定法	報告日数	備考
フェノバルビタール	EDTA血漿	犬，猫	治療域 15～35 μg/mL	高速液体クロマトグラフィー	7日以内	・送付方法指定なし ・血清分離剤入り採血管を使用すると，検査結果が低値となることがある

(株)ランス

検査項目名	検体量 (保存方法/保管期間)	動物種	評価または基準値	測定法	報告日数	備考
フェノバルビタール	血清またはヘパリン血漿 0.2 mL(冷蔵)	犬，猫	犬：15～45 μg/mL 猫：15～30 μg/mL	LA法	1～2日	―

(株)LSIメディエンス

検査項目名	検体量 (保存方法/保管期間)	動物種	評価または基準値	測定法	報告日数	備考
フェノバルビタール	血清またはヘパリン血漿 0.2 mL(冷蔵)	犬，猫	犬，猫：15～40 μg/mL(有効血中濃度)	ラテックス免疫比濁法	1～3日	分離剤入り容器は使用しないこと

◆臭化カリウム 【p.226】

アイデックス ラボラトリーズ(株)

検査項目名	検体量 (保存方法 / 保管期間)	動物種	評価または基準値	測定法	報告日数	備考
臭化カリウム(KBr)	血清 0.5 mL (冷蔵または冷凍)	犬, 猫	単独投与の場合：1～3 mg/mL, フェノバルビタールとの併用の場合：0.8～2.0 mg/mL	比色法	5～8日	―

(株)ヒストベット

検査項目名	検体量 (保存方法 / 保管期間)	動物種	評価または基準値	測定法	報告日数	備考
臭化カリウム(KBr)	血清(分離剤なしで) 1 mL(冷蔵)	犬, 猫	犬, 猫：1～3 mg/mL	CM法	1日	―

※検査の所要日数(報告日数)は，土日祝日を含まない日数となるので注意すること

富士フイルム モノリス(株)

検査項目名	検体量 (保存方法 / 保管期間)	動物種	評価または基準値	測定法	報告日数	備考
臭化カリウム	血清 0.3 mL(冷蔵)	犬, 猫	犬, 猫：2.0～3.0 mg/mL	比色法	2日以内	―

マルピー・ライフテック(株)

検査項目名	検体量 (保存方法 / 保管期間)	動物種	評価または基準値	測定法	報告日数	備考
臭化カリウム	EDTA血漿	犬, 猫	治療域 1～3 mg/mL	高速液体クロマトグラフィー	7日以内	・送付方法指定なし ・血清分離剤入り採血管を使用すると，検査結果が低値となることがある

◆ジゴキシン 【p.229】

アイデックス ラボラトリーズ(株)

検査項目名	検体量 (保存方法 / 保管期間)	動物種	評価または基準値	測定法	報告日数	備考
ジゴキシン	血清 0.4 mL (冷蔵または冷凍)	犬, 猫	1～2.0 ng/mL	CLEIA法	5～8日	―

富士フイルム モノリス(株)

検査項目名	検体量 (保存方法 / 保管期間)	動物種	評価または基準値	測定法	報告日数	備考
ジゴキシン	血清 0.3 mL(冷蔵)	犬, 猫	犬, 猫：0.8～2.0 ng/mL	EIA法	2日以内	―

(株)ランス

検査項目名	検体量 (保存方法 / 保管期間)	動物種	評価または基準値	測定法	報告日数	備考
ジゴキシン	血清 0.5 mL(冷蔵)	犬, 猫	基準値なし	LA法	2～4日	参考値として報告

アレルギー

Chapter 6

Chapter 6-1　アレルゲン特異的 IgE 検査　リンパ球反応検査　アレルギー強度検査

Introduction

アレルギー性疾患は，犬において非常に多く，猫においてもしばしば認められる。アレルギー性疾患は，主に皮膚，消化器，呼吸器に症状を起こすことが知られており，原因となっている抗原の同定など診断の補助として本項で取り上げるような検査が利用される。しかし，小動物（犬や猫）のアレルギー性疾患とこれら検査の有用性について十分検討されているのは，主にアレルギー性皮膚疾患のみであり，食物反応性腸症やアレルギー性呼吸器疾患については，情報がほとんどない。

本項ではそれぞれの検査について解説するとともに，臨床的な使用法について言及する。

アレルゲン特異的 IgE 検査

概論

アレルゲン特異的IgE検査は，血清中に存在するアレルゲンに対して特異的に反応するIgEを検出する検査である。IgEは，I型過敏症の原因となる抗体であり，主にアレルギーや寄生虫感染のときに産生されやすい抗体である。人医療においては，アトピー性皮膚炎などの場合に，血清中の総IgE量を測定し，そのうえでアレルゲン特異的IgE検査を行い，どういうアレルゲンに対して反応するIgE抗体が存在するのかを同定することが多い。しかし，犬の場合，血清中の総IgE量の測定と臨床的な関連が認められないため[1]，血清中の総IgE量の測定は一般的には実施されていない。そのため小動物の分野においては，アレルギー性疾患を疑い，原因抗原の同定を行いたい場合に，血清中のアレルゲン特異的IgE検査を実施する。アレルゲン特異的IgE検査と犬アトピー性皮膚炎の関連についての報告は非常に多いのに対して，アレルギー性呼吸器疾患との関連についてはほとんど報告がないが，近年，山谷らの報告では，犬の慢性鼻炎および気管支炎と診断した症例において血清アレルゲン特異的IgE検査で陽性抗原が検出されており[2]，それらの臨床的意義については今後の研究成果が待たれるところである。

●測定法

アレルゲン特異的IgE検査で用いるELISA法は，基本的には図1に示すシステムで行う。すなわち抗原をELISAプレートに固相化しておき，そこに症例の血清を添加する。症例の血清中には，アレルゲン特異的なIgE抗体はもちろんのこと，アレルゲン特異的なIgG抗体も存在していることが多いため，実際にはこれらの両方が反応して結合する。これらのうち，結合したIgE抗体のみを特異的に検出するため，IgE特異的に結合する検出用蛋白を添加し発色反応を行う必要がある。ここで重要なのは，IgE抗体のみを特異的に検出することである。すなわち，血清中のIgG抗体は，IgE抗体の30万倍ほど存在するため，IgG抗体を検出してしまうと本当のアレルゲン特異的IgE抗体の量は分からなくなってしまう。そのため，どのような検出法でIgE抗体のみを特異的に検出するかに各検査機関の工夫が存在する。IgE抗体のみを特異的に検出する方法として，抗イヌIgE抗体を用いる方法，IgE抗体と親和性の高いFcε受容体を用いる方法など，数々の方法が考案されている[3,4]。また利用する検査機関によって，同じ血清を用いたとしてもかなり検査結果の陽性率などが異なることが報告されている[5]。

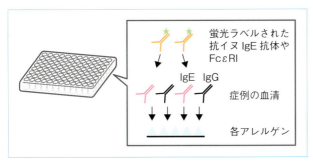

図1　血清アレルゲン特異的IgE検査
マイクロウェルプレート内のウェルに，それぞれアレルゲン抽出物を固相化しておき，症例の血清を添加する。症例の血清中には，アレルゲン特異的IgG抗体およびIgE抗体が含まれており，それらは特異的なアレルゲンに結合する。そのあと二次抗体として，蛍光ラベルした抗イヌIgE抗体や，IgEに対して親和性の高いFcε受容体を添加することで，IgE抗体のみを検出する

実践

前述のとおり，犬のアレルゲン特異的IgE検査は，血清を用いて実施するため，アレルギー性疾患を疑い，その原因アレルゲンを同定したい場合に，血清を検査機関に送付する。アレルゲン特異的IgE検査はELISA法によって行われるため，それほど難しい検査技術ではなく，複数の検査機関のものが利用可能である。しかし，実際には各検査機関ともにその検出法を工夫することによってより良い検査系を確立しているため，そこを踏まえて検査機関を選択する必要がある。

検査機関の選択性

選択のポイントは，最終的に出てくる結果として，IgE抗体の量に定量性があるかどうかである。ELISA法は，抗原抗体反応をプレート上で行い，最終的には発色反応によって出てきた色の濃さによって陽性陰性を判定する。したがって，検査実施日の検査コンディションに結果が左右されやすく，同じ血清を用いたとしても，強陽性と判断された検体が別の日に測定した場合，弱陽性に出てしまうことが生じうる。すなわち経時的な2回の診察の検査結果の量的な比較は一般的にはできない（強陽性から弱陽性になったからといって，抗体量が低下したとはいえない）。そこを改善した検査が，動物アレルギー検査（株）のアレルゲン特異的IgE「定量」検査である[4]。細かい原理は割愛するが，本検査機関の検査系は標準となる物質をスタンダードとして利用することにより，アレルゲン特異的IgEの定量性を担保できるシステムを利用している。したがって，経時的に抗体の量を比較したい場合などは本検査を利用すると良いであろう。

アレルゲン特異的IgE検査は，原因となっているアレルゲンを同定する検査であるが，血清で検査が可能なことから，皮内反応のように侵襲性（複数回の抗原の注射，毛刈り）がなく，また皮内反応と同様の検査結果を示すことが知られている[6]。また皮内反応に比較して，用いている薬剤（抗ヒスタミン剤，経口グルココルチコイド，シクロスポリン）の影響も受けにくいため[7]，利用しやすい検査である。

一方，猫の血清アレルゲン特異的IgE検査については，先述したFcεRIを用いた検査系の信頼性が高いとの報告がある[8,9]が，本検査系は現在日本では利用できない。

検査結果の解釈

アレルゲン特異的IgE検査で陽性反応が出たからといって，その動物がアレルギー性疾患をもつ，ということにはならない点に注意するべきである。健常犬でもIgE検査で陽性反応が認められることがあり，血清中にアレルゲン特異的IgEが検出されることが，症状を引き起こしていることと同義ではない，ということである。あくまでも臨床的な鑑別診断のうえ，原因抗原の同定の手段としてアレルゲン特異的IgE検査を利用するべきであり，アレルギー性疾患の診断のために用いてはならない。

また本検査から，食物抗原に対するIgEの陽性反応が認められた場合については，これら陽性反応と食物アレルギーの存在の一致率が高くないことから[10]，たとえ食物抗原に対してIgEの陽性が認められたとしても，これだけで食物アレルギーと判断することは難しく，従来どおり除去食試験によって診断をするべきである。

管理

アレルゲン特異的IgE検査によって同定した原因アレルゲンが季節性アレルゲンであった場合，原因となるアレルゲンが飛散しない時期であれば，血清中のIgE抗体価も低下することが知られており[11]，時々アレルゲン特異的IgE検査を実施することで，その時点で原因となっているアレルゲンを見直していくことも可能である。

Chapter 6　アレルギー

各検査機関の基準値

各検査機関の基準値は p.246 を参照のこと。

リンパ球反応検査

概論

リンパ球反応検査は，主に犬の食物アレルギーの原因食物の同定の補助に使用される検査である。この検査では症例の末梢血液中に，食物アレルゲンに対して反応して増殖するリンパ球が存在するかどうかを調べており[10]，それらが存在することが必ずしも食物アレルギーが存在することと同等ではないことを理解しておくべきである。

犬の食物アレルギーの診断は従来どおり，掻痒性皮膚疾患を示す犬において，掻痒を示す感染症を除外した後，厳密な除去食試験の実施によって行う。通常，除去食試験には，これまで症例が食べたことのない新奇蛋白食やアレルゲンを限定した食事，加水分解食などを用いるが，実際にはどのような食事を与えるべきか選択するのは非常に難しく，また選択したとしてもそれらを与えている間に症状が改善しない場合，選択した食事が本当に除去食になっていたのかどうか不安に思うことも多い。リンパ球反応検査はそうした場合に，除去食を選択する際の一助となりうる検査である。

測定法

測定方法は，検体である全血よりリンパ球を分離し，それらをプレート内で食物抗原とともに1週間培養する。末梢血リンパ球の中に，食物抗原に反応するリンパ球が存在する場合，1週間の培養でそれらは増殖するため，1週間後にリンパ球の増殖した割合を測定することで，検査結果が得られる（図2）。

実践

本検査は現在，動物アレルギー検査（株）でのみ実施されている。上述したように，食物アレルギーを疑う犬において，除去食試験を実施する際など原因食物を明らかにする補助として使用する。

なお，猫の食物アレルギーにおいても同様の検査系で補助的に使用できる可能性が報告されているが[12]，現在のところ商業ベースで実施はされていないため利用できない。

検体の取り扱い

本検査は，症例の末梢血リンパ球が必要となるため，症例より全血をEDTA抗凝固剤処理で採血し，それらを検査機関に依託する。検査機関では，全血よりリンパ球を分離した後培養するため，これら血液は，決して凍結させてはいけないし，検査機関におけるリンパ球分離

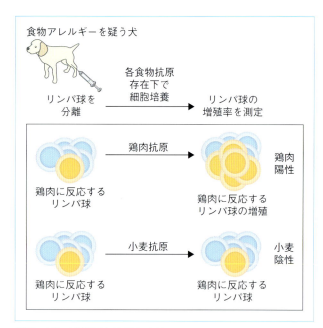

図2　リンパ球反応検査の方法
症例の末梢血よりリンパ球を分離し，各食物抗原存在をそれぞれ添加して細胞培養を行う。図には一例を示すが，例えば鶏肉に反応するリンパ球がもともと末梢血液中に含まれていた場合，鶏肉抗原とともに培養することで，それらリンパ球が増殖し，結果としてある一定の割合を超えた場合「陽性」と判断される。一方，同じリンパ球を小麦抗原と培養しても，小麦に反応するリンパ球が含まれていなければ，それらは増殖しないため，結果として増殖したリンパ球は観察されず，「陰性」と判断される

までに時間がかかってしまうとその後の検査結果に影響が出る（場合によっては結果が出ない）ため，採血後なるべく早く送付するべきである。

●**測定時の注意点**

本検査を実施するうえでの注意点としては，採血をする時点での投薬について考慮する必要がある。すなわちステロイド剤，シクロスポリンなどの免疫抑制剤などT細胞の反応性を抑えるような薬剤を用いている場合は，検査結果が十分判定可能な形で出ない可能性があるため，一旦投薬を中止してから検査を行う方が無難である。もちろん，これら薬剤を投与されている間でも陽性が出るようであれば，それらは原因食物な可能性があることはいうまでもない。

●**検査結果の解釈**

検査結果は，それぞれのアレルゲンに対して%で表示され，便宜上，1.2%未満は陰性，1.2〜1.7%は要注意，1.8%以上は陽性，とされる。結果として表される陰性，要注意，陽性はあくまでも健常犬から割り出した目安であるため，同じ陰性であっても1.0%に近い陰性と0%に近い陰性では，末梢血液中に存在する食物アレルゲンに反応するリンパ球の割合が異なることを示しているので，異なる解釈が必要である。すなわち，一般的には数字が高ければそれだけ反応するリンパ球が多く存在していることを表しているため，アレルギー性皮膚疾患の原因となっている可能性があるため注意が必要である。経験的には，要注意であればそれら食物は与えない方が無難であり，また理想的にはほとんど0に近い%を示す食物を選択する方が良い。

管理

本検査で，原因である可能性が示唆された食物は，基本的には与えない方が無難であるが，それらが必ずしも症状と結びついているとは限らないため，除去食試験を実施し適切な除去食が見つかった後であれば，陽性であった食物をひとつ1つ適切な除去食に加えていくことで，症状を呈するかどうかを判定することも可能である。

本検査は，採血の時点において末梢血中に存在する食物アレルゲンに反応するリンパ球を検出しているため，除去食を与えることによって症状の改善が認められた場合，それらの割合は低下するため，モニターに使用することも可能である[13]。一方で，検査時には陰性を示していた食物アレルゲンであるが，後にそれらを食することで陽性を示すようになることもある。この場合，陰性を示した検査の時点では，末梢血中には十分な量の反応するT細胞が存在していなかったが，それら食物アレルゲンを食するうちに，体内に残っているメモリーT細胞が反応するようになった，と考えることができる。したがって，臨床的に症状が変化した場合などは，改めて検査を実施することでそのときに反応している食物アレルゲンを明らかにすることも必要となる。

各検査機関の基準値

各検査機関の基準値は p.247 を参照のこと。

アレルギー強度検査

概論

アレルギー強度検査は，アレルギー性疾患の際に末梢血中に増加するCCR4と呼ばれる分子をもったCD4陽性T細胞の割合を検出する検査である。CCR4とはケモカイン受容体の1つであり，犬のアレルギー性皮膚疾患ではCCR4陽性のCD4陽性T細胞が，皮膚のケラチノサイトから分泌されたTARC（thymus and activation-regulated chemokine）によって誘引されることにより皮膚に浸潤すると考えられている（図3）[14]。アトピー性皮膚炎の主病因はⅠ型過敏症であり，皮膚における最初の反応は，アレルゲン特異的なIgEが肥満細胞に結合し，感作され，新たに皮膚から入ったアレルゲンがそれらIgEに結合することで肥満細胞が脱顆粒を起こし，Ⅰ型過敏症の反応が始まる。一方で，皮膚へ浸潤するリンパ球はCCR4陽性CD4陽性T細胞であり，病態への関与が示唆されている。犬アトピー性皮膚炎の症例では，末梢血中に存在するCCR4陽性CD4陽性T細胞の割合が増加することが報告されており[15]，血中に存

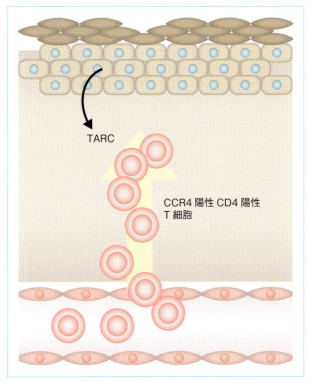

図3　アレルギー強度検査
アレルギー性皮膚炎の際に，表皮からはTARCというケモカインが産生され，血中に存在するCD4陽性CCR4陽性T細胞が皮膚に遊走し，これら遊走した細胞が皮膚に浸潤して病態形成に関与する。アレルギー性皮膚炎の犬の末梢血中においては，これらCD4陽性CCR4陽性T細胞が増加することから，これらの量を測定することでアレルギー性疾患があるかどうかの予測に使用される
参考文献14より引用・改変

在するこれらを直接検出することは，アレルギーの病態に関与するT細胞がどの程度末梢血に存在するのかを知ることになるため，アレルギーが存在するかどうかの指標として使用することができる。また，最近になってアレルギー性呼吸器疾患においても，末梢血中のCCR4陽性CD4陽性T細胞が増加している症例が存在するとの報告もある[2]。

● 測定法

検体である全血を用いて，抗ヒトCCR4抗体（イヌCCR4に反応する）および抗イヌCD4抗体でリンパ球を染色し，その割合をフローサイトメトリーで解析する。

実践

本検査は現在，動物アレルギー検査（株）でのみ実施されている。本検査では，末梢血中に存在するCCR4陽性T細胞の割合をフローサイトメトリーによって検出する必要があるため，生きたリンパ球が必要である。したがって，全血を採血し，それらの中のリンパ球が死んでしまう前に検査機関に到着する必要がある。

● 検査結果の解釈

検査結果は，末梢血CD4陽性T細胞の中でCCR4陽性のT細胞の割合がどれだけ存在するかについてパーセンテージとして示される。健常犬を用いたデータから，28.7％以下が陰性とされている。また2歳齢未満の犬では，成犬よりも値が低く出るため[16]，カットオフ値が16.3％以下を陰性と別に設定されている。本結果で陽性が出た場合，その動物はアレルギー性疾患が存在する可能性があることを表している。また尾崎らの報告[17]では，犬アトピー性皮膚炎以外の疾患の的中率が高く83％であるとのことから，この検査で陰性と出た場合，アレルギーの可能性が低いと考えることができる。したがって，アレルギー性疾患があるかどうかの指標として本検査を利用し，これによって陽性と出た場合に，アレルギー性疾患の鑑別診断をする，という形で利用すると良い。

管理

本検査はあくまでもアレルギー性疾患があるかどうかのスクリーニング検査として用いられるが，一方で経口のステロイド治療などによって症状などが改善した場合には，本検査の陽性パーセンテージが低下するようである（未発表データ）。したがって，治療の反応性のモニターとしても用いることが可能である。

各検査機関の基準値

各検査機関の基準値はp.247を参照のこと。

（水野拓也）

参考文献

1) Fraser MA, McNeil PE, Gettinby G. Studies of serum total immunoglobulin E concentrations in atopic and non-atopic dogs. *Vet Rec*. 2003 Feb 8, 152(6): 159-163.
2) Yamaya Y, Watari T. Increased proportions of CCR4(+) cells among peripheral blood CD4(+) cells and serum levels of al-

lergen-specific IgE antibody in canine chronic rhinitis and bronchitis. *J Vet Med Sci*. 2015 Apr, 77(4): 421-425.
3) Stedman K, Lee K, Hunter S, Rivoire B, McCall C, Wassom D. Measurement of canine IgE using the alpha chain of the human high affinity IgE receptor. *Vet Immunol Immunopathol*. 2001 Feb 10, 78(3-4): 349-355.
4) Okayama T, Matsuno Y, Yasuda N, Tsukui T, Suzuta Y, Koyanagi M, Sakaguchi M, Ishii Y, Olivry T, Masuda K. Establishment of a quantitative ELISA for the measurement of allergen-specific IgE in dogs using anti-IgE antibody cross-reactive to mouse and dog IgE. *Vet Immunol Immunopathol*. 2011 Feb 15, 139(2-4): 99-106.
5) Plant JD, Neradelik MB, Polissar NL, Fadok VA, Scott BA. Agreement between allergen-specific IgE assays and ensuing immunotherapy recommendations from four commercial laboratories in the USA. *Vet Dermatol*. 2014 Feb, 25(1): 15-e6.
6) Miller WH, Jr, Griffin CE. *In*: Small Animal Dermatology. 7. Campbell KL W B Elsevier St. Louis. 2013, pp.363-431.
7) Olivry T, Saridomichelakis M, International Committee on Atopic Diseases of A Evidence-based guidelines for anti-allergic drug withdrawal times before allergen-specific intradermal and IgE serological tests in dogs. *Vet Dermatol*. 2013, 24(2): 225-e249.
8) Belova S, Wilhelm S, Linek M, Beco L, Fontaine J, Bergvall K, Favrot C. Factors affecting allergen-specific IgE serum levels in cats. *Can J Vet Res*. 2012 Jan, 76(1): 45-51.
9) Diesel A, DeBoer DJ. Serum allergen-specific immunoglobulin E in atopic and healthy cats: comparison of a rapid screening immunoassay and complete-panel analysis. *Vet Dermatol*. 2011 Feb, 22(1): 39-45.
10) Ishida R, Masuda K, Kurata K, Ohno K, Tsujimoto H. Lymphocyte blastogenic responses to inciting food allergens in dogs with food hypersensitivity. *J Vet Intern Med*. 2004 Jan-Feb, 18(1): 25-30.
11) Masuda K., Sakaguchi M., Saito S., Yamashita K., Hasegawa A., Ohno K. & Tsujimoto H. Seasonal atopic dermatitis in dogs sensitive to a major allergen of Japanese cedar (*Cryptomeria japonica*) pollen. *Vet Dermatol*. 2002, 13: 55-61.
12) Ishida R, Kurata K, Masuda K, Ohno K, Tsujimoto H. Lymphocyte blastogenic responses to food antigens in cats showing clinical symptoms of food hypersensitivity. *J Vet Med Sci*. 2012 Jun, 74(6): 821-825.
13) Fujimura M, Ishimaru H. Influence of a Diester Glucocorticoid Spray on the Cortisol Level and the CCR4(+) CD4(+) Lymphocytes in Dogs with Atopic Dermatitis: Open Study. *J Vet Med*. 2014, 492735.
14) Maeda S, Okayama T, Omori K, Masuda K, Sakaguchi M, Ohno K, Tsujimoto H. Expression of CC chemokine receptor 4 (CCR4) mRNA in canine atopic skin lesion. *Vet Immunol Immunopathol*. 2002 Dec, 90(3-4): 145-154.
15) Maeda S, Ohmori K, Yasuda N, Kurata K, Sakaguchi M, Masuda K, Ohno K, Tsujimoto H. Increase of CC chemokine receptor 4-positive cells in the peripheral CD4 cells in dogs with atopic dermatitis or experimentally sensitized to Japanese cedar pollen. *Clin Exp Allergy*. 2004 Sep, 34(9): 1467-1473.
16) Yasuda N, Masuda K, Maeda S. CC chemokine receptor 4-positive CD4(+) lymphocytes in peripheral blood increases during maturation in healthy beagles. *J Vet Med Sci*. 2008 Sep, 70(9): 989-992.
17) 尾崎英二, 前田貞俊. 犬のアレルギー性皮膚炎におけるアレルギー強度検査(CCR4/CD4)の臨床的有用性に関する検討. 日本獣医皮膚科学会学術大会・総会. 2009. J-GLOBAL. ID: 200902274954904800.

アレルギー検査一覧 (検査機関は五十音順に掲載)

注意1：受注項目や基準値などは2017年4月時点での情報であり，変更される場合もあるので各検査機関に確認のこと
注意2：他の検査機関での受注の有無については各検査機関に確認のこと

◆アレルゲン特異的IgE検査 【p.240】

アイデックス ラボラトリーズ(株)

検査項目名	検体量 (保存方法/保管期間)	動物種	評価または基準値	測定法	報告日数	備考
スクリーニングアレルゲンパネル	血清0.5 mL (冷蔵または冷凍)	犬	IgE検出：そのグループに含まれるアレルゲンに特異的なIgEの存在を示唆 IgE非検出：そのグループに含まれるアレルゲンに特異的なIgEが検出されなかったことを示す	ELISA法	5～8日	一般的な4つのアレルゲングループごとにIgEを検出
スタンダードアレルゲンパネル	血清1.5 mL (冷蔵または冷凍)	犬	(＋＋＋)：強陽性 (＋～＋＋)：陽性 (－)：陰性	ELISA法	5～8日	一般的な41種のアレルゲンに対するIgEを検出
昆虫アレルゲンパネル	血清0.5 mL (冷蔵または冷凍)	犬	(＋＋＋)：強陽性 (＋～＋＋)：陽性 (－)：陰性	ELISA法	5～8日	ダニおよび一般的な10種の昆虫アレルゲンに対するIgEを検出
周辺環境アレルゲンパネル	血清0.5 mL (冷蔵または冷凍)	犬	(＋＋＋)：強陽性 (＋～＋＋)：陽性 (－)：陰性	ELISA法	5～8日	一般的な11種の環境アレルゲンに対するIgEを検出

※詳細については検査機関へ問い合わせのうえ，確認のこと

スペクトラム ラボ ジャパン(株)

検査項目名	検体量 (保存方法/保管期間)	動物種	評価または基準値	測定法	報告日数	備考
SPOT TEST	血清1.0 mL以上 (常温/1週間以内)	犬,猫,馬	詳細は問い合わせのうえ，確認のこと	ELISA法	7営業日以内	発払いで常温にて送付すること

動物アレルギー検査(株)

検査項目名	検体量 (保存方法/保管期間)	動物種	評価または基準値	測定法	報告日数	備考
アレルゲン特異的IgE検査	血清0.3 mL(冷蔵)	犬	詳細は問い合わせのうえ，確認のこと	蛍光ELISA法	3～6日	－

富士フイルム モノリス(株)

検査項目名	検体量 (保存方法/保管期間)	動物種	評価または基準値	測定法	報告日数	備考
アレルギー環境① (ダニ，カビ，虫)	血清またはヘパリン血漿0.4 mL(冷蔵)	犬,猫	(－)：陰性 (＋)または(2＋)，(3＋)，(4＋)：陽性	ELISA法	5日以内	－
アレルギー環境② (花粉)	血清またはヘパリン血漿0.4 mL(冷蔵)	犬,猫	(－)：陰性 (＋)または(2＋)，(3＋)，(4＋)：陽性	ELISA法	5日以内	－

検査項目名	検体量(保存方法/保管期間)	動物種	評価または基準値	測定法	報告日数	備考
アレルギー食物	血清またはヘパリン血漿 0.4 mL（冷蔵）	犬，猫	（−）：陰性 （+）または（2+），（3+），（4+）：陽性	ELISA 法	5 日以内	−
アレルギーセット A（環境①＋環境②）	血清またはヘパリン血漿 0.8 mL（冷蔵）	犬，猫	（−）：陰性 （+）または（2+），（3+），（4+）：陽性	ELISA 法	5 日以内	−
アレルギーセット B（環境①＋食物）	血清またはヘパリン血漿 0.8 mL（冷蔵）	犬，猫	（−）：陰性 （+）または（2+），（3+），（4+）：陽性	ELISA 法	5 日以内	−
アレルギーセット C（環境②＋食物）	血清またはヘパリン血漿 0.8 mL（冷蔵）	犬，猫	（−）：陰性 （+）または（2+），（3+），（4+）：陽性	ELISA 法	5 日以内	−
アレルギーセット D（環境①＋環境②＋食物）	血清またはヘパリン血漿 1.0 mL（冷蔵）	犬，猫	（−）：陰性 （+）または（2+），（3+），（4+）：陽性	ELISA 法	5 日以内	−

※詳細については検査機関へ問い合わせのうえ，確認のこと

(株)ランス

検査項目名	検体量(保存方法/保管期間)	動物種	評価または基準値	測定法	報告日数	備考
犬・猫アレルギー検査 36 抗原	血清 1.5 mL（冷蔵）	犬，猫	詳細は問い合わせのうえ，確認のこと	アラセプトパネルテスト	−	現在一時中止中。2017 年夏ごろ再開予定

◆リンパ球反応検査 【p.242】

動物アレルギー検査(株)

検査項目名	検体量(保存方法/保管期間)	動物種	評価または基準値	測定法	報告日数	備考
リンパ球反応検査	EDTA 加全血 1 パネルにつき 2.0 mL（冷蔵）	犬	詳細は問い合わせのうえ，確認のこと	フローサイトメトリー法	8〜10 日	採血から 3 日以内に当社に到着するように冷蔵で送付すること

◆アレルギー強度検査 【p.243】

動物アレルギー検査(株)

検査項目名	検体量(保存方法/保管期間)	動物種	評価または基準値	測定法	報告日数	備考
アレルギー強度検査	EDTA 加全血 1.0 mL（冷蔵）	犬	詳細は問い合わせのうえ，確認のこと	フローサイトメトリー法	2〜3 日	採血から 3 日以内に当社に到着するように冷蔵で送付すること

Chapter 7 腫瘍

Chapter 7-1　リンパ球表面マーカー検査

Introduction

　リンパ腫，リンパ性白血病の検査として，リンパ球表面マーカー検査（リンパ球表面マーカー解析）とリンパ球クローナリティー検査（クローナリティー解析，クローン性解析，遺伝子再構成解析）が商業的に利用できるようになり約10年が経過した。これらの検査が利用できる前は，細胞診，病理検査によるリンパ球の形態学的評価から腫瘍性増殖の有無を判別してきた。しかし，形態学的評価は診断医の経験に頼るところが大きいため，診断医により評価が異なる場合が少なからず見受けられた。また経験を積んだ診断医であっても，初期病変や高分化型リンパ腫などは診断を下すのが困難であった。
　リンパ球表面マーカー検査とリンパ球クローナリティー検査が利用できるようになってからは，形態学的評価では診断が困難な症例であっても客観的な結果が得られ，これまでと比べて一段と精度の高い診断が可能となった。また，腫瘍化したリンパ球の由来を明らかにできるため（T/B分類），予後や抗癌剤への反応を予測することも可能となった。このような利点から，リンパ腫やリンパ性白血病において両検査は，細胞診と病理検査に並ぶ検査として定着している。
　本項ではリンパ球表面マーカー検査について解説する。

概論

　細胞の表面には多種多様な蛋白質が発現しており，これらの中には表面マーカーと呼ばれるものがある。表面マーカーは cluster of differentiation の頭文字 "CD" に番号をつけて区別され，それぞれの表面マーカーを発現している細胞が特定されている（例：CD45白血球で発現）。したがって，表面マーカーが特定されれば細胞の種類が特定される。T・Bリンパ球に発現している表面マーカーとしては，図1のものがよく知られている。検査ではこれらのマーカーを蛍光標識した抗体を用いて染め分けることで，T・Bリンパ球の分類（CD3，CD21，膜型IgGの染め分け），さらにヘルパーT細胞・細胞障害性（キラー）T細胞の分類（CD4，CD8の染め分け）を行う。抗体を用いて染め分けるという点では病理検査の免疫組織化学染色と同じであるが，免疫組織化学染色は染色された細胞を診断医が主観的に判断するのに対して，リンパ球表面マーカー検査はリンパ球1個1個が特定され，各種リンパ球の割合が数値として算出されるため客観的な評価が可能である（表1）。

●測定法

　測定法は，まずスキャッタープロットという機能によ

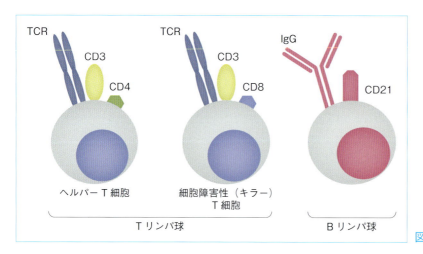

図1　リンパ球表面マーカー

表1 リンパ球表面マーカー検査の結果一覧

正常な犬のリンパ節ではTリンパ球に発現しているCD3陽性のリンパ球が70〜90％検出される。残り5〜30％のリンパ球はCD21, sIgG陽性のBリンパ球である。TリンパではCD4陽性リンパ球とCD8陽性リンパ球の割合が2〜3：1の割合で存在する。CD3, CD4, CD8陽性のリンパ球の単一増殖が検出された場合はTリンパ球の腫瘍性増殖と判定され（症例1〜3），CD21, sIgG陽性のリンパ球の単一増殖が検出された場合はBリンパ球の腫瘍性増殖と判定される（症例4）。TリンパとBリンパ球の表面マーカーが同時に検出されるリンパ球が単一に増殖していた場合，腫瘍性に増殖していると判定されるが，T/B分類はできない（症例5）

（株）ケーナインラボ調べ

表面マーカー	発現細胞	健常犬リンパ節	症例1	症例2	症例3	症例4	症例5
CD3	T細胞全般	70%	94%	94%	94%	11%	94%
CD4	ヘルパーT細胞	45%	92%	2%	2%	6%	2%
CD8	細胞障害性T細胞	25%	2%	92%	3%	5%	3%
CD21	B細胞	30%	6%	6%	6%	89%	93%
sIgG	B細胞	30%	6%	6%	6%	89%	6%
解析結果の判定		異常なし	T	T	T	B	腫瘍性増殖（T/B分類は不可）

T：Tリンパ球の腫瘍性増殖，B：Bリンパ球の腫瘍性増殖

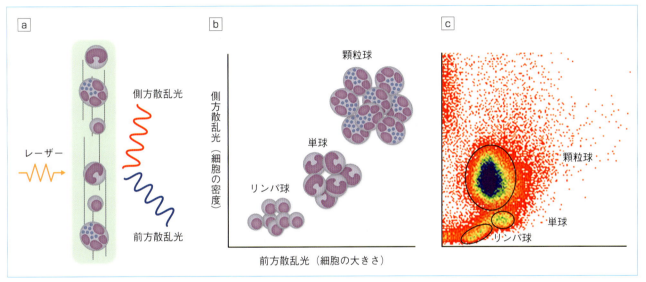

図2 スキャタープロット

a：前方散乱光と側方散乱光，b：細胞のプロット（模式図），c：細胞のプロット（実際の結果）
解析装置内で一列になって流れる細胞にレーザーを照射すると，細胞から2種類の散乱光（前方散乱光，側方散乱光）が放射される（a）。前方散乱光は細胞の大きさ，側方散乱光は細胞内構造物の複雑度合（密度）に比例して，それぞれの散乱光の強弱が変化する。前方散乱光と側方散乱光の強度に従い，細胞がグラフ上にプロットされる（b，c）。cの赤い点は細胞を表し，黄色や青で表示されている部分はプロットされた細胞が多いことを表している

り他の細胞からリンパ球が分離される。抗体と反応させた細胞を解析装置にかけると，細胞は非常に細い管の中を流れる。この状態で細胞にレーザーを照射すると，細胞から2種類の散乱光が放射される（図2a）。前方散乱光は細胞の大きさ，側方散乱光は細胞内構造物（核，ゴルジ体など）の複雑度合（密度）に比例して，それぞれの散乱光の強弱が変化する。散乱光の強度をもとに，仮想的に細胞がグラフ上にプロットされる。末梢血の解析では，グラフ上にリンパ球，単球，顆粒球（主に好中球

など）が別々の細胞集団として分離される（図2b，c）。赤血球は溶血操作により除去され，プロットされない。

次に蛍光標識された抗体により染色されたリンパ球の解析が行われる。抗体が結合したリンパ球はレーザー照射により発光する。スキャタープロットと同様に色素の色と蛍光強度をもとに，リンパ球がグラフ上にプロットされる（図3）。反応性過形成の組織では種々のリンパ球が増殖しているため，複数の種類のリンパ球集団が

Chapter 7 腫瘍

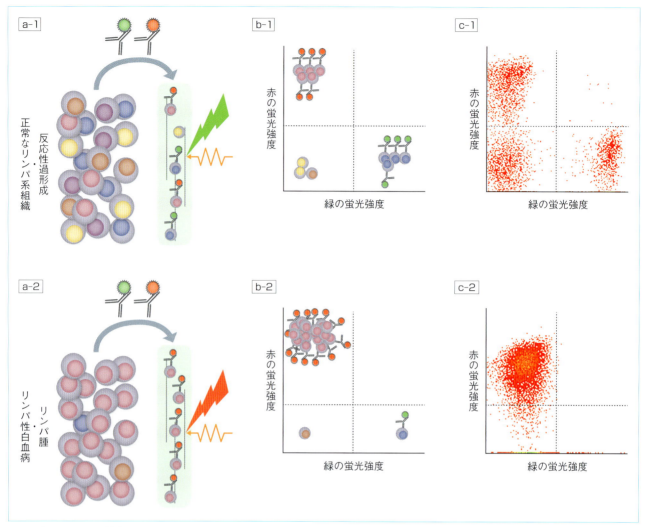

図3 表面マーカー検査
a：抗原・抗体反応／色素の発光，b：リンパ球のプロット（模式図），c：リンパ球のプロット（実際の結果）
反応性過形成や正常な組織では種々のリンパ球が存在するが（a-1），リンパ腫やリンパ性白血病では特定のリンパ球が単一に増殖している（a-2）。抗体が結合した細胞ではレーザー照射により蛍光色素が発光する。蛍光色素の色と発光強度をもとに細胞がプロットされる（b，c）。反応性過形成や正常なリンパ系組織では種々のリンパ球が存在するため，複数のリンパ球集団が検出される（c-1）。一方，リンパ腫・リンパ性白血病では同一の表面マーカーを発現した単一の集団が検出される（c-2）

検出される（図3a-1）。一方，リンパ腫（リンパ性白血病）では，腫瘍化したリンパ球が相対的に他のリンパ球よりも多いため，特定の表面マーカーを発現した単一のリンパ球集団が検出される（図3a-2）。CD3，CD4，CD8を発現したリンパ球の単一の増殖が検出された場合は，Tリンパ球の腫瘍性増殖と判定され（表1：症例1〜3），CD21，膜型IgG（sIgG）を発現したリンパ球の単一増殖が検出された場合は，Bリンパ球の腫瘍性増殖と判定される（表1：症例4）。まれに，T・Bリンパ球の表面マーカーが同時に発現しているリンパ球の単一増殖を検出することがある。この場合はリンパ球の腫瘍性増殖と判定されるが，T/B分類は困難である（表1：症例5）。

実践

●検体の取り扱い

検査が可能な検体を図4に示した。最も重要な点は「検査に用いる検体中に腫瘍化が疑われるリンパ球が存在していること」である。例えば，リンパ腫でもステージ（病期）Ⅴであれば血液による検査が可能だが，ス

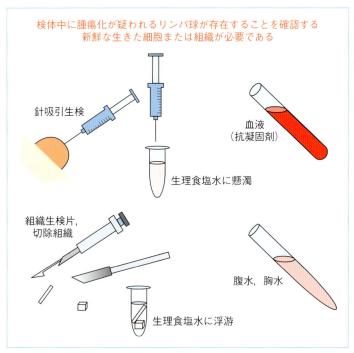

図4　検体一覧

テージVに至っていない段階で血液を用いて検査しても「異常なし」と判定される。そのため，検体中に腫瘍性に増殖していると思われるリンパ球が出現していることを確認した後に，検査することをおすすめする。また，リンパ球表面マーカー検査は生きた状態のリンパ球が必要となる。したがって，細胞診用のスライド標本，病理検査用の切片や凍結組織などは検体として適さない。さらに，検査には一定以上のリンパ球数が必要になる。多中心型リンパ腫に比べると，消化管型リンパ腫や皮膚型リンパ腫ではリンパ球の絶対数が少ないことが多く，検査が難しい場合がほとんどである。このような場合はリンパ球クローナリティー検査を検討すべきである。

● **検査結果の解釈**

検査の精度は感度・特異度の比較により行われるのが一般的である（感度とは特定の疾患に罹患している動物での陽性率，特異度とは特定の疾患に罹患していない動物での陰性率を指す）。ここでは，リンパ球表面マーカー検査の感度と特異度，検体別の検出率，そしてT/B分類の精度について考察する。

感度と特異度

表2に細胞診，病理検査により確定診断のついた症例の検査結果を示す。リンパ腫と確定診断された症例では，Bリンパ球の腫瘍性増殖と判定された割合は52.1%（61/117），Tリンパ球の腫瘍性増殖は31.6%（37/117），そしてリンパ球の腫瘍性増殖と判定されたがT/B分類ができなかった割合は2.6%（3/117）であった。リンパ球が腫瘍性に増殖していると判定された割合の合計は86.3%（101/117）であった。一方，上皮性腫瘍のリンパ節転移，肥満細胞腫，組織球性肉腫などリンパ腫以外の疾患と診断された症例では，リンパ球の腫瘍性増殖が検出された割合は0%（0/9）であった。表面マーカーが検出されない（表中の「染色されず」）割合が44.4%（4/9），異常なしが33.3%（3/9），そしてリンパ球以外の細胞が検出された割合が22.2%（2/9）であり，合計が100%（9/9）であった。「染色されず」はスキャタープロットによりリンパ球と思われる細胞が検出されたものの，いずれの表面マーカーも検出されない検体である。このような場合，何らかの異常と判定されるが単球/組織球などでも同じ結果が得られるため，検査結果のみからリンパ球の腫瘍性増殖と断定することはできない。リンパ腫以外の症例の数が少ないため，特異度については症例を積み重ねて検証する必要があるが，感度は86.3%，特異度は100%であると算出されることから，本検査が腫瘍性増殖の検出において優れた検査であるといえる。

表2 リンパ球表面マーカー検査の感度と特異度

細胞診もしくは病理検査によりリンパ腫，反応性過形成，他の疾患と確定診断された症例において，リンパ球表面マーカー検査の検出率を算出した。検体は細胞診や病理検査を行った部位と同一である
（株）ケーナインラボ調べ

診断	リンパ球表面マーカー検査	症例数	検出率	
リンパ腫[※1]	Bリンパ球	61/117	52.1%	86.3%
	Tリンパ球	37/117	31.6%	
	腫瘍性増殖だがT/B分類は不可	3/117	2.6%	
	染色されず	14/117	12.0%	
	異常なし	2/117	1.7%	
反応性過形成[※2]	Bリンパ球	0/8	0%	12.5%
	Tリンパ球	1/8	12.5%	
	腫瘍性増殖だがT/B分類は不可	0/8	0%	
	染色されず	0/8	0%	
	異常なし	7/8	87.5%	
その他の疾患[※3]	Bリンパ球	0/9	0%	
	Tリンパ球	0/9	0%	
	腫瘍性増殖だがT/B分類は不可	0/9	0%	
	染色されず	4/9	44.4%	100%
	異常なし	3/9	33.3%	
	リンパ球以外の細胞	2/9	22.2%	

※1 細胞診および病理検査によりリンパ腫と確定診断のついた症例
※2 細胞診および病理検査により反応性過形成と診断された症例
※3 上皮性腫瘍のリンパ節転移，肥満細胞腫，組織球性肉腫
Bリンパ球：Bリンパ球の腫瘍性増殖と判定された検体
Tリンパ球：Tリンパ球の腫瘍性増殖と判定された検体
染色されず：スキャタープロットによりリンパ球と判断される細胞が検出されたが，CD3，CD4，CD8，CD21，sIgG の表面マーカーが検出されなかった検体
リンパ球以外の細胞：スキャタープロットによりリンパ球以外の細胞が検出された検体

検体別検出率

検体別に検出率の比較を試みたが，リンパ腫と診断された症例のうちリンパ節以外の症例は8症例（胸水，肝臓，皮膚，消化管）に留まった。これはリンパ球表面マーカー検査にはリンパ球が 10^6 個程度必要となるが，リンパ節以外の組織ではこれだけのリンパ球を採材するのが困難なことが原因であると考えられる。実際に筆者もリンパ球が少なく検査を断念した経験が多々ある。そこでリンパ節以外の固形組織は省き，リンパ節と血液の検出率を比較した（表3）。リンパ球の腫瘍性増殖と判定された割合はリンパ節で86.2%（94/109），血液で86.2%（50/58）であった。これらの結果より，リンパ節と血液による検出率の差はないといえる。

T/B分類の精度

リンパ球表面マーカー検査と次項で解説するリンパ球クローナリティー検査の比較を表4に示す。リンパ球クローナリティー検査によりBリンパ球のモノクローナルな増殖が検出された検体で，リンパ球表面マーカー検査によりBリンパ球の腫瘍性増殖と判定された検体は91.7%（33/36）であった。一方，Tリンパ球のモノクローナルな増殖が検出された検体で，Tリンパ球の腫瘍性増殖と判定された検体は53.8%（7/13）であり，表面マーカーが染色されず腫瘍性増殖と断定できない検体は38.5%（5/13）存在した。これらの結果から，Bリンパ球の腫瘍性増殖の検出は精度が高いといえるが，Tリンパ球については腫瘍性に増殖していても「染色されず」と判定される症例が多いことが示された。「染色されず」という結果が得られた場合には，リンパ球クローナリティー検査の実施をおすすめする。

表3 リンパ節および血液における
　　リンパ球表面マーカー検査の検出率

細胞診と病理検査によってリンパ腫と診断された症例のリンパ節，細胞診によりリンパ腫（ステージV）またはリンパ性白血病と診断された症例の血液において，リンパ球表面マーカー検査の検出率を算出した
（株）ケーナインラボ調べ

組織	リンパ球表面マーカー検査	症例数	検出率	
リンパ節	Bリンパ球	58/109	53.2%	
	Tリンパ球	34/109	31.2%	86.2%
	腫瘍性増殖だがT/B分類は不可	2/109	1.8%	
	染色されず	13/109	11.9%	
	異常なし	2/109	1.8%	
血液	Bリンパ球	17/58	29.3%	
	Tリンパ球	29/58	50.0%	86.2%
	腫瘍性増殖だがT/B分類は不可	4/58	6.9%	
	染色されず	4/58	6.9%	
	異常なし	4/58	6.9%	

Bリンパ球：Bリンパ球の腫瘍性増殖と判定された検体
Tリンパ球：Tリンパ球の腫瘍性増殖と判定された検体
腫瘍性増殖だがT/B分類は不可：Tリンパ球とBリンパ球の表面マーカーが同時に検出されたリンパ球が腫瘍性に増殖していた検体
染色されず：スキャタープロットによりリンパ球と判断される細胞が検出されたが，CD3, CD4, CD8, CD21, sIgGの表面マーカーが検出されなかった検体

表4 リンパ球表面マーカー検査におけるT/B分類の精度

リンパ球クローナリティー検査によりBもしくはTリンパ球のモノクローナルな増殖と判定された検体において，リンパ球表面マーカー検査の検出率を算出した
（株）ケーナインラボ調べ

リンパ球クローナリティー検査	表面マーカー検査	症例数	割合
Bリンパ球のモノクローナルな増殖	Bリンパ球	33/36	91.7%
	Tリンパ球	0/36	0%
	腫瘍性増殖だがT/B分類は不可	1/36	2.8%
	染色されず	2/36	5.6%
Tリンパ球のモノクローナルな増殖	Bリンパ球	0/13	0%
	Tリンパ球	7/13	53.8%
	腫瘍性増殖だがT/B分類は不可	1/13	7.7%
	染色されず	5/13	38.5%

Bリンパ球：Bリンパ球の腫瘍性増殖と判定された検体
Tリンパ球：Tリンパ球の腫瘍性増殖と判定された検体
腫瘍性増殖だがT/B分類は不可：Tリンパ球とBリンパ球の表面マーカーが同時に検出されたリンパ球が腫瘍性に増殖していた検体
染色されず：スキャタープロットによりリンパ球と判断される細胞が検出されたが，CD3, CD4, CD8, CD21, sIgGの表面マーカーが検出されなかった検体

各検査機関の基準値

各検査機関の基準値はp.272を参照のこと。

まとめ

　リンパ球表面マーカー検査は，新鮮な生きたリンパ球を多く必要とするが，特徴は検査の迅速性にある。重症で直ちに治療を行いたい症例に適した検査といえる。本検査とリンパ球クローナリティー検査のどちらを優先すべきか迷われる獣医師は多いと思われるので，筆者の考えを記す。リンパ球表面マーカー検査の特徴は上述のとおりだが，リンパ球クローナリティー検査の特徴は微量で死滅した検体からでも検査が行えることである。したがって，細胞診，病理検査後の検体を追加検査として利用することができる。ただし，両検査とも感度が100%ではないため，異常を見逃す場合（偽陰性）がある。可能ならば，両検査とも行っていただきたい。細胞診および病理検査によりリンパ腫と診断された症例に対して両検査を実施すると，T/B分類が困難な症例は存在するものの，少なくともどちらか一方の検査では腫瘍性増殖を明らかにできることがほとんどである。リンパ球クローナリティー検査についてはp.256を参照し，あわせて理解を深めていただきたい。

　本項で解説したリンパ球表面マーカー検査は，犬でのみ実施されている。猫でも検査できるものの，検査に用いる抗体の問題などから精度の高い検査となっていない。筆者の所属する検査機関では依頼があれば研究用として解析することがあるものの，臨床検査としては受託していない。

（植松洋介）

Chapter 7-2　リンパ球クローナリティー検査

Introduction

リンパ球クローナリティー検査（クローナリティー解析，クローン性解析，遺伝子再構成解析）は，リンパ腫やリンパ性白血病の検査として有用である。しかし，本検査結果のみで診断することは誤診につながる可能性がある点に注意する必要があり，リンパ腫，リンパ性白血病であっても異常を検出できない症例が少なからず存在するのも事実である。そのため，細胞診，病理検査とあわせて利用する必要がある。

本項では，リンパ球表面マーカー検査と同様にリンパ系腫瘍の検査として一般的となった，リンパ球クローナリティー検査について解説する。

概論

●測定法

同一個体のDNAに暗号化されている遺伝情報は，細胞の種類による違いはなく，基本的に同じである。しかし，T・Bリンパ球には例外が存在し，一部の遺伝子がリンパ球により異なる（図1）。Tリンパ球では，抗原を認識するために発現しているT細胞レセプター（TCR：T-cell receptor）の遺伝子が，各Tリンパ球により配列の順序や長さが異なる（多様性が存在）。一方，Bリンパ球では，免疫グロブリン（Ig：immunoglobulin）遺伝子が各Bリンパ球により異なる（多様性が存在）。これらの多様性はリンパ球が分化する段階で

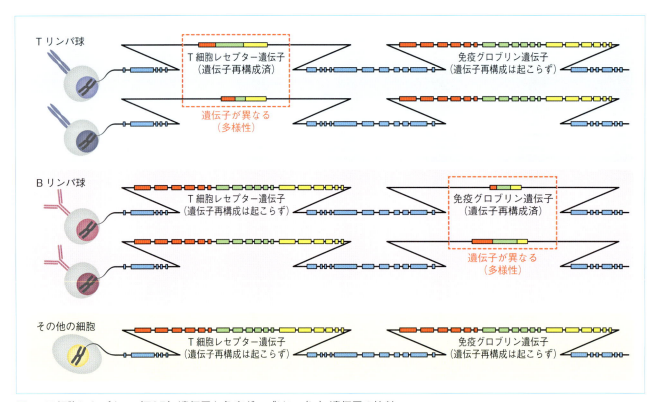

図1　T細胞レセプター（TCR）遺伝子と免疫グロブリン（Ig）遺伝子の比較

Tリンパ球では，複数のDNA断片から数個の断片が選抜されTCR遺伝子が構成されている（遺伝子再構成）。Tリンパ球では，遺伝子再構成によりつくられたTCR遺伝子が各Tリンパ球により大きさや配列順序が異なる（多様性が存在）。また，Tリンパ球がもつIg遺伝子には遺伝子再構成は起こらない。一方，Bリンパ球ではTCR遺伝子には遺伝子再構成は起こらないが，Ig遺伝子に遺伝子再構成が起こり，各Bリンパ球により異なる。T・Bリンパ球以外の細胞では，2つの遺伝子に遺伝子再構成は起こらない

遺伝子再構成という遺伝子の組み換えにより獲得され，多数の抗原を認識しうるメカニズムの1つであり，他の細胞には存在しない。

リンパ腫との鑑別が困難であることが多い反応性過形成などの非腫瘍性増殖では，組織の中で種々のリンパ球が増殖している（図2a-1）。このような増殖をポリクローナルな増殖という。一方，リンパ腫やリンパ性白血病では腫瘍化したリンパ球が他のリンパ球よりも相対的に多く，単一の細胞集団を形成している（図2a-2）。このような増殖をモノクローナルな増殖という。リンパ球がもつTCRまたはIg遺伝子を比較すると，ポリクローナルに増殖しているリンパ球集団には遺伝子に多様性が存在するのに対し，モノクローナルに増殖しているリンパ球集団は遺伝子も単一である（図2b）。リンパ球クローナリティー検査では，TCR/Ig遺伝子の多様性の有無を調べることでT・Bリンパ球のモノクローナルな増殖の有無を検出する。

●測定方法

まず，組織・細胞からDNAを抽出し，TCRとIg遺伝子をPCR（polymerase chain reaction）法により増幅する（図2c）。増幅された遺伝子は非常に目の細かい支持体の中で分離し（電気泳動：図2d），遺伝子の多様性の有無を判別する。電気泳動では短い遺伝子はスタート地点からの移動距離が長いが，長い遺伝子は支持体の網目にひっかかり移動距離が短い。ポリクローナルな増殖では様々な長さの遺伝子が移動するため，アクリルアミドの電気泳動ではDNAがスメア状に検出され，キャ

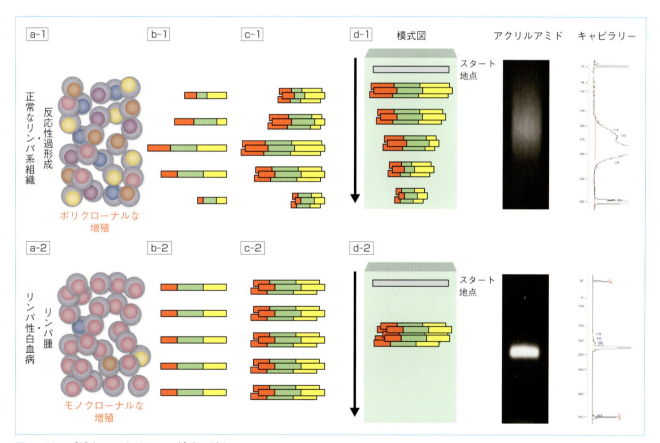

図2 リンパ球クローナリティー検査の流れ
a：リンパ球の増殖, b：TCR/Ig遺伝子, c：PCR, d：電気泳動
反応性過形成や正常なリンパ系組織ではリンパ球がポリクローナルに増殖し，リンパ腫やリンパ性白血病ではモノクローナルに増殖している（a）。ポリクローナルなリンパ球集団ではTCR/Ig遺伝子に多様性が存在するが，モノクローナルなリンパ球集団では同一である（b）。これらの遺伝子をPCRにより増幅し（c），電気泳動により増幅された遺伝子を大きさに従い分離する（d）。ポリクローナルに増殖している反応性過形成または正常なリンパ系組織では増幅された遺伝子が支持体全体に広がるため，アクリルアミドではスメア状，キャピラリーでは裾野の長い山状のピークが検出される（d-1）。モノクローナルに増殖しているリンパ腫やリンパ性白血病では，増幅された遺伝子の長さが同じであるため支持体内の同じ位置に移動し，アクリルアミドでは単一，キャピラリーでは鋭いピークが検出される（d-2）

Chapter 7　腫瘍

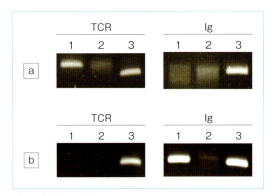

図3　検査の結果
1：症例，2：陰性対照，3：陽性対照
a：症例（レーン1）のTCRに単一のバンドが検出されているが，Igには検出されていない。この結果よりTリンパ球のモノクローナルな増殖（腫瘍性増殖）と判定される
b：TCRには検出されずIgに単一バンドが検出されていることから，Bリンパ球のモノクローナルな増殖（腫瘍性増殖）と判定される

ピラリー電気泳動では裾野がなだらかなピークが検出される。一方，モノクローナルな増殖では増幅された遺伝子の長さが同じであるため，支持体内での移動距離がすべて同じになる。アクリルアミドでは単一のバンドが検出され（複数本検出されることもある），キャピラリーでは裾野がない鋭いピークが検出される。ほとんどの症例ではアクリルアミドの電気泳動によりモノクローナルな増殖の有無を判別できるが，一部の症例では判別に迷う場合がある。このような場合にはキャピラリー電気泳動により判別が可能となる場合があるが，すべての検査施設で利用できるものではないため注意が必要となる。

電気泳動によりTCR遺伝子に単一の増幅が検出された場合（多様性が存在しない），Tリンパ球がモノクローナルに増殖していると判定され（図3a），Ig遺伝子に単一遺伝子の増幅が検出された場合は，Bリンパ球がモノクローナルに増殖していると判定される（図3b）。

（植松洋介）

実践

●検体の一般的な注意点

原則として，腫瘍細胞が存在すればリンパ球クローナリティー検査に用いるサンプル（検体）は何でも良い（図4）。なるべく多くの腫瘍細胞が存在することを確認すべきである。一般的に末梢血，生検組織片，針吸引生検（FNA）スライドグラス，胸水，腹水，脳脊髄液などが用いられ，ホルマリン固定パラフィン包埋切片を用いることも可能である[1-3]。

いずれのサンプルにおいても，腫瘍細胞の数がなるべく多く，正常組織や正常リンパ球の混在は少ないことが望ましい[4]。特にポリクローナル集団である非腫瘍性リンパ球が多く混在している検体は，クローナリティー反応が不明瞭になってしまうことがあるので注意が必要である。

●検体の取り扱い

末梢血

末梢血を検体として利用する場合は，腫瘍細胞が顕微鏡検査で検出されている症例のものが望ましい。顕微鏡検査で腫瘍細胞が検出されなくともクローナリティーが陽性に出ることはあるが，現実的には顕微鏡で観察したリンパ球のクローナリティー反応をみるのが妥当である。抗凝固剤はETDAまたはヘパリンのどちらでも良いが，両方あるならEDTAを用いるという程度の認識で良い。ただし，ヘパリンはPCRの阻害因子なので，検査機関に送付する際にはヘパリン添加血液であることを明記すべきだろう。

末梢血は，冷蔵あるいは冷凍保存のうえ検査機関に送付する。低温の方がDNAは良好に保存される。

生検組織片

各種の方法で採材された組織片を使用する。2〜3 mm角もあれば十分である。内視鏡生検の場合，生検鉗子（2.0/2.8 mm）の大きさは問わない。病理検査用としてホルマリン溶液に浸漬する前に，採材組織の小片を冷蔵あるいは冷凍保存しておけば良い。内視鏡生検組織では，ろ紙への貼り付けに失敗したような粘膜片あるいは細切れになってしまった粘膜片をかき集めたものでも良い。

なお，粘膜片をスライドグラスにて圧迫塗抹した標本も利用できる。圧迫して塗抹した標本を十分に乾燥させ，染色後，未封入のまま常温で検査機関に送付することができる。未封入の場合は紫外線などによりDNAが劣化するため，1〜2週間以内に検査に使用すべきである。

FNA塗抹/体液の沈渣塗抹

FNAにより採材したリンパ節，体表腫瘤，肝臓，脾臓，腸などの細胞を塗抹したスライドグラスを作製す

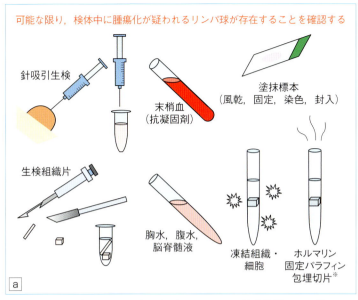
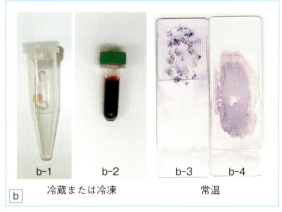

※ホルマリン固定パラフィン包埋切片については，検査機関により異なるため確認が必要

図4 検査可能な検体
a：リンパ球クローナリティー検査が可能な検体一覧
b：内視鏡生検組織片（b-1），全血（b-2），組織スタンプ標本（b-3），FNA塗抹標本（b-4）。スライドグラスはいずれもライトギムザ染色後に封入したものである。血液および生検組織は冷蔵あるいは冷凍で保存する。スライドグラスの場合は，写真に示す程度の細胞が必要である。細胞数が極端に少ない場合，リンパ球クローナリティー検査の結果は陰性となることがある

る。塗抹作製後は染色して顕微鏡検査をしておくべきである。塗抹標本を作製し，顕微鏡検査をしておくことで，腫瘍細胞（リンパ球）が存在することや，体細胞の混入程度を確認することができる。実際に顕微鏡検査を行った細胞から抽出したDNAでリンパ球クローナリティー検査が実施できれば，形態学的評価だけでなく分子生物学的な評価も可能となる。アルコール固定および染色液はDNAに影響を与えることはなく，DNAの保存状態が良好なため，封入済みのスライドグラスを検体としても良い。封入したスライドグラスの場合は，細胞が空気に触れることなく，非常に安定した状態でDNAを保存することができる。常温状態で送付できること，細胞の形態を確認できること，DNAの保存状態を良好に保てることを考えると，染色塗抹標本を使用するメリットは大きい。

未封入のスライドグラスを利用することも可能だが，長期保存することはできない。1〜2週間以内に検査に使用すべきである。

塗抹標本を検体として利用するときの注意点は，十分な細胞数の確保である。スライドグラス上の細胞数が少ない場合は，検査に利用可能なDNAを抽出することができない。

ホルマリン固定パラフィン包埋切片

臨床現場では病理検査用のホルマリン浸漬固定を行うだけで良い。この材料の一番のメリットは，形態的に検索した部位から直接，細胞を採取することができる点である。リンパ球クローナリティー検査の実施対象となる「形態学的検査により診断がつきにくい症例」では，ホルマリン固定パラフィン包埋切片を使用したリンパ球クローナリティー検査の結果は，他の材料に比べてより直接的である。リンパ球以外の体細胞が混入しないように，抽出領域をコントロールすることが可能である。

ただし，DNAはホルマリン固定による損傷を受けている。ホルマリンに長期間浸漬されている組織からは，PCRに耐えられるDNAが抽出できないので，浸漬後は直ちに検査機関に送付すべきである。ホルマリンに浸漬して1週間以上経過した組織は，DNAの損傷が激しく，DNAを抽出することができなくなる。ホルマリン固定後に，パラフィン包埋されて空気から遮断された標本の場合は長期間の保存が可能である。

●検査の感度

リンパ球クローナリティー検査の感度は，犬も猫もおおよそ80〜90％である。様々な報告があり（表）[5-21]，それぞれの報告においてリンパ球クローナリティー検査の方法論や検体が異なるため，単純に比較することはできないが，感度が80〜90％から大きく変動することはない。犬と猫のリンパ球クローナリティー検査の方法論

表 犬と猫のリンパ球クローナリティー検査の感度
参考文献 5-21 より引用・改変

犬			
著者	感度	サンプルサイズ※	腫瘍の種類
Burnett	91%	70/77	リンパ腫，骨髄腫，リンパ性白血病，形質細胞腫
Chaubert	95%	19/20	皮膚上皮向性T細胞リンパ腫
Fukushima	66.7%	8/12	消化器型リンパ腫
Gentilini	98%	94/96	リンパ腫，多発性骨髄腫，形質細胞腫，リンパ性白血病
Goto-Koshino	93.3%	14/15	多中心性リンパ腫
Goto-Koshino	84.6%	11/13	消化器型リンパ腫
Hiyoshi	76%	16/21	消化器型リンパ腫
Keller	83%	10/12	T細胞リンパ腫
Moore	96%	22/23	皮膚非上皮向性リンパ腫
Ohmura	76%	22/29	消化器型リンパ腫
Takanosu	82%	32/39	消化器型T細胞リンパ腫
Valli	63%	5/8	T細胞領域リンパ腫
Valli	80%	28/35	濾胞辺縁帯リンパ腫
Valli	100%	4/4	濾胞性リンパ腫
Valli	100%	3/3	マントル細胞リンパ腫
Yagihara	100%	11/11	T細胞性腫瘍（リンパ腫，リンパ性白血病）
猫			
著者	感度	サンプルサイズ※	腫瘍の種類
Henrich	70%	7/10	B細胞リンパ腫
Mochizuki	84%	22/26	B細胞性腫瘍
Mochizuki	87%	26/30	T細胞リンパ腫，慢性骨髄性白血病（T細胞性）
Moore	78.6%	22/28	消化器型T細胞性リンパ腫
Werner	68.2%	15/22	び漫性B細胞性リンパ腫，形質細胞腫，骨髄腫

※サンプルサイズはクローナリティーが得られた症例数/検査に用いられた症例数を示す

は，人のものと比べて発展途上であることは否めない。今後，新たな方法論が開発されて，感度が向上する可能性はある。

● 検査結果の解釈

リンパ球クローナリティー検査から分かることは，クローン性増殖をしたリンパ球がPCRで検出しうる以上の数で存在するか否か，ということである。クローナリティーが認められる場合は，T細胞あるいはB細胞の集団であることも判定することができる。クローナリティーがない場合は，ポリクローナルあるいは陰性となる。偽クローナリティーと判定されるケースもあるが，これはクローナリティーがないと判定される。

クローナリティーあり（図5a〜c）

クローナリティーがあると判定された場合は，検体に含まれるリンパ球はクローン性増殖をしていることになる。形態学的検査でリンパ腫やリンパ性白血病が疑われる場合は，その診断を支持する結果となる。図5に示すように，クローナリティーがある場合はモノクローナル，バイクローナル，オリゴクローナルと分類される。臨床的には，すべてクローナリティーありと判定される。

形態学的検査とリンパ球クローナリティー検査の結果が合致しない場合は，どちらの結果が優先されるのか，現在までにコンセンサスはない。それぞれの症例において獣医師が総合的に判断するしかない。

クローナリティーが認められた場合，クローン性リンパ球集団が存在することを判定できるが，腫瘍であることを検出しているわけではない。犬ではエールリッヒア感染症でリンパ節にT細胞クローナリティーが認められることが報告されている。ライム病やボルデテラ感染症では，B細胞クローナリティーが検出される可能性がある。つまり，強い抗原刺激を受け，その抗原に対する

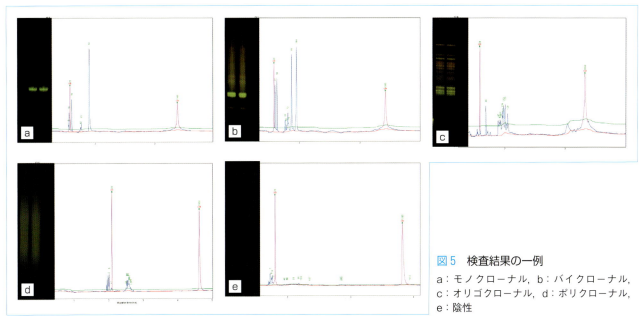

図5　検査結果の一例
a：モノクローナル，b：バイクローナル，
c：オリゴクローナル，d：ポリクローナル，
e：陰性

ポリアクリルアミドゲル電気泳動およびキャピラリー電気泳動の結果である．一般的にはa〜cをクローナリティーありと判定し，d，eがクローナリティーなしと判定される．dではぼんやりとした反応がポリアクリルアミドゲルで，細かな複数のピークがキャピラリー電気泳動に認められるだけで，a〜cにみられるような明瞭な反応がみえない．この場合は，ポリクローナルなリンパ球が存在することを示している．eでは反応が全く認められず，この場合はリンパ球が存在していないか，PCRのターゲットとなるDNAが不足している可能性がある

リンパ球がPCRの検出限界以上に集積するとクローナリティーを示す．

　形態学的検査でリンパ球増殖性疾患が疑われ，クローナリティーが認められる場合は，リンパ腫あるいはリンパ性白血病のようなリンパ球の腫瘍性疾患を考えて良い．

　また，T細胞あるいはB細胞の両方にクローナリティーが検出されることがある．これはCross Lineage再構成という現象である．これはクローナリティーがあると判定されるが，表現型の違いを判定することはできない．このような腫瘍性リンパ球では，*IGH*および*TRG*の両方で再構成が起きている．T細胞とB細胞の両方にクローナリティーが検出される場合，リンパ球のクローン性増殖を判定することはできるが，T細胞・B細胞の判定は免疫組織化学染色あるいはフローサイトメトリーに頼らなければならない．

クローナリティーなし（図5d，e）

　「クローナリティーなし」という結果は，複数のカテゴリーに分けられるが，ここでは臨床的に意味がある2つについて解説する．PCRにおいて，ポリクローナルな反応が認められる例（ポリクローナル）と認められない例（陰性）である．臨床的にはクローナリティーなしという判定になるので，「クローナリティーなし」という結果だけで十分なのかもしれないが，できれば両者の違いを押さえておきたい．

・ポリクローナル（図5d）

　様々なリンパ球集団の存在，すなわちポリクローナル集団はポリクローナルな反応を示す．検体にリンパ球は含まれるが，それらはモノクローナルな集団ではなかったと解釈できる．

　例外として，腫瘍性リンパ球が存在しながらクローナリティーが得られないことがある．検体に存在する腫瘍性リンパ球数に比べて正常なリンパ球数の比率が高いために，モノクローナルな反応が隠されているケースである．

・陰性（図5e）

　陰性の場合は，次のようなことが考えられる．結果が陰性であったとしても，腫瘍を否定する根拠にはならないことに注意したい．

1) 送付した検体にリンパ球が存在していない
2) T細胞・B細胞以外のリンパ球
3) リンパ球以外の細胞
4) 現法の方法論の限界
5) 染色体異常
6) 検査不備

獣医師ができることは適切な検体の準備であろう。送付する検体の細胞診をチェックしていないと，検体の不備という可能性を除外できない。なお，塗抹標本やホルマリン固定パラフィン包埋切片を用いる場合，リンパ球が多数存在する領域のみから DNA を抽出することができるので，陰性という結果が出る可能性は低い。

管理

● 臨床現場での活用

形態学的検査で診断がつきにくい症例

リンパ球クローナリティー検査を臨床検査として利用するケースは，形態学的に診断がつきにくい症例が第一に挙げられる[22]。リンパ腫とリンパ性白血病の多くは形態学的検査で診断がつき，免疫組織化学染色で T 細胞あるいは B 細胞という表現型に分類することも可能である。このような症例ではリンパ球クローナリティー検査を実施する必要はない。形態学的検査で評価が分かれるような症例に，リンパ球クローナリティー検査は有効である。消化器型リンパ腫や皮膚型リンパ腫では，形態学的検査で診断がつきにくい症例があり，このような例にリンパ球クローナリティー検査を併用すべきである[22-24]。形態学的検査の結果が臨床的な挙動とあわないようなときは，果たして診断が正しいのかどうか迷いが生じることがある。このような症例にも，リンパ球クローナリティー検査を併用することが望ましい。

侵襲の強い検査に踏み込めない症例

状態がかなり悪化してから来院する症例は少なくない。現在，リンパ腫の診断に組織生検が必須になりつつあり，時には手術が必要となることもある。症例の状態によっては侵襲の高い検査を実施することができない場合もあるだろう。このような症例では，病変部の細胞診標本さえあればリンパ球クローナリティー検査を実施することができる。細胞診とリンパ球クローナリティー検査を併用して診断を導くことが可能な症例もいる。

化学療法の効果が気になる症例

リンパ腫の治療には化学療法が用いられる。完全寛解が得られた後に残存する腫瘍細胞は微小残存病変と呼ばれており，残存する腫瘍細胞を定量することで，化学療法の効果や再発の可能性を推測することが可能である。微小残存病変を定量する方法は，臨床の現場に非常に有益な情報を提供するが，臨床検査として普及するまでには時間がかかるかもしれない。

微小残存病変の検出には定性的な方法もある。現在行われているリンパ球クローナリティー検査を使用する方法である。化学療法後にリンパ球クローナリティー検査を実施して，クローナリティーが検出されるか否かで微小残存病変の有無を判定する。定量法と異なり，残存する腫瘍細胞の数を測定することができないが，化学療法後のクローナリティーの有無がび漫性大型 B 細胞性リンパ腫の無再発期間と関連することが報告されている。化学療法後にクローナリティーが認められる場合，無再発期間が有意に減少する[25]。

● 表現型の分類を実施したいときは？

リンパ球の表現型（T 細胞/B 細胞）分類のために，リンパ球クローナリティー検査を利用することは適切ではない。なぜなら，リンパ球クローナリティー検査よりも感度が高い検査方法が別にあるためである[26]。リンパ球クローナリティー検査の感度は，免疫組織化学染色の感度には及ばない。よって，表現型の分類にリンパ球クローナリティー検査は不向きである。表現型の分類には免疫組織化学染色を利用すべきである。

各検査機関の基準値

各検査機関の基準値は p.272 を参照のこと。

まとめ

リンパ球クローナリティー検査は，本検査の結果だけで診断をすすめるべきではない。病理検査や免疫組織化学染色の結果を常に並置して検討すべきである。これを念頭に置いて，リンパ球クローナリティー検査を利用していただきたい。

（鷹栖雅峰）

参考文献

1) Keller S, Vernau W, Moore, P. F. Clonality Testing in Veterinary Medicine: A review with diagnostic guidelines. *Vet Pathol.* 2016, 53: 711-725.
2) Langerak AW, Groenen PJ, Brüggemann M, et al. EuroClonality/BIOMED-2 guideline for interpretation and reporting of Ig/TCR clonality testing in suspected lymphoproliferations. *Leukemia.* 2012, 26: 2159-2171.
3) Yagihara H, Tamura K, Isotani M, et al. Genomic organization of the T-cell receptor gamma gene and PCR detection of

its clonal rearrangement in canine T-cell lymphoma/leukemia. *Vet Immuno Immunopathol.* 2007, 115: 375-382.
4) Burnett R, Vernau W, Modiano JF, et al. Diagnosis of canine lymphoid neoplasia using clonal rearrangements of antigen receptor genes. *Vet Pathol.* 2003, 40: 32-41.
5) Burnett RC, Vernau W, Modiano JF, Olver CS, et al. Diagnosis of canine lymphoid neoplasia using clonal rearrangements of antigen receptor genes. *Vet Pathol.* 2003 Jan, 40(1): 32-41.
6) Chaubert P, Baur Chaubert AS, Sattler U, Forster U, et al. Improved polymerase chain reaction-based method to detect early-stage epitheliotropic T-cell lymphoma (mycosis fungoides) in formalin-fixed, paraffin-embedded skin biopsy specimens of the dog. *J Vet Diagn Invest.* 2010 Jan, 22(1): 20-29.
7) Fukushima K, Ohno K, Koshino-Goto Y, Uchida K, et al. Sensitivity for the detection of a clonally rearranged antigen receptor gene in endoscopically obtained biopsy specimens from canine alimentary lymphoma. *J Vet Med Sci.* 2009 Dec, 71(12): 1673-1676.
8) Goto-Koshino Y, Mochizuki H, Sato M, Nakashima K, et al. Construction of a multicolor GeneScan analytical system to detect clonal rearrangements of immunoglobulin and T cell receptor genes in canine lymphoid tumors. *Vet Immunol Immunopathol.* 2015 May 15, 165(1-2): 81-87.
9) Henrich M, Hecht W, Weiss AT, et al. A new subgroup of immunoglobulin heavy chain variable region genes for the assessment of clonality in feline B-cell lymphomas. *Vet Immunol Immunopathol.* 2009 Jul 1, 30(1-2): 59-69.
10) Hiyoshi S, Ohno K, Uchida K, Goto-Koshino Y, et al. Association between lymphocyte antigen receptor gene rearrangements and histopathological evaluation in canine chronic enteropathy. *Vet Immunol Immunopathol.* 2015 Jun 15, 165(3-4): 138-144.
11) Keller S, Moore PF. A novel clonality assay for the assessment of canine T cell proliferations. *Vet Immuno Immunopathol.* 2012, 145: 410-419.
12) Mochizuki H, Nakamura K, Sato H, Goto-Koshino Y, et al. Multiplex PCR and Genescan analysis to detect immunoglobulin heavy chain gene rearrangement in feline B-cell neoplasms. *Vet Immunol Immunopathol.* 2011 Sep 15, 143(1-2): 38-45.
13) Mochizuki H, Nakamura K, Sato H, Goto-Koshino Y, et al. GeneScan analysis to detect clonality of T-cell receptor γ gene rearrangement in feline lymphoid neoplasms. *Vet Immunol Immunopathol.* 2012 Jan 15, 145(1-2): 402-409.
14) Moore PF, Affolter VK, Graham PS, Hirt B. Canine epitheliotropic cutaneous T-cell lymphoma: an investigation of T-cell receptor immunophenotype, lesion topography and molecular clonality. *Vet Dermatol.* 2009 Oct, 20(5-6): 569-576.
15) Ohmura S, Leiping M, Schöpper I, et al. Detection of monoclonality in intestinal lymphoma with polymerase chain reaction for antigen receptor gene rearrangement analysis to differentiate from enteritis in dogs. *Vet Comp Oncol.* 2017 Mar, 15(1): 194-207.
16) Takanosu M and Kagawa, Y. Comparison of primer sets for T-cell clonality testing in canine intestinal lymphoma. *J Vet Diag Invest.* 2015, 27: 645-650.
17) Valli VE, Vernau W, de Lorimier LP, Graham PS, et al. Canine indolent nodular lymphoma. *Vet Pathol.* 2006 May, 43(3): 241-256.
18) Valli VE, San Myint M, Barthel A, Bienzle D, et al. Classification of canine malignant lymphomas according to the World Health Organization criteria. *Vet Pathol.* 2011 Jan, 48(1): 198-211.
19) Yagihara H, Tamura K, Isotani M, Ono K, et al. Genomic organization of the T-cell receptor gamma gene and PCR detection of its clonal rearrangement in canine T-cell lymphoma/leukemia. *Vet Immunol Immunopathol.* 2007 Feb 15, 115(3-4): 375-382.
20) Werner JA, Woo JC, Vernau W, Graham PS, et al. Characterization of feline immunoglobulin heavy chain variable region genes for the molecular diagnosis of B-cell neoplasia. *Vet Pathol.* 2005 Sep, 42(5): 596-607.
21) Gentilini F, Calzolari C, Turba ME, et al. GeneScanning analysis of Ig/TCR gene arrangements to detect clonality in canine lyphomas. *Vet Immunol Immunopathol.* 2009 Jan, 127(1-2): 47-56.
22) Carrasco V., Rodriguez-Bertos, A, Rodriguez-Franco F, et al. Distinguishing intestinal lymphoma from inflammatory bowel diseases in canine duodenal endoscopit biopsy samples. *Vet Pathol.* 2015, 52: 668-675.
23) Chaubert P, Chaubert AS, Satter U, et al. Improved polymerase chain reaction based method to detect early-stage epitheliothropic T-cell lymphoma (mycosis fungoides) in formalin-fixed, paraffin-embedded skin biopsy specimens of the dog. *J Vet Dign Invest.* 2010, 22: 20-29.
24) Valli VE, Vernau W, de Lorimier, LP et al. Canine indolent nodular lymphoma. *Vet Pathol.* 2006, 43: 241-256.
25) Aresu L, Aricò A, Ferraresso S, et al. Minimal residual disease detection by flow cytometry and PARR in lymph node, peripheral blood and bone marrow, following treatment of dogs with diffuse large B-cell lymphoma. *Vet J.* 2014 May, 200(2): 318-324.
26) Kiupel M, Smedley RC, Pfent C, Xie Y, et al. Diagnostic algorithm to differentiate lymphoma from inflammation in feline small intestinal biopsy samples. *Vet Pathol.* 2011 Jan, 48(1): 212-222.

Chapter 7-3　*c-kit* 遺伝子変異検査

Introduction

　人の医療分野では癌細胞に特異的に発現する，または発現量が多い分子に作用することで抗腫瘍効果を発揮する分子標的薬の開発が盛んに行われている。実際に複数の薬剤が承認され，治療に用いられている。これら分子標的薬の1つであるメシル酸イマチニブを，犬や猫の肥満細胞腫に用いると劇的な効果が認められることがある。しかし，メシル酸イマチニブは一部の症例では効果が認められるものの，すべての症例で効果が認められるわけではない。長年の研究により，メシル酸イマチニブが作用する分子（C-KIT）の変異の有無とメシル酸イマチニブの効果に相関が認められ，変異の有無を調べる（*c-kit* 遺伝子変異検査）ことで効果を予測できるようになってきた。ただし，一概に *c-kit* 遺伝子変異検査といっても，*c-kit* 遺伝子のすべての変異を検出できるわけではない。また，変異によってはメシル酸イマチニブの効果との相関が明らかにされていないものが存在する。
　本項では *c-kit* 遺伝子変異検査の有用性だけでなく，効果予測検査としての限界と使用にあたっての注意点などを解説する。

概論

● 犬と猫の肥満細胞腫におけるメシル酸イマチニブの効果

　図1にメシル酸イマチニブが劇的な効果を示した肥満細胞腫症例を示す。図1aは下顎，下顎リンパ節，膝窩リンパ節に肥満細胞腫が認められた犬（雑種，13歳齢，去勢雄）である。本症例に10 mg/kgの用量でメシル酸イマチニブを経口投与したところ，腫瘤が劇的に退縮した。本症例に外科手術は行っていない。

　図1bは全身の皮膚に肥満細胞腫が多発した猫（雑種，11歳齢，去勢雄）である。本症例は5歳齢時に脾臓に肥満細胞腫が認められ，脾臓を摘出している。本症例に10 mg/kgの用量でメシル酸イマチニブを経口投与したところ，脱毛は認められるものの，全身の腫瘤は退縮した。

　このようにメシル酸イマチニブの効果は劇的であり，さらに副作用が少ないことも大きな特徴の1つである。

● メシル酸イマチニブの作用機序

　メシル酸イマチニブは肥満細胞の細胞膜に存在するC-KITという受容体に作用する（図2）。成長因子の1つである幹細胞因子（SCF：stem cell factor）が細胞に近づくと，C-KITはSCFと結合し，細胞内に細胞増殖刺激を伝達する（図2a）。正常な肥満細胞では，SCFにより生じる一連の細胞増殖刺激は厳密に制御されているため，肥満細胞が異常に増殖（腫瘍化）することはない。しかし，C-KITに変異が生じると，SCFとの結合がなくともC-KIT自身が過剰な細胞増殖刺激を生み出し，その結果として肥満細胞が腫瘍化する（図2b）。メシル酸イマチニブは過剰な細胞増殖刺激を生み出す変異型C-KITに作用し，細胞増殖刺激を抑制することで抗腫瘍効果を発揮する（図2c）。そのため，C-KITの変異が原因で腫瘍化した肥満細胞腫には，メシル酸イマチニブが著効する可能性が高い。

● *c-kit* 遺伝子変異検査の意義

　前述したように，メシル酸イマチニブの効果は劇的であるが，すべての肥満細胞腫で効果が認められるわけではなく，効果の認められない症例も多く存在する。効果の有無を知るには，副作用が少ない特徴を利用し，薬剤の試験的な投与が1つの手段として挙げられる。しかし，メシル酸イマチニブは薬価が高く，しかも連日投与が基本であるため，飼い主の経済的負担が大きくなる。経済的負担に耐えうる飼い主であれば良いが，一般的には困難な場合が多い。このような場合に *c-kit* 遺伝子変異検査が効果予測としての役割を果たす。

実践

● 検査機関で検出が可能な *c-kit* 遺伝子変異

　国内の検査機関で検出が可能な犬と猫の *c-kit* 遺伝子変異と変異の頻度を図3に示した。一部の変異はメシル酸イマチニブの効果との相関が確認されていないため

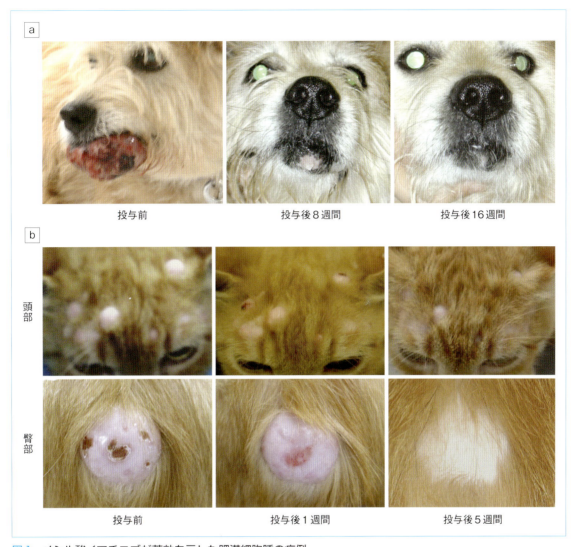

図1 メシル酸イマチニブが著効を示した肥満細胞腫の症例
a：下顎，下顎リンパ節，膝窩リンパ節に肥満細胞腫が認められた犬（雑種，13歳齢，去勢雄）。写真は下顎の腫瘤の経時的な変化を示す
b：全身の皮膚に肥満細胞腫が多発した猫（雑種，11歳齢，去勢雄）。写真は頭部（上段），臀部（下段）の経時的な変化を示す
盆子原誠 先生（日本獣医生命科学大学）の御厚意による

（後述），検査機関によっては検出していないことがある。必要に応じて検査機関に確認していただきたい。

図3左側には犬で検出可能な変異を示したが，最も頻繁に発生する変異はエクソン11のITD（internal tandem duplication）/挿入変異である。発生頻度は全肥満細胞腫の9.1〜17.0％と報告されている[1-4]。しかし，グレードⅢの高悪性度の肥満細胞腫では頻度が高くなり，報告によって差はあるが53〜71％と報告されている[3-5]。c-kit遺伝子変異検査が一般的に利用できるようになった10年前には，このITD変異のみが検出されてきた。しかし，近年ではその他の好発変異についても検出できるようになり，今後も検出できる変異が増えると予想される。

図3右側には，検査機関で検出が可能な猫のc-kit遺伝子変異を示した。猫は犬に比べて検出可能な変異の種類が少ないものの，変異の頻度は高い。報告により頻度の割合は異なるが，40％を超える変異も存在する[6,7]。

● c-kit遺伝子変異の有用性とメシル酸イマチニブの効果

図3に検査機関で検出が可能な複数の変異を示したが，変異の有無とメシル酸イマチニブの効果との相関が

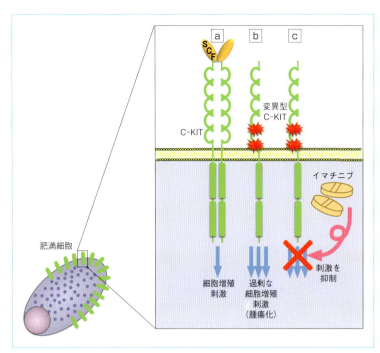

図2　メシル酸イマチニブの抗腫瘍効果作用機序
正常なC-KITは幹細胞因子（SCF）との結合により細胞内に細胞増殖刺激を伝達するが，細胞増殖刺激は厳密に制御されているため増殖（腫瘍化）することはない（a）。C-KITに変異が生じると過剰な細胞増殖刺激が生み出され，肥満細胞が腫瘍化する（b）。メシル酸イマチニブは，変異したC-KITにより発生する過剰な細胞増殖刺激を抑制し，抗腫瘍効果を発揮する（c）

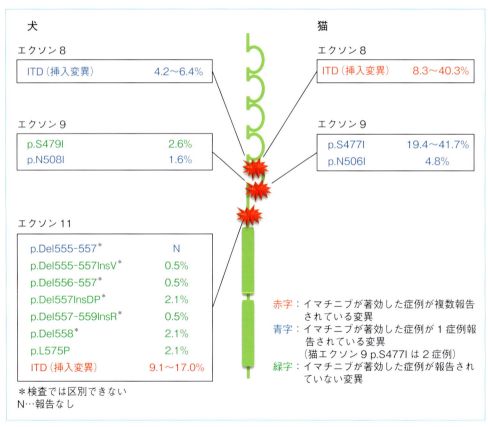

図3　検査機関で検出できる変異の一覧
数値は変異の頻度（％）を表す。変異の頻度については，犬は参考文献1〜4，猫は参考文献6, 7を参照した。メシル酸イマチニブの効果が認められた症例の有無については，犬は参考文献8〜11，猫は参考文献6を参照した

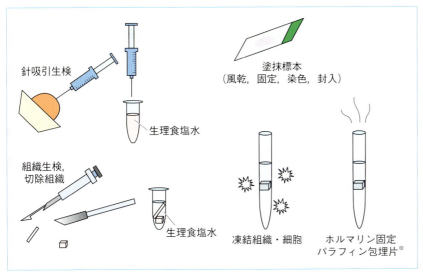

図4 *c-kit* 遺伝子検査の検体
※ホルマリン固定パラフィン包埋片については，検査機関により異なるため確認が必要

明らかにされているのは，犬のエクソン 11 ITD と猫のエクソン 8 ITD のみである（図3赤字）．これらの変異が確認された複数の症例にメシル酸イマチニブを投与したところ，高い確率で完全寛解，または部分寛解が認められている[6,8]．したがって，ITD の変異が検出された肥満細胞腫は，メシル酸イマチニブの適応症例と判断される．ただし，ITD の変異が存在していてもメシル酸イマチニブに対する耐性を獲得し，効果が認められない症例が少なからず存在することに注意が必要である．

他の変異については，効果予測検査としての精度が確認されていない．ITD 以外の多くの変異は，培養細胞レベルで過剰な細胞増殖刺激の産生が確認されているため[1,9,10]，理論的にはメシル酸イマチニブが効くと予想されている．しかし，メシル酸イマチニブの効果が確認できた症例数が限られている（図3青字）[9-11]，または確認できた症例が存在しない（図3緑字）ため，精度の高い効果予測検査には至っていない．

c-kit 遺伝子変異検査により，変異が検出されなかった場合のメシル酸イマチニブの効果予測は犬と猫で異なる．犬では変異が存在しない場合には，著効する可能性は低いといえる．しかし，効果を完全に否定するものではない．なぜなら，頻度は低いものの，検査機関によっては検出できない変異が報告されており，これらの変異を有する限られた症例では，メシル酸イマチニブの効果が認められたという報告がある[1,2,11]．また，メシル酸イマチニブは C-KIT だけでなく，血小板由来成長因子の受容体（PDGFR：platelet-derived growth factor receptor）にも作用すると考えられているため，これらの分子を介して抗腫瘍効果を発揮する可能性がある．

猫の場合は，メシル酸イマチニブを投与した変異が検出されていない症例の数がきわめて少ないため（2症例に投与し 1 症例で効果あり，もう 1 症例は効果なし）[6]，効果を予想できないのが現状である．

消化管間質腫瘍における *c-kit* 遺伝子変異検査

犬の消化管間質腫瘍（GIST：gastrointestinal stromal tumor）について簡単に触れておく．人では GIST の一部にメシル酸イマチニブが適用されているため，犬での適用を期待される獣医師も多いと思う．実際に犬の GIST でも，肥満細胞腫と同様に *c-kit* 遺伝子の変異が報告されている[12,13]．変異の多くはエクソン 11 に集中し，検査機関で検出が可能である．しかし，変異を有し，メシル酸イマチニブの効果が確認された犬の GIST は 1 症例のみで，大規模な調査は行われていない[14]．したがって，*c-kit* 遺伝子変異検査は実施できるが，変異の有無とメシル酸イマチニブの効果の相関が得られていないのが現状である．

● 検体の取り扱い

c-kit 遺伝子変異検査の検体を選択する際に最も重要な点は，検体中に腫瘍化した肥満細胞が出現していることである．たとえ変異をもつ肥満細胞腫に罹患していても，血液中に腫瘍化した肥満細胞が出現していない段階で血液を用いて検査すれば「変異なし／検出されず」と判定される．そのため，多くの症例では腫瘍の針吸引生検，または組織生検により採取された組織・細胞を検体とすることが推奨される（図4）．また，*c-kit* 遺伝子検

査の利点として，組織・細胞が死んでいても検査が可能という特徴がある。そのため，細胞診用のスライド標本（塗抹標本）からも検査が可能である。細胞診を実施し，標本中に肥満細胞が出現していることを確認した後に依頼することで，精度の高い効果予測検査になる。病理検査を依頼する場合は，切除した組織の一部を遺伝子検査用に冷凍保存することをおすすめする。そうすることで，病理検査により肥満細胞腫と確定診断がついた後，冷凍保存した組織を用い遺伝子検査を行うことが可能である。病理検査後，ホルマリンで固定した組織（パラフィン包埋片）より検査を行うことは可能だが，検体によっては検査が阻害され変異の有無を判定できない場合がある。（株）ケーナインラボの調査ではホルマリンに浸漬した検体のうち，約4割の検体で変異の有無を判定できなかった。ホルマリン固定組織はできる限り避けた方が良い。

各検査機関の基準値

各検査機関の基準値は p.274 を参照のこと。

（植松洋介）

参考文献

1) Letard S, Yang Y, Hanssens K, Palmérini F, et al. Gain-of-function mutations in the extracellular domain of KIT are common in canine mast cell tumors. *Mol Cancer Res*. 2008 Jul, 6(7): 1137-1145.
2) Takeuchi Y, Fujino Y, Watanabe M, Takahashi M, et al. Validation of the prognostic value of histopathological grading or c-kit mutation in canine cutaneous mast cell tumours: a retrospective cohort study. *Vet J*. 2013 Jun, 196(3): 492-498.
3) Webster JD, Yuzbasiyan-Gurkan V, Kaneene JB, Miller R, et al. The role of c-KIT in tumorigenesis: evaluation in canine cutaneous mast cell tumors. *Neoplasia*. 2006 Feb, 8(2): 104-111.
4) Zemke D, Yamini B, Yuzbasiyan-Gurkan V. Mutations in the juxtamembrane domain of c-KIT are associated with higher grade mast cell tumors in dogs. *Vet Pathol*. 2002 Sep, 39(5): 529-535.
5) Downing S, Chien MB, Kass PH, Moore PE, London CA. Prevalence and importance of internal tandem duplications in exons 11 and 12 of c-kit in mast cell tumors of dogs. *Am J Vet Res*. 2002 Dec, 63(12): 1718-1723.
6) Isotani M, Yamada O, Lachowicz JL, Tamura K, et al. Mutations in the fifth immunoglobulin-like domain of kit are common and potentially sensitive to imatinib mesylate in feline mast cell tumours. *Br J Haematol*. 2010 Jan, 148(1): 144-153.
7) Sabattini S, Guadagni Frizzon M, Gentilini F, Turba ME, et al. Prognostic significance of Kit receptor tyrosine kinase dysregulations in feline cutaneous mast cell tumors. *Vet Pathol*. 2013 Sep, 50(5): 797-805.
8) Isotani M, Ishida N, Tominaga M, Tamura K, Yagihara H, Ochi S, Kato R, Kobayashi T, Fujita M, Fujino Y, Setoguchi A, Ono K, Washizu T, Bonkobara M. Effect of tyrosine kinase inhibition by imatinib mesylate on mast cell tumors in dogs. *J Vet Intern Med*. 2008 Jul-Aug, 22(4): 985-988.
9) Kobayashi M, Sugisaki O, Ishii N, Yamada O, et al. Canine intestinal mast cell tumor with c-kit exon 8 mutation responsive to imatinib therapy. *Vet J*. 2012 Jul, 193(1): 264-267.
10) Yamada O, Kobayashi M, Sugisaki O, Ishii N, et al. Imatinib elicited a favorable response in a dog with a mast cell tumor carrying a c-kit c.1523A＞T mutation via suppression of constitutive KIT activation. *Vet Immunol Immunopathol*. 2011 Jul 15, 142(1-2): 101-106.
11) Nakano Y, Kobayashi T, Oshima F, Fukazawa E, et al. Imatinib responsiveness in canine mast cell tumors carrying novel mutations of c-KIT exon 11. *J Vet Med Sci*. 2014 Apr, 76(4): 545-548.
12) Frost D, Lasota J, Miettinen M. Gastrointestinal stromal tumors and leiomyomas in the dog: a histopathologic, immunohistochemical, and molecular genetic study of 50 cases. *Vet Pathol*. 2003 Jan, 40(1): 42-54.
13) Gregory-Bryson E, Bartlett E, Kiupel M, Hayes S, Yuzbasiyan-Gurkan V. Canine and human gastrointestinal stromal tumors display similar mutations in c-KIT exon 11. *BMC Cancer*. 2010 Oct 15, 10: 559.
14) Kobayashi M, Kuroki S, Ito K, Yasuda A, et al. Imatinib-associated tumour response in a dog with a non-resectable gastrointestinal stromal tumour harbouring a c-kit exon 11 deletion mutation. *Vet J*. 2013 Oct, 198(1): 271-274.

Chapter 7-4　BRAF 遺伝子変異検査

— Introduction —

犬の移行上皮癌や前立腺癌は，腫瘍の進行により明らかな症状が出るまでその存在に気付きにくいことが多い。また，診断の基本である細胞診や病理検査（尿沈渣，カテーテル吸引生検材料）においても，明らかに評価可能な場合を除き，採取された細胞・組織量が不十分な場合や，細胞が尿変性の影響を受けている場合は評価が困難なことがある。このような場合は腫瘍性病変（移行上皮癌あるいは前立腺癌）と非腫瘍性病変（過形成，炎症）との鑑別がつかず，治療方針の決定に苦慮することにもなる。そのため，通常の診断法に客観的な判断材料を提供する新たな検査方法が必要とされている。

本項では，2015年に明らかにされた BRAF 遺伝子変異を利用した検査について解説する。

概論

2015年，犬の移行上皮癌および前立腺癌において BRAF という遺伝子に高率に変異が起きていることが明らかにされた[1]。BRAF 遺伝子にコードされる BRAF 蛋白は細胞の生存や増殖に関わるシグナル伝達機構を担う分子（セリンスレオニンキナーゼ）であり，正常な細胞ではその活性は厳密に制御されている。しかし，これらの腫瘍細胞では変異を有する BRAF 蛋白による過剰な増殖刺激が腫瘍の異常な増殖の原因になると予想されている。ただし，解明には至っていない。これらの腫瘍における BRAF 遺伝子の変異率は 60～70% と高率で，かつ他の腫瘍では変異頻度が低く，膀胱炎などの非腫瘍性変化では検出されない（表1）[1-3]。つまり，膀胱や前立腺由来の検体で変異が検出された場合は，細胞が腫瘍性に増殖している可能性が高いと判断される。この検査は，BRAF 変異を有さない腫瘍が存在するため，腫瘍を否定する目的としては適当ではないが，肯定するには客観的なマーカーとなりうる。

● 測定法

現在受託を行っている国内の検査機関では，制限酵素断片長多型法またはデジタル PCR による検出法が用いられている。

制限酵素断片長多型法
(PCR-RFLP：polymerase chain reaction-restriction fragment length polymorphism)

PCR 法により検体中の BRAF 遺伝子を増幅した後，野生型（正常）BRAF 遺伝子配列を認識する制限酵素を用いて PCR 増幅産物の切断を行う。変異がない場合には切断されるが，変異がある場合には切断されず，電気泳動により切断の有無を判断し，変異の有無を評価する。

デジタル PCR 法

検体中の細胞それぞれに由来する遺伝子を個別に各ウェル（小部屋）に分け，それぞれのウェルで PCR を行う。各ウェルにおける BRAF 遺伝子変異の有無を，野生型配列または変異型配列特異的に得られる蛍光信号により評価する。個別の細胞レベルで BRAF 遺伝子変異を評価できるため感度に優れている。詳細は（株）サ

表1　腫瘍の種類による BRAF 遺伝子の変異率
文献 1-3 より引用・改変

著者	腫瘍の種類	変異率(%)	検体数	検体
Decker B.[1]	浸潤のある膀胱移行上皮癌	87.0	54/62	尿沈渣
Mochizuki H.[2]	尿路系の移行上皮癌	67.0	30/45	腫瘍組織
	前立腺癌	80.0	20/25	腫瘍組織
	リンパ腫	0	0/50	腫瘍組織
	肥満細胞腫	0	0/50	腫瘍組織
	悪性黒色腫	6.0	3/54	腫瘍組織
	メラノサイトーマ	17.0	3/18	腫瘍組織
Mochizuki H.[3]※	尿路系の移行上皮癌	67.0	32/48	腫瘍組織
	尿路系の移行上皮癌	61.0	14/23	尿沈渣
	前立腺癌	78.0	21/27	腫瘍組織
	前立腺癌	100	3/3	尿沈渣
	非腫瘍性組織（膀胱，前立腺）	0	0/38	組織
	非腫瘍症例の尿	0	0/37	尿沈渣

※ 3) の論文は droplet digital PCR（ddPCR）という高感度の検出方法を用いているが，表中の検出率は PCR-RFLP 法と感度が同等の DNA シーケンス法（サンガー法）で算出した値を示す

Chapter 7 腫瘍

表2 提出可能な検体の注意点

検体の種類※	検体量		保存条件など
尿	できるだけ多量	そのまま冷蔵保存（1週間以上は冷凍保存）	尿は遠心必要なし
尿沈渣	できるだけ多量		・塗抹標本でも検査可能。その場合は常温でも保存可能
膀胱，尿道洗浄液	できるだけ多量		
カテーテル吸引生検材料	米粒大程度	生理食塩水で冷蔵保存（1週間以上は冷凍保存）	
摘出した組織，細胞	米粒大程度		・数週間〜数カ月のホルマリン浸漬で検出不可の場合あり
パラフィン切片，組織のHE標本	5〜10μm×3枚分程度	常温	

※口腔粘膜，唾液，血液では検出されない

ンリツセルコバ検査センターのホームページ（http://sanritsu.zelkova.biz/braf-annai/braf-mokuteki）を参照されたい。

実践

●適用

主に①麻酔下での採材が困難な場合，②尿変性の影響や採取された細胞・組織量が少量であり細胞診・病理検査での評価が困難な場合，③臨床症状と細胞診の結果に整合性がつかない場合などに，診断の補助ツールとして利用される。

●検体の取り扱い

表2に提出可能な検体と保存方法などの注意点を示す。前提として，検体中に病変の細胞が含まれていることが必要であり，それらが含まれていないと病変細胞のBRAF遺伝子に変異があっても検出されない。したがって，細胞量が多い「摘出組織」が望ましいが，採材は必ずしも容易ではないと思われる。また，ホルマリンに長時間浸漬された検体はDNAが分断されている可能性があるため，良好なPCR反応が得られないことがある。そこで，侵襲が少なく病変から可能な限り豊富な細胞を得る方法としては，カテーテル吸引生検が挙げられる。一方，腫瘍組織からだけでなく，症例の尿，尿沈渣または生理食塩水による膀胱，尿道洗浄液でも検査可能である（表1）[3]。実際，筆者が所属する検査機関に送付される検体のうち，尿検体が圧倒的に多く，次いで尿道洗浄液，カテーテル吸引細胞，沈査細胞診塗抹標本である。実際にこれらの検体でも，腫瘍細胞が含まれていれば検査は行える。ただし，検査に必要なのは病変を構成する細胞・組織であるため，細菌感染が重度な尿では検査が実施できない場合がある。さらに，腫瘍の体細胞突然変異は腫瘍細胞内で起こるため，血液，口腔粘膜あるいは唾液検体では判定はできないことにも注意が必要である。

●検査結果の解釈

図に，現在までの報告に基づいて，得られる検査結果とその解釈方法を示す。BRAF変異が陽性の場合は，細胞が腫瘍性に増殖している可能性が非常に高いと判定される。しかし，陽性結果を解釈するにあたり，注意すべきことは，移行上皮癌と前立腺癌の鑑別ができない点である。一方，BRAF変異が陰性の場合は，すべての

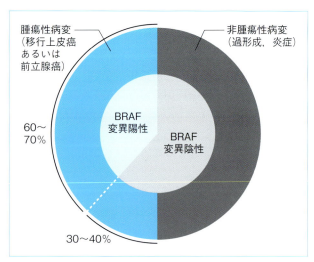

図 BRAF遺伝子検査結果の解釈

病変の診断結果と検査結果の考え方。外円は診断結果，内円は遺伝子検査結果を示しており，外周の数字は腫瘍性病変における変異陽性率（60〜70％）および陰性率（30〜40％）を示している。BRAF変異が陽性の場合，移行上皮癌もしくは前立腺癌の可能性が高い（確定診断には病理学的評価が必要）。一方，BRAF変異が陰性の場合，変異のない腫瘍（30〜40％）に該当する可能性を考慮する必要がある

移行上皮癌や前立腺癌の症例で BRAF 遺伝子に変異があるわけではなく，また検体中に腫瘍細胞が含まれていない可能性もあるため，腫瘍を否定するのは困難である。このように，非常に客観的な検査ではあるが，BRAF 遺伝子検査のみで確定診断をせず，臨床症状や他の検査とあわせて総合的に診断する必要がある。

各検査機関の基準値

各検査機関の基準値は p.276 を参照のこと。

まとめ

BRAF 遺伝子変異検査は，尿変性による大きな影響を受けず，侵襲の少ない方法で採材された検体からも検査が可能なことから，診断の補助ツールとしての簡便性，有用性が高いと考えられる。しかし，BRAF 遺伝子変異陰性症例の存在や，移行上皮癌と前立腺癌との鑑別は不可能などの問題を十分に理解したうえで利用することが重要である。また，移行上皮癌や前立腺癌の病態と BRAF 変異の関係性が未だ明らかになっていない部分があることから，今後のデータの蓄積と応用方法の検討が必要と考えられる。

2015 年には，新たに犬の移行上皮癌における CNA（copy number alteration）が報告されている[4]。これは，腫瘍細胞内における特定の染色体領域のコピー数の異常であり，腫瘍マーカーになりうると考えられる。さらに，2016 年にはそれらをデジタル PCR により検出する方法が報告されている[5]。これらにより，犬の移行上皮癌の診断にさらなる分子マーカーの利用が期待できる。BRAF 遺伝子変異検査との組み合わせも含め，今後のさらなる利用価値の検討が望まれる。

（伊藤慶太）

参考文献

1) Decker B, Parker HG, Dhawan D, Kwon EM, Karlins E, Davis BW, Ramos-Vara JA, Bonney PL, McNiel EA, Knapp DW, Ostrander EA. Homologous Mutation to Human BRAF V600E Is Common in Naturally Occurring Canine Bladder Cancer--Evidence for a Relevant Model System and Urine-Based Diagnostic Test. *Molecular Cancer Research*. 2015, 13(6): 993-1002.
2) Mochizuki H, Kennedy K, Shapiro SG, Breen M. BRAF Mutations in Canine Cancers. *PLoS One*. 2015, 10(6): e0129534.
3) Mochizuki H, Shapiro SG, Breen M. Detection of BRAF Mutation in Urine DNA as a Molecular Diagnostic for Canine Urothelial and Prostatic Carcinoma. *PLoS One*. 2015, 10(12): e0144170.
4) Shapiro SG, Raghunath S, Williams C, Motsinger-Reif AA, Cullen JM, Liu T, Albertson D, Ruvolo M, Bergstrom Lucas A, Jin J, Knapp DW, Schiffman JD, Breen M. Canine urothelial carcinoma: genomically aberrant and comparatively relevant. *Chromosome Research*. 2015, 23(2): 311-331.
5) Mochizuki H, Shapiro SG, Breen M. Detection of Copy Number Imbalance in Canine Urothelial Carcinoma With Droplet Digital Polymerase Chain Reaction. *Veterinary Pathology*. 2016, 53(4): 764-772.

腫瘍検査一覧 （検査機関は五十音順に掲載）

注意1：受注項目や基準値などは2017年4月時点での情報であり，変更される場合もあるので各検査機関に確認のこと
注意2：他の検査機関での受注の有無については各検査機関に確認のこと

◆リンパ球表面マーカー検査 【p.250】

(株)ケーナインラボ

検査項目名	検体量（保存方法／保管期間）	動物種	評価または基準値	測定法	報告日数	備考
リンパ球表面マーカー解析	組織 小豆大のサイズを採取。生理食塩水に浸漬（冷蔵/24時間）	犬	CD3陽性Tリンパ球：70〜90%	フローサイトメトリー法	3営業日	・検体材料には，腫瘍化が疑われるリンパ球が含まれている必要がある ・検体材料が細胞の場合は，新鮮で生きた細胞が多く必要 ・検体を採取したら翌日の午前着で当社へ送付すること
	細胞1〜2mLの生理食塩水に懸濁。チューブの背後に置いた紙などの文字が見えにくくなる程度（冷蔵/24時間）		CD4陽性ヘルパーT細胞：30〜60%			
	EDTAまたはヘパリン全血1.0mL（冷蔵/24時間）		CD8陽性細胞障害性（キラー）T細胞：10〜30%			
	胸水または腹水1〜2mL（冷蔵/24時間）		CD21・sIgG陽性Bリンパ球：5〜30%			

◆リンパ球クローナリティー検査 【p.256】

(株)アマネセル

検査項目名	検体量（保存方法／保管期間）	動物種	評価または基準値	測定法	報告日数	備考
イヌ リンパ球クローン性解析	塗抹標本（未染色，染色済みも可能）または組織標本	犬	IgH：単一遺伝子再構成を認めず（陰性） TCR：単一遺伝子再構成を認めず（陰性）	PCR後に融解曲線分析，PAGE（またはキャピラリー電気泳動）にて総合判定	6日	当社で病理検査後の検体を使用。IgH, TCRのセット検査
ネコ リンパ球クローン性解析	同上	猫	同上	同上	同上	同上

(有)カホテクノ

検査項目名	検体量 (保存方法 / 保管期間)	動物種	評価または基準値	測定法	報告日数	備考
イヌ リンパ球クローン性解析	組織 3 mm 角程度（冷蔵） FNA サンプル 生理食塩水に懸濁（冷蔵） EDTA 全血 0.3 cc 以上（冷蔵） パラフィン切片 5～10 μm を 4～5 枚（常温）	犬	IgH：単一遺伝子再構成を認めず（陰性） TCR：単一遺伝子再構成を認めず（陰性）	PCR 後に融解曲線分析，PAGE（またはキャピラリー電気泳動）にて総合判定	4 日	・どの検体も腫瘍細胞を含むこと ・IgH，TCR のセット検査。冷蔵の検体は 10 日程度（長期保存の場合は冷凍）
ネコ リンパ球クローン性解析	同上	猫	同上	同上	同上	同上

(株)ケーナインラボ

検査項目名	検体量 (保存方法 / 保管期間)	動物種	評価または基準値	測定法	報告日数	備考
クローナリティー解析（クローン性解析，遺伝子再構成解析）	組織 米粒大のサイズを採取。生理食塩水に浸漬（冷蔵 /3～5 日） 細胞 1～2 mL の生理食塩水に懸濁。多少濁る程度（冷蔵 /3～5 日） EDTA またはヘパリン全血 1.0 mL（冷蔵 /3～5 日） 細胞診用のスライド標本。風乾，固定，染色，封入，いずれの段階からも可能（常温 /1～2 カ月） 胸水または腹水 1～2 mL（冷蔵 /3～5 日）	犬，猫	モノクローナルな増殖（腫瘍性増殖）は検出されない	PCR 法	5～7 営業日	・検体に腫瘍化が疑われるリンパ球が含まれる必要がある。組織，細胞，全血を 1 週間以上保存する場合には冷凍すること ・ホルマリン固定組織（パラフィン切片）からも検査は可能だが，推奨しない

※富士フイルム モノリス(株)からも依頼が可能

(株)サンリツセルコバ検査センター

検査項目名	検体量 (保存方法 / 保管期間)	動物種	評価または基準値	測定法	報告日数	備考
リンパ球クローナリティー検査	FNA サンプルまたは塗抹標本。生食食塩水に浸漬（冷蔵または冷凍） 内視鏡による生検組織の塗抹標本（常温）	犬，猫	詳細は問い合わせのうえ，確認のこと	GeneScan 解析	受付日より 4～7 日	—

※(株)ランスからも依頼が可能

リンパ球クローナリティー検査

病理組織検査　ノースラボ

検査項目名	検体量 (保存方法 / 保管期間)	動物種	評価または基準値	測定法	報告日数	備考
犬リンパ球クロナリティ検査	FFPE 塗抹スライド 全血 生検組織(冷凍)	犬	クローナリティあり，なし	PCR後にPAGE，もしくはキャピラリー電気泳動法	3営業日	Clonality testing of the veterinary medicine: A review with diagnostic guideline (Kellerら Vet Pathol 2016に則る)
猫リンパ球クロナリティ検査	同上	猫	同上	同上	同上	―

マルピー・ライフテック(株)

検査項目名	検体量 (保存方法 / 保管期間)	動物種	評価または基準値	測定法	報告日数	備考
リンパ球クロナリティ検査	FNA塗抹標本2枚以上。標本上の細胞数による(常温/1カ月以内) 10%ホルマリン固定標本。検体量は検体組織による(常温/1カ月以内)	犬	詳細は問い合わせのうえ，確認のこと	PCR法	受付日を0日とし，標本が当社に到着(受付)後，4日(土日祝日および当社休日を除く)	・封入は行わないこと。染色済みでも可能 ・生組織，パラフォンブロック標本でも検査可能。詳細は問い合わせのうえ確認すること

※(株)ランスからも依頼が可能

(株)LSIメディエンス

検査項目名	検体量 (保存方法 / 保管期間)	動物種	評価または基準値	測定法	報告日数	備考
リンパ球クローン性解析検査	詳細については検査機関へ問い合わせのうえ，確認のこと	犬，猫	設定なし	PCR法	8～10日	―

◆ c-kit 遺伝子変異検査　【p.264】

(株)アマネセル

検査項目名	検体量 (保存方法 / 保管期間)	動物種	評価または基準値	測定法	報告日数	備考
イヌ c-kit 遺伝子変異検査	組織標本	犬	変異を検出せず(陰性)，陽性の場合は変異部位を報告	PCR-RFLPまたはアリル特異的PCR法	6日	当社で病理検査後の検体を使用。エクソン8，9，11のセット検査
ネコ c-kit 遺伝子変異検査	同上	猫	同上	同上	同上	当社で病理検査後の検体を使用。エクソン8，9のセット検査

(有)カホテクノ

検査項目名	検体量 (保存方法/保管期間)	動物種	評価または基準値	測定法	報告日数	備考
イヌ c-kit遺伝子変異検査	組織3mm角程度(冷蔵) FNAサンプル 生理食塩水に懸濁(冷蔵) EDTA全血0.3cc以上(冷蔵) パラフィン切片5〜10μmを4〜5枚(常温)	犬	変異を検出せず(陰性),陽性の場合は変異部位を報告	PCR-RFLPまたはアリル特異的PCR法	4日	・どの検体も腫瘍細胞を含むこと ・エクソン8,9,11のセット検査。冷蔵は10日程度(長期保存の場合は冷凍)。変異部位については当社HPで確認のこと
ネコ c-kit遺伝子変異検査	同上	猫	変異を検出せず(陰性),陽性の場合は変異部位を報告	PCR-RFLPまたはアリル特異的PCR法	4日	エクソン8,9のセット検査。冷蔵は10日程度(長期保存の場合は冷凍)。変異部位については当社HPで確認のこと

(株)ケーナインラボ

検査項目名	検体量 (保存方法/保管期間)	動物種	評価または基準値	測定法	報告日数	備考
c-kit遺伝子変異検査	組織 米粒大のサイズを採取。生理食塩水に浸漬(冷蔵/3〜5日) 細胞 1〜2mLの生理食塩水に懸濁。多少濁る程度(冷蔵/3〜5日) 細胞診用のスライド標本。風乾,固定,染色,封入,いずれの段階からも可能(常温/1〜2カ月)	犬,猫	変異は検出されず	PCR法またはPCR-RFLP法	5〜7営業日	・検体に腫瘍化した肥満細胞が含まれる必要がある。組織や細胞を1週間以上保存する場合には冷凍すること ・ホルマリン固定組織(パラフィン切片)から検査は可能であるが,推奨しない

※富士フイルム モノリス(株)からも依頼が可能

病理組織検査 ノースラボ

検査項目名	検体量 (保存方法/保管期間)	動物種	評価または基準値	測定法	報告日数	備考
犬肥満細胞種cKit変異検査	FFPE 塗抹スライド 生検組織(冷凍)	犬	変異あり,なし	PCR後にPAGEもしくはキャピラリー電気泳動法	3営業日	Exon8,9,11について検査を実施
猫肥満細胞種cKit変異検査	同上	猫	同上	同上	同上	Exon8,9について検査を実施
犬GISTc-KIT遺伝子変異検査	同上	犬	変異あり,なし(シーケンス解析の場合は変異箇所についても記載)	PCR後にPAGEもしくはシーケンス解析	4〜7営業日	Exon11について検査を実施 ※シーケンス解析については正式導入検証中

c-kit 遺伝子変異検査

マルピー・ライフテック(株)

検査項目名	検体量 (保存方法 / 保管期間)	動物種	評価または基準値	測定法	報告日数	備考
c-kit 遺伝子検査	FNA 塗抹標本 2 枚以上。標本上の細胞数による(常温 /1 カ月以内) 10%ホルマリン固定標本。検体量は検体組織と臓器による(常温 /1 カ月以内)	犬, 猫	詳細は問い合わせのうえ、確認のこと	PCR 法	受付日を 0 日とし，標本の到着(受付)後，4 日(土日祝日および弊社休日を除く)	・封入は行わないこと。染色済みでも検査可能 ・肥満細胞腫のみ(GIST は実施不可) ・生組織，パラフィンブロック標本でも検査可能。詳細は問い合わせのうえ確認すること

※(株)ランスからも依頼が可能

◆ BRAF 遺伝子変異検査 【p.269】

(株)ケーナインラボ

検査項目名	検体量 (保存方法 / 保管期間)	動物種	評価または基準値	測定法	報告日数	備考
BRAF 遺伝子変異検査	組織 米粒大のサイズを採取。生理食塩水に浸漬(冷蔵 /3〜5 日) 尿 1〜2 mL(冷蔵 /3〜5 日)，尿沈渣 小豆大(冷蔵 /3〜5 日)，膀胱尿道洗浄液 1〜2 mL(冷蔵 /3〜5 日) 細胞診用のスライド標本。風乾，固定，染色，封入，いずれの段階からも可能(常温 /1〜2 カ月)	犬	変異は検出されず	PCR-RFLP 法	5〜7 営業日	・検体に腫瘍化が疑われる膀胱の移行上皮と前立腺の細胞が含まれる必要がある ・ホルマリン固定組織(パラフィン切片)から検査は可能であるが，推奨しない

※富士フイルム モノリス(株)からも依頼が可能

(株)サンリツセルコバ検査センター

検査項目名	検体量 (保存方法 / 保管期間)	動物種	評価または基準値	測定法	報告日数	備考
BRAF 遺伝子変異検査	尿 10 mL	犬	詳細は問い合わせのうえ、確認のこと	Digital PCR 解析	受付日より 4〜7 日	検査開始後に，検体内容の大半が結石の場合などによって，検体量不足が判明することがある

※(株)ランスからも依頼が可能

(株)LSIメディエンス

検査項目名	検体量 (保存方法 / 保管期間)	動物種	評価または基準値	測定法	報告日数	備考
BRAF 遺伝子変異検査(イヌ専用)	尿沈査物または腫瘤生検組織(冷凍)	犬	設定なし	Digital PCR 法	8〜10 日	―

協力検査機関一覧

【五十音順】社名・所在地などすべて 2017 年 7 月現在

アイデックス ラボラトリーズ株式会社（検査センター）

〒 184-8515
東京都小金井市梶野町 5-8-18
［Tel］0120-71-4921
［URL］http://www.idexx.co.jp/small
animal/reference-laboratories.html

アドテック株式会社

〒 879-0453
大分県宇佐市上田 1770-1
［Tel］0978-34-7770（代表）
　　　0978-34-7771（検査直通）
［URL］http://www.adtec-inc.co.jp/

株式会社アマネセル

〒 063-8611
北海道札幌市西区二十四軒 1 条 7 丁目 35 番
［Tel］011-641-6500
［URL］http://www.amanecer.co.jp/

有限会社カホテクノ

〒 820-0067
福岡県飯塚市川津 680-41
福岡県立飯塚研究開発センター　453 号室
［Tel］0948-26-1660
［URL］http://www.kahotechno.co.jp/
clinic/index.html

株式会社ケーナインラボ（検査センター）

〒 110-0005
東京都台東区上野 3-5-2　S-1 ビル
［Tel］03-5817-8130
［URL］http://www.canine-lab.jp/

株式会社サンリツセルコバ検査センター

〒 213-0032
神奈川県川崎市高津区久地 2-5-8
日本動物高度医療センター 3F
［Tel］044-850-4322
［URL］http://sanritsu.zelkova.biz/

スペクトラム ラボ ジャパン株式会社

〒 152-0034
東京都目黒区緑が丘 1-5-22-201
［Tel］03-5731-3630
［URL］http://slj.co.jp/

日本ヒルズ・コルゲート株式会社

〒 102-0084
東京都千代田区二番町 5-25
二番町センタービル 7F
［Tel］03-5275-1911
［URL］http://www.hills.co.jp/

株式会社ヒストベット
〒221-0835
神奈川県横浜市神奈川区鶴屋町 3-35-11
ストーク横浜二番館 605 号
[Tel] 0120-454142
[URL] https://www.histvet.co.jp/

病理組織検査　ノースラボ
〒003-0027
北海道札幌市白石区本通 2 丁目北 8-35
[Tel] 011-827-7407
[URL] http://www.northlab.net/

富士フイルム モノリス株式会社
〒182-0012
東京都調布市深大寺東町 8-31-6
[Tel] 042-442-5101
[URL] http://ffmo.fujifilm.co.jp/

マルピー・ライフテック株式会社
〒563-0011
大阪府池田市伏尾町 103 番地
[Tel] 072-753-0335
[URL] http://www.m-lt.co.jp/

株式会社ランス
〒224-0032
神奈川県横浜市都筑区茅ヶ崎中央 24-4
第 6 セキビル 2F
[Tel] 045-944-4442
[URL] http://www.lans-inc.co.jp/

理研ベンチャー
動物アレルギー検査株式会社
〒252-0131
神奈川県相模原市緑区西橋本 5-4-30
さがみはら産業創造センター（SIC-2）
301 号室
[Tel] 042-770-9437
[URL] http://www.aacl.co.jp/

株式会社 LSI メディエンス
〒174-0051
東京都板橋区小豆沢 4-25-11
国産化学ビル 3F
[Tel] 03-5915-5466
[URL] http://www.medience.co.jp/
　　　　animal/index.html

犬と猫の特殊検査マニュアル

2017年7月20日　第1刷発行 ©

編　者	CAP編集部
発行者	森田　猛
発行所	株式会社 緑書房
	〒103-0004
	東京都中央区東日本橋2丁目8番3号
	TEL 03-6833-0560
	http://www.pet-honpo.com
編　集	平井由梨亜，村上美由紀，石井秀昌
カバーデザイン	クリエイティブ・コンセプト
印刷・製本	アイワード

ISBN978-4-89531-300-1　Printed in Japan
落丁，乱丁本は弊社送料負担にてお取り替えいたします。

本書の複写にかかる複製，上映，譲渡，公衆送信（送信可能化を含む）の各権利は株式会社緑書房が管理の委託を受けています。

JCOPY 〈（一社）出版者著作権管理機構 委託出版物〉

本書を無断で複写複製（電子化を含む）することは，著作権法上での例外を除き，禁じられています。本書を複写される場合は，そのつど事前に，（一社）出版者著作権管理機構（電話 03-3513-6969，FAX03-3513-6979，e-mail：info@jcopy.or.jp）の許諾を得てください。また本書を代行業者等の第三者に依頼してスキャンやデジタル化することは，たとえ個人や家庭内の利用であっても一切認められておりません。